JN297150

食品・農業分野の
放射線利用

林 徹 編著　（独）農業・食品産業技術総合研究機構
　　　　　　食品総合研究所　所長

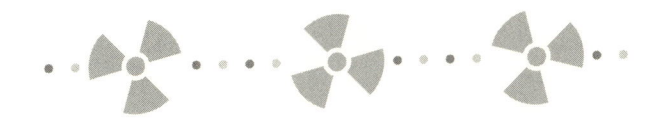

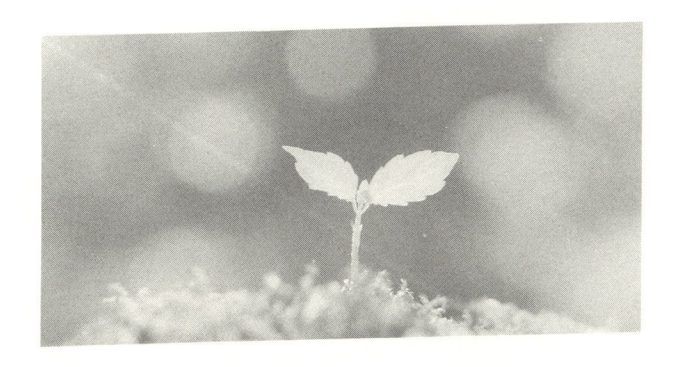

幸書房

序　文

　レントゲン博士が1895年にX線を発見してから110年以上が経過し，放射線はいろいろな分野で利用され，われわれの生活に貢献している．当初はX線の利用が中心であり，胸部のX線診断をはじめとする医療分野での利用が広まった．X線撮影は，近年の科学の発展に伴ってX線CTへと進化し，また治療にも従来のガンマ線に加えて，重粒子線が使われるようになってきている．工業分野においては，X線やガンマ線の大きな透過力を利用した工業製品の非破壊検査が行われ，重合反応や架橋反応による電線被覆高分子材料の耐熱性向上や，自動車のラジアルタイヤ製造などにガンマ線や電子線が広く利用されている．さらに，加速器技術の発展に伴い，イオンビーム注入によるシリコン半導体製造などが行われている．

　一方，農業分野においても放射線が多方面で利用されている．放射性同位元素はトレーサー実験に広く利用され，植物や動物の代謝や生理の解明に役立っている．産業的には，馬鈴薯などの発芽抑制，ミバエ類の不妊化，植物の品種改良にガンマ線が利用されてきた．最近の科学技術の進歩に伴い，従来のガンマ線，電子線などに加えて重粒子線やポジトロンなども利用されるようになっており，多くの成果が得られている．

　本書では，社会的あるいは科学的に感心の高い食品照射，放射線育種，植物診断について，第一線で活躍している専門家に執筆していただいた．本書を通じて，放射線の幅広い利用と，関連する科学技術の進歩についてご理解いただければ幸いである．

　本書の刊行にあたって，ご多忙のなかご協力いただいた執筆者各位および編纂にご尽力いただいた幸書房出版部夏野雅博氏に深く感謝する．

　　　2008年10月

　　　　　　　　　　　　　　　　　　　　　　　　　　　　林　徹

■ 著者紹介 （執筆順　敬称略）

林　　徹	（独）農業・食品産業技術総合研究機構　食品総合研究所　所長
伊藤　均	（独）農業・食品産業技術総合研究機構　食品総合研究所　客員研究員 元　日本原子力研究所・高崎研究所　主任研究員
等々力節子	（独）農業・食品産業技術総合研究機構　食品総合研究所 食品安全研究領域　上席研究員
久米民和	（財）原子力安全協会　国際研究部　研究参与 元　（独）日本原子力研究開発機構・高崎量子応用研究所
中川　仁	（独）農業生物資源研究所・研究主幹　放射線育種場　場長
田中　淳	（独）日本原子力研究開発機構　量子ビーム応用研究部門 バイオ応用技術研究ユニット長
松橋信平	（独）日本原子力研究開発機構　経営企画部　研究主幹
中西友子	東京大学　大学院農学生命科学研究科　教授
古田雅一	大阪府立大学理学系研究科　生物科学専攻　准教授

目　次

序　文　*iii*

第 1 章　放射線の基礎 ·· *1*

  1.1　電離放射線の種類　*1*

    1.1.1　ガンマ線　*3*

    1.1.2　電 子 線　*3*

    1.1.3　X　　線　*4*

    1.1.4　重イオンビーム　*4*

    1.1.5　陽電子（ポジトロン）　*5*

  1.2　放射線の単位　*6*

    1.2.1　放射線のエネルギー　*6*

    1.2.2　吸収線量　*6*

    1.2.3　照射線量　*7*

    1.2.4　等価線量（または実効線量）　*7*

    1.2.5　放 射 能　*7*

  1.3　放射線の作用　*8*

    1.3.1　電離と励起　*8*

    1.3.2　化学反応と生物効果　*8*

第 2 章　食品の殺菌・殺虫 ··· *11*

(1)　照射食品の健全性 ·· *11*

  1.1　食品への放射線処理　*11*

  1.2　健全性評価の経緯　*14*

  1.3　照射食品の国際的な健全性評価　*17*

目　次

 1.4 誘導放射能の評価 *20*
 1.5 毒性学的評価 *23*
  1.5.1 わが国での動物を使った毒性試験 *23*
  1.5.2 国際的な動物を使っての毒性試験 *25*
  1.5.3 変異原性試験 *29*
  1.5.4 わが国で行われた動物試験における問題点についての考察 *30*
 1.6 栄養学的評価 *35*
 1.7 放射線分解生成物の評価 *38*
  1.7.1 放射線による食品成分の化学変化 *38*
  1.7.2 食品からの放射線分解生成の種類 *40*
  1.7.3 放射線特有の分解生成物と 2-アルキルシクロブタノン類 *42*
  1.7.4 加熱分解生成物との比較 *44*
 1.8 微生物学的安全性の評価 *46*
(2) 照射食品の国際規格基準と流通管理 *52*
 2.1 照射食品の国際規格・基準 *52*
  2.1.1 コーデックス食品規格 *52*
  2.1.2 照射食品の国際一般規格 *53*
 2.2 コーデックス規格における流通管理の考え方 *54*
  2.2.1 工程管理と表示 *54*
  2.2.2 照射食品の分析法（検知法） *56*
  2.2.3 照射食品の検知技術の実際 *58*
   1) EUにおける標準分析法の開発経緯 *58*
   2) CEN標準分析法の概略 *59*
   3) 化学分析法 *68*
   4) 微生物学的方法 *71*
 2.3 EUにおける検知法の適用 *71*
 2.4 わが国における照射食品の流通管理 *72*

(3) 食品照射の利用分野 ··· 76
　3.1　食品の照射効果　*76*
　3.2　放射線の生物効果　*78*
　3.3　照射食品の食味への影響　*83*
　　3.3.1　異臭発生　*83*
　　3.3.2　味への影響　*83*
　　3.3.3　色調への影響　*84*
　3.4　根茎野菜の発芽防止と青果物の熟度調整　*85*
　3.5　穀類および生鮮果実などの害虫および寄生虫の殺滅　*87*
　3.6　食品の放射線殺菌効果と微生物相変化，病原菌の殺菌　*90*
　　3.6.1　殺菌線量と微生物相変化　*90*
　　3.6.2　病原菌の殺菌効果　*93*
　3.7　畜肉類・食鳥肉・魚介類の殺菌　*95*
　　3.7.1　畜肉類・食鳥肉　*95*
　　3.7.2　魚介類　*97*
　3.8　香辛料など乾燥食品の殺菌　*99*
　3.9　携帯食や病人食の完全殺菌　*103*
　　3.9.1　携帯食　*103*
　　3.9.2　病人食　*104*
　3.10　飼料の殺菌　*105*
　3.11　包装材の完全殺菌およびその他の利用分野　*106*
　　3.11.1　包装材の殺菌　*106*
　　3.11.2　その他の利用分野　*107*
　3.12　食品の放射線処理施設と照射技術　*108*

(4) 世界の食品照射の利用 ··· 115
　4.1　世界における取り組み　*115*
　　4.1.2　世界各地域における実施状況　*117*
　　　1)　アメリカ地域　*117*
　　　2)　ヨーロッパ　*119*

　　　　　　　3）アジア・オセアニア地域　*120*

　　　　　　　4）アフリカ，その他の地域　*122*

　　　4.1.3　ま　と　め　*123*

第3章　放射線を利用した品種改良 …………………………………… *126*

(1) ガンマ線の利用 ……………………………………………………… *126*

　1.1　は　じ　め　に　*126*

　1.2　世界で育成された突然変異品種　*128*

　1.3　放射線育種場のガンマ線照射施設　*133*

　　　　　　　1）ガンマーフィールド　*133*

　　　　　　　2）ガンマールーム　*134*

　　　　　　　3）ガンマーグリーンハウス　*134*

　1.4　放射線育種場のガンマ線照射施設を利用して育成された品種

　　　134

　　　　　　　1）ナ　シ　*135*

　　　　　　　2）リンゴ　*137*

　　　　　　　3）花卉類　*138*

　　　　　　　4）イ　ネ　*141*

　　　　　　　5）ダイズ　*144*

　　　　　　　6）シ　バ　*146*

(2) イオンビームの利用 ………………………………………………… *150*

　2.1　は　じ　め　に　*150*

　2.2　イオンビームの特徴と照射方法　*151*

　2.3　イオンビームの生物効果　*153*

　2.4　イオンビーム誘発突然変異の特徴　*154*

　　　2.4.1　突然変異誘発率　*154*

　　　2.4.2　突然変異誘発スペクトル　*155*

　　　2.4.3　突然変異誘発の分子レベルの特徴　*157*

　2.5　イオンビームを用いて作出された新品種　*158*

2.5.1　花卉・作物　*158*
　　　　　1)　花卉品種の創成　*158*
　　　　　2)　イネ，オオムギ，タバコ等の耐病性　*161*
　　　　　3)　蔬菜（野菜）　*162*
　　　　　4)　樹木，その他の品種改良　*162*
　　　2.5.2　新しい遺伝子資源　*162*
　　　　　1)　紫外線耐性突然変異体と耐性遺伝子群　*163*
　　　　　2)　花の色や形など，植物の形態や機能に重要な遺伝子　*164*
　2.6　イオンビームによって誘発される突然変異以外の興味深い現象　*166*
　　　2.6.1　交雑不親和性の打破　*166*
　　　2.6.2　性決定の制御　*167*
　　　2.6.3　トランスポゾンの活性化　*167*
　2.7　日本および世界の動向　*167*
　2.8　まとめ―品種改良へのイオンビーム利用の特徴―　*168*
　2.9　お わ り に　*169*

第4章　放射線を利用した植物の診断 …………………………… *173*

(1)　ポジトロンイメージング技術の概要 ………………………… *173*
　1.1　植物ポジトロンイメージング技術の概要　*173*
　　　1.1.1　植物ポジトロンイメージング装置（PETIS）　*174*
　　　1.1.2　ポジトロン放出核種およびその標識化合物　*175*
　　　1.1.3　イメージング計測技術と画像データ解析技術　*177*
(2)　ポジトロンイメージング技術の植物研究への応用 …………… *179*
　2.1　は じ め に　*179*
　2.2　炭素の固定と輸送　*180*
　2.3　窒素の吸収と輸送　*182*
　2.4　水の植物体内動態　*184*

2.5　糖の動き　*186*

2.6　金属元素の吸収と輸送　*186*

2.7　有害汚染物質の吸収と動き　*189*

(3)　ポジトロンイメージングの研究成果 …………………………………… *195*

3.1　はじめに　*195*

3.2　^{15}O を用いた植物中の水動態　*197*

 3.2.1　ダイズ茎の ^{15}O 標識水を用いた定量　*198*

(4)　中性子線の利用 ………………………………………………………… *205*

4.1　はじめに　*205*

4.2　中性子線　*205*

4.3　中性子線イメージング　*206*

 4.3.1　実験方法　*207*

  1)　X線フィルムを用いた中性子線によるイメージング　*207*

  2)　CTイメージング　*207*

 4.3.2　植物試料の中性子線イメージング　*208*

  1)　植物地上部　*208*

  2)　種子　*214*

  3)　根　*215*

4.4　まとめ　*219*

4.5　放射化分析　*220*

4.6　中性子放射化分析（INAA）　*221*

4.7　即発ガンマ線分析（PGA）　*222*

4.8　ガンマ線スペクトロメトリ　*223*

 4.8.1　中性子放射化分析の例—アサガオ　*224*

 4.8.2　中性子放射化分析の例—タマネギと牛肉　*227*

4.9　おわりに　*229*

(5)　放射性トレーサーの利用 ……………………………………………… *231*

5.1　はじめに　*231*

5.2　オートラジオグラフィ　*232*
　5.3　リアルタイム計測　*235*
　5.4　リアルタイムマクロイメージング　*236*
　5.5　ミクロイメージング　*239*
　5.6　おわりに　*240*

第5章　社会における放射線利用　*242*

(1)　放射線利用と消費者　*242*
　1.1　はじめに　*242*
　1.2　「みんなのくらしと放射線展」来場者の食品照射に対する意識傾向　*243*
　1.3　今後の課題　*247*

(2)　放射線利用の社会的な影響　*251*
　2.1　わが国における放射線利用の経済規模　*251*
　2.2　農業分野における放射線利用の経済規模　*253*
　　2.2.1　突然変異育種　*253*
　　2.2.2　照射利用　*254*
　　　　1)　食品照射　*254*
　　　　2)　不妊虫放飼法（Sterile Insect Technique；SIT）　*254*
　　　　3)　滅菌　*255*
　　2.2.3　アイソトープ利用　*255*

索　引　*257*

第1章　放射線の基礎

1.1　電離放射線の種類

　紫外線よりも短い波長の電磁波は，物質を電離（イオン化）する能力を有しており，電離放射線（イオン化放射線）と呼ばれている．可視光や赤外線，電子レンジで使われているマイクロ波，携帯電話から出る電波などの電磁波も広義の放射線であるが，電離を起こさないので非電離放射線に分類される．電離放射線には，ガンマ（γ）線やX線のような電磁波以外に，アルファ（α）線，ベータ（β）線，電子線，中性子線，陽子線，陽電子線，重イオン線（イオンビーム）のような粒子線がある（図1-1）．代表的な放射線として知られるアルファ線，ベータ線，ガンマ線はいずれも不安定な原子核を持つ放射性同位元素から発生するもの

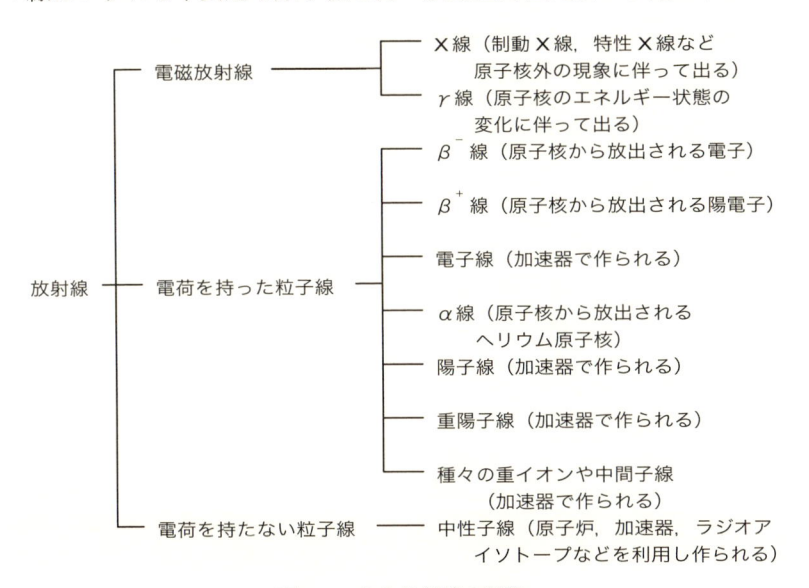

```
                              ┌─ X線（制動X線，特性X線など
              ┌─ 電磁放射線 ──┤       原子核外の現象に伴って出る）
              │               └─ γ線（原子核のエネルギー状態の
              │                       変化に伴って出る）
              │
              │                 ┌─ β⁻線（原子核から放出される電子）
              │                 │
              │                 ├─ β⁺線（原子核から放出される陽電子）
              │                 │
  放射線 ─────┼─ 電荷を持った粒子線 ┼─ 電子線（加速器で作られる）
              │                 │
              │                 ├─ α線（原子核から放出される
              │                 │      ヘリウム原子核）
              │                 │
              │                 ├─ 陽子線（加速器で作られる）
              │                 │
              │                 ├─ 重陽子線（加速器で作られる）
              │                 │
              │                 └─ 種々の重イオンや中間子線
              │                        （加速器で作られる）
              │
              └─ 電荷を持たない粒子線 ── 中性子線（原子炉，加速器，ラジオア
                                         イソトープなどを利用し作られる）
```

図1-1　主な放射線の種類

であり，実体はアルファ線がヘリウム原子核，ベータ線が電子である．これらの放射線はどれもエネルギーが大きく，原子や分子を電離する能力を持っている．普通，私たちが放射線というときはこの電離放射線を指している．

放射線は種類によって，物質をつき抜ける力（透過力）が異なる（図1-2）．アルファ線とベータ線は電荷を持った粒子線で，透過力が弱く，紙やアルミニウム板で止めることができる．ガンマ線やX線は電荷を持たない電磁波のため透過力が非常に強く，薄いアルミニウム板などは透過するが，鉛やコンクリートにより止めることができる．中性子線は電気的に中性で透過力が強いため，鉛やコンクリートだけでは十分止めることができない．水に含まれる水素など軽い原子に衝突させエネルギーを吸収させてから，ホウ酸水などに吸収させることによって止めることができる．

食品の殺虫・殺菌に利用される電離放射線は，コバルト-60 およびセシウム-137 のガンマ線，エネルギーが 1,000 万ボルト以下の電子線，エネルギーが 500 万ボルト以下の X 線に限られている．これは，放射線を照射した食品などの物質の中に放射能が誘導されるのを防ぐためである．言い換えると，上記の放射線を使用するかぎり，放射線を照射した物質が放射能を帯びることはない．

また，品種改良には，従来はガンマ線が使用されていたが，近年では

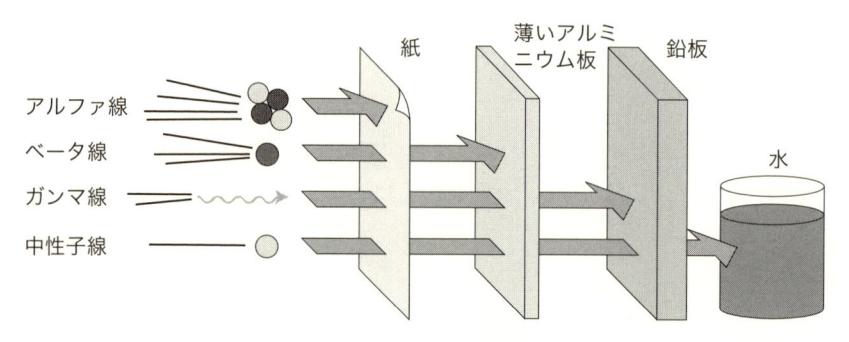

図1-2 放射線の透過力
（高エネルギー加速器研究機構提供）

イオンビームのような粒子線が利用されている．さらに，植物の代謝解明や診断には，炭素-14，リン-32などの放射性同位元素だけでなく，原子炉や加速器で製造した短寿命の放射性核種が用いられている．加速器は人工的に電場や磁場を作りだして，その中で電荷を持った粒子を加速して運動エネルギーを与え，放射線を発生させる装置である．原子核に，加速器で作った放射線をぶつけることによって，人工的に放射性同位元素を作ることができる．

1.1.1 ガンマ線

食品照射や放射線育種などに利用される電離放射線で最も一般的なものがガンマ線である．特に，コバルト-60は最も一般的なガンマ線源であり，厚さや密度を計る工業用測定器，食品照射，医療用具や包装容器の殺菌，がんの放射線治療，植物の品種改良などに広く利用されている．コバルト-60（陽子27個と中性子33個を持つ）は，原子炉内部で，天然に存在するコバルト-59（陽子27個と中性子32個を持つ）に中性子を照射することによって人工的に作られる放射性元素であり，半減期は5.271年である．

ガンマ線の強さは線源からの距離の二乗に反比例し，照射される物体の表面からの距離が増えるに従いエネルギーが減少するが，透過力が大きいので，どのような物質の殺菌，殺虫にも利用することができる．なお，厚みのある物質を照射する場合，両面照射したほうが線量分布が均一になる．

1.1.2 電子線

電子線は電子加速装置を用いて発生させる．電子線はガンマ線と同じような用途に利用されるが，ガンマ線と比較して，単位時間当たりの線量，すなわち線量率が高く，処理能力が大きいという利点がある反面，電子線の物質中での透過力が小さいという欠点がある．両面照射しても，食品などの処理に利用できる最高エネルギーである1,000万電子ボルト

(10MeV)の電子線を用いて有効に照射できる試料（比重1とした場合）の厚さは8cmである．

このため，電子線は厚みのある試料の照射には不向きであり，その利用は粉体，粒体，液体，板状のように薄層にできる食品や飼料，プラスチックのフィルムなどに限定される．ガンマ線照射施設では，処理能力に比例してコバルト-60線源が必要となり，経済的なスケールメリットがほとんどないが，電子線照射施設では，電子加速装置が処理能力に比例して高価になることはなく，経済的なスケールメリットが大きい．ガンマ線の場合，エネルギーは一定であるが，電子線の場合には加速装置の設定を変えるだけで任意のエネルギーの電子線を得ることができる．

1.1.3　X　　線

X線はガンマ線と同じ電磁波放射線であり，ガンマ線と同じ性質を有している．ガンマ線は原子核から発生するのに対し，X線は原子核外から発生するものである．殺菌などに利用する高エネルギーのX線は，電子加速装置から発生した加速電子を重金属のターゲットに衝突させたときに発生する制動X線を利用するものである．したがって，殺菌などに使用されるX線照射装置は，本質的には電子加速装置と同じものである．X線発生装置では電子加速装置の下にタンタル*などの金属製のターゲットが設置されている．X線は電子線と同様に線量率が高く，さらにガンマ線と同じように物質中の透過力が大きいという利点がある反面，電子線のX線への変換時の発熱量が大きく転換効率が低いという問題がある．また，ガンマ線は線源の核種により定まった一定のエネルギーを持った電磁波であるが，制動X線は電子の加速エネルギーを上限とする連続したエネルギースペクトルを持った電磁波となる．

1.1.4　重イオンビーム

ヘリウムイオンより重いイオンを重イオンと呼び，これを，加速器を

---

*：原子番号73の元素．原子記号はTa．

用いて高速に加速したものが重イオンビームである．重イオンビームは，その軌跡に沿って物質に与えるエネルギーが大きく，大部分のエネルギーを静止する直前に放出する．すなわち，重イオンビームには，① 元素の選択が自由である，② 照射の位置や深度が精密にコントロールできる，③ 非常に大きな影響をごく微小範囲に与えることができる，などの特徴がある．

このような特徴により，重イオンビームを植物の種子，茎頂，側芽，花粉，培養細胞（カルス*など）に照射すると，変異体の生存率が高く，突然変異を高率で引き起こすことができ，効率的な育種が可能となる．

1.1.5 陽電子（ポジトロン）

陽電子（e^+）は電子（e^-）の反物質で，自然界には存在しないが，加速器や原子炉を使い，陽電子を発生する放射性同位元素を作る．陽電子は，物質中の原子・分子と相互作用を繰り返した後にエネルギーを失い，最終的には周囲の電子と結合して，180°方向に1対（2本）のガンマ線を放出する．このガンマ線を消滅ガンマ線と呼ぶ．ポジトロン CT（Positron Emission Tomography；PET）とは，このガンマ線を計測する手法である．

PET に使用する陽電子を放出する短寿命の放射性同位元素として，炭素-11（半減期 20.39 分），窒素-13（半減期 9.965 分），酸素-15（半減期 2.037 分），フッ素-18（半減期 109.8 分）が利用される．このように，PET では生体を構成する基本元素である炭素，窒素，酸素を使用して，生理学的に影響のない状態で代謝や生理を調べることができる．

---

*：不定形の細胞の塊．

1.2 放射線の単位

1.2.1 放射線のエネルギー

放射線の強さや量は，その目的によりいろいろな単位で表される（表1-1）．1本1本の放射線の持つエネルギーを表す単位として電子ボルト（eV）がよく用いられる．1電子ボルトは，電子（e）が1ボルト（V）の電圧で加速されて得られる運動のエネルギーを表しており，エネルギーの基本の単位であるジュール（J）との関係は，$1eV=1.60×10^{-19}J$ となる．なお，コバルト-60 は 1.17Mev および 1.33MeV の2本のガンマ線を放出する．

1.2.2 吸収線量

食品や微生物に対する放射線の効果や影響を検討する場合，放射線の量は吸収線量で表される．吸収線量は，放射線と物質との相互作用に伴い，その物質の単位質量当たりに吸収されたエネルギーを示す単位で，グレイ（Gy）と記す．1Gy は物質 1kg 中に 1J のエネルギーが吸収されたときの放射線量である．なお，従来使用されてきたラド（rad）との

表 1-1 放射線の単位

項　目	単 位 名	記号	定　義	備　考
照射線量	クーロン毎キログラム	C/kg	空気 1kg 中に 1 クーロンのイオンを作る γ (X) 線の量	1C/kg=3,876R
吸収線量	グレイ	Gy	1kg 当たり 1 ジュールのエネルギーの吸収があるときの線量	1Gy=100rad
線量当量	シーベルト	Sv	吸収線量（Gy）×線質係数×修正係数	1Sv=100rem
放射能	ベクレル	Bq	1秒間に1回の壊変	$1Bq=2.7×10^{-11}Ci$
放射線のエネルギー	電子ボルト	eV	電子が1ボルトの電圧で加速されて得る運動エネルギー	$1eV=1.60×10^{-19}J$

関係は 1Gy=100rad である.

1.2.3 照射線量

放射線の持つエネルギーを空気のイオン化する能力で示したもの（X線，ガンマ線のみ使われる）であり，クーロン毎キログラム（C/kg）と記す．直接測定することができるため，この値を放射線計測量として使用している．以前はレントゲン（R）という単位が使われており，$1R=2.58×10^{-4}C/kg$ である.

1.2.4 等価線量（または実効線量）

放射線の照射による人体への晩発的な影響を表わし，シーベルト（Sv）と記す．吸収線量に放射線荷重係数*を掛け合わせた値であり，X線の場合，1Gy 照射したとき 1Sv になる．

1.2.5 放 射 能

放射性同位元素が放射線を出す能力，すなわち放射能を示す単位として，従来はキュリー（Ci）が用いられていたが，近年では国際単位系（SI）のベクレル（Bq）が用いられるようになった．ベクレルは，放射性同位元素が放射線を放出しながら 1 秒間に崩壊する原子核の数を表しており，1Bq は 1 秒間に原子核が 1 個崩壊することを意味している．放射性同位元素が 1 個崩壊するときに必ず放射線を 1 本出すというわけではないので，カウント数と放射能（Bq）は一致しない．放射性物質によって，放射線の性質や半減期が変わるため，違う核種の放射能を足し合わせることは原則としてできない．なお，1Ci は $3.7×10^{10}Bq$ に相当する．

放射性同位元素のどの原子が崩壊するかはわからないが，放射性崩壊には統計的な規則性があり，一定時間に半数の原子が放射線を放出して

---

*： 放射線の人体に与える影響は，放射線の種類により異なるので，それぞれの放射線ごとに影響の度合いを数値化したもの．国際放射線防護委員会（ICRP）により決められている．

崩壊する．このように，たくさんの放射性同位元素が次第に崩壊して元の数の半分に減る時間のことを半減期といい，放射性同位元素の種類によって定まった値を持っている．

1.3 放射線の作用

1.3.1 電離と励起

放射線が原子や分子と衝突すると，ほとんどの場合は原子の一番外側の軌道電子をはじき飛ばし，自分の持っている運動エネルギーの一部をこの軌道電子に分け与える．軌道電子が原子の外までたたき出されてしまう場合，原子はマイナスの電荷を帯びるようになり，電離が起こる．

なお，原子核の束縛を離れた電子は自由電子になる．軌道電子が原子から飛び出さず，外側の軌道に飛び移る場合は，原子は励起状態になる．電離や励起を起こした原子は不安定であり，周辺の原子や分子と化学反応を起こす．

1.3.2 化学反応と生物効果

水にガンマ線や電子線などの放射線を照射すると，水分子が分解して酸化力の強いOHラジカルや還元力を持つ水和電子などが生成する（図1-3）．なお，水分子から飛び出した電子は，他の水分子の間にとらえられて水和電子となる．これらが生体分子と反応して放射線の生物的な効果をもたらす．

一方，水が存在しないと，放射線が直接生体分子や食品成分と反応する．従って，水の存在下のほうが放射線の作用は大きい．水を介した放射線の作用を間接作用，水を介さないものを直接作用という．

細胞内のDNAは，放射線によって切断されやすく，タンパク質やビタミン，脂質などと比べて，放射線照射に対して著しく不安定である．多くのDNAは2本鎖らせん構造であり，ウイルスを除くあらゆる生

(1) $H_2O +$ 放射線 $\rightarrow H_2O^+ + e^-$

(2) $H_2O +$ 放射線 $\rightarrow H_2O^*$

(3) $H_2O^+ + H_2O \rightarrow H_3O^+ + OH$

(4) $e^- \rightarrow e^-_{aq}$

(5) $H_2O^* \rightarrow H + OH$

(6) $e^-_{aq} + H_3O^+ \rightarrow H + H_2O$

(7) $H + H \rightarrow H_2$

(8) $OH + OH \rightarrow H_2O_2$

図1-3 水に放射線が照射されたときに起こる反応
H_2O^*：励起水分子，e^-_{aq}：水和電子.

物にはDNAを修復する酵素系を細胞内に有しているので，放射線により1本の鎖が切断されても直ちに失活することは少ないが，2本鎖部分が一度に切断されると，修復が困難であり，修復ミスによる突然変異またはDNA複製の停止が起こる．また，放射線照射により生成したOHラジカルなどを捕捉する物質がDNA周辺に多く存在すると，DNAは放射線による作用を受けにくくなる．

放射線によって引き起こされる化学反応や生物的効果は線量に依存しており，線量が大きくなると反応量や効果は大きくなる．ただし，同じ線量の放射線を照射しても放射線の種類によりその程度は異なる．例えば，電子線のほうがガンマ線よりも殺菌効果は小さく，同じ微生物に対するD_{10}値（微生物数を1/10に減少させるのに必要な線量）は電子線のほうがガンマ線よりも大きくなる．

電子線の線量率はガンマ線の線量率の10^3〜10^6倍大きく，この線量率の違いがD_{10}値に影響しているものと考えられている．このメカニズムとしては，①線量率が非常に高いと，放射線により過剰のラジカルが生成するために，ラジカルが生体分子と反応するよりもラジカルどうしが反応して，殺菌効率が落ちる，②酸素が放射線化学反応を触媒しているが，線量率が非常に高くなると，周囲の酸素が不足するために殺菌効率が低下する，という2つが考えられている．

表 1-2 生物の致死線量

生物の種類	線量（kGy）
ほ乳類	0.005〜0.01
昆虫	0.01〜1
細菌栄養細胞	0.5〜10
細菌胞子	10〜50
ウイルス	10〜200

　放射線の作用は細胞分裂が活発な若い細胞に対するほど大きく，そうでない安定した状態の細胞では，放射線の細胞への作用は小さい．人体では，赤血球や白血球をつくり出す骨髄組織や生殖器が最も放射線の影響を受けやすく，植物では発芽部が他の部分より影響を受けやすい．

　つまり，放射線が生物に作用する際，主に細胞の分裂能を阻害するように作用する場合が多い．高等生物ほど低い線量で放射線の影響を受けやすく，カビや細菌，ウイルスでは放射線に対して耐性がある（表1-2）．また，一般に酵素やホルモンなどの生体成分も放射線に対して安定である．

（林　　徹）

第2章　食品の殺菌・殺虫

(1)　照射食品の健全性

1.1　食品への放射線処理

　沖縄地方などの南西諸島においては農業害虫のウリミバエが根絶されている．これは，放射線の一種であるガンマ（γ）線により不妊化された雄を野外に放ち害虫を撲滅する事業によるものであり，その結果，1990年前後頃から沖縄地方のゴーヤなどの野菜や果実類が，検疫処理せずに本土に出荷できるようになった．

　また，わが国の使い捨て医療用具の約70％は放射線の一種であるガンマ線や電子線で滅菌（完全殺菌）されており，胸部レントゲンや空港での手荷物検査などではX線が利用されている．このように，私達の身の回りでは日常的に放射線が利用されており，食品の殺菌・殺虫処理などへの利用もその1つである．

　放射線による食品の殺菌・殺虫や，野菜の発芽防止などへの応用は「食品照射」と呼ばれており，必要な吸収線量（放射線が食品に吸収される量）は0.02〜75 kGy（キログレイ）と，目的によって異なっている．しかし，多くの人達は放射線で処理された食品について拒否反応を示すようである．この拒否反応の多くは「放射線と放射能*の混同」によるものであり，照射食品中に放射能が残留しているとの誤解である．

　また，食品中に放射線が残留しているとか，フリーラジカル（活性種または遊離基）が残留して人体に有害であるとの誤解もあるようである．

---

*：自発的に放射線を放出できる能力のある物質のことを指す．広義には放射線を出す能力のある元素＝放射性同位元素と理解されている．

さらに，放射線による化学反応により食品中に有害物質が生成し，人体に危害を与えるとの危惧もある．

しかし，食品照射に用いられるガンマ線，電子加速器から発生する電子線やX線は，レントゲン検査に用いられるX線と同じ電離（イオン化）放射線であり，誘導放射能*の生成は無視できる．すなわち，自然界には天然の放射性物質（自然放射能）であるカリウム-40や炭素-14などが存在し，食品に放射線を照射して生成する誘導放射能の量は，食品中の自然放射能に比べて千分の1から1万分の1以下であり，しかも数日で消失してしまう．

消費者の中には新しい食品の処理技術に対しても反発する人が多い．例えば，加熱滅菌された缶詰食品は今でこそ一般食品として普及しているが，19世紀初期のナポレオン戦争の時代に発明され，軍用食として利用されてから一般に普及するのに約100年かかっている．

また，牛乳の加熱による消毒殺菌（部分殺菌）も19世紀半ばに開発され，生牛乳中の病原菌による小児の死亡率が著しく減少するなど公衆衛生上の利点があったにもかかわらず，反対運動によって一般に普及するのに50年以上かかっている．その反対運動の理由の1つは，劣悪な品質および不適切な生産工程をごまかす手段として加熱殺菌を用いるのではないかというものであった．

このように，たとえ優れた方法であっても1つの方法が定着するのにはある程度年月がかかるものなのである．

食品への放射線処理の利点は，1) 照射による熱の発生が少なく，温度上昇はたかだか数℃である，2) 放射線は透過力が強く，包装済みの食品や冷凍食品内部まで均一処理が可能である，3) 生鮮状態での処理が可能である，4) 薬剤処理と異なり，放射線は食品内に残留しない，5) 栄養成分の低下は加熱処理より少ない，6) 連続的に大量処理が可能である，などの特徴がある．

食品照射に利用できる放射線は，電離放射線のガンマ線，X線，電子

---

*： 食品などに放射線を照射することで新たに生成する放射性同位元素のこと．

線であり，ガンマ線とX線は上限エネルギーが5 MeV（メガ・エレクトロンボルト；百万電子ボルト），電子線は10 MeVと，誘導放射能の生成が無視できるエネルギー量に限られている．これらの放射線を照射すると，食品内の原子の一部がまずイオン化（電離）されるが，イオンの寿命は1千万分の1秒以下と著しく短く，主に食品内の水などの一部に作用して活性酸素などのフリーラジカルを生成する．

フリーラジカルは化学反応を起こしやすい不安定な化学物質であり，乾燥下や凍結下では比較的安定であるが，水存在下では千分の1秒以下で消滅し，主に食品成分などの酸化や分子鎖切断に関与する．すなわち，放射線は食品成分などの化学反応に関与して，最終的には熱に変わり消失する．

食品への放射線処理により生じる化学反応生成物が人体に有害かどうかが，研究初期においては大きな問題であった．しかし，表2-1に示すように，活性酸素の水酸基ラジカルなどのフリーラジカルは，生物の新陳代謝や紫外線，加熱調理でも生成する．事実，油で揚げるポテトチップなどからは多量のフリーラジカルが検出できる．なお，放射線による食品成分の化学変化は水分含量に比例しており，生鮮食品では比較的化学反応が起こりやすく，凍結下や乾燥下では化学反応は著しく抑制される傾向がある．

表 2-1　自然界における活性酸素などのフリーラジカル（活性種）の生成 [22]
（水存在下で千分の1秒以下で消滅）

1) 放射線
　☆主に水を分解して活性酸素を生成：・OH，・O_2^-，・HO_2，H_2O_2
　☆不飽和脂質などにフリーラジカルを生成→酸化分解→活性酸素を生成
2) 紫外線
　☆水と作用して活性酸素を生成（若干量）
　☆不飽和脂質などを酸化分解して活性酸素を生成
3) 加熱調理
　☆不飽和脂質などを酸化分解して活性酸素を生成
4) 生物の新陳代謝
　☆新陳代謝時に活性酸素を生成：・OH，・O_2^-，H_2O_2

放射線の場合は，イオン化後にフリーラジカルを生成する．

1.2 健全性評価の経緯

　食品照射における健全性評価とは，食品としての安全性と栄養適性，生残微生物などの安全性を評価することである．食品照射技術の原理は第二次世界大戦前に提案されていたが，本格的な開発は第二次世界大戦終了後に米国で開始された．当初，米国における研究は，肉類などの完全殺菌（滅菌）を目的とした健全性評価が中心であり，初期の研究段階では過剰照射食品を用いた動物試験による異常発生など，問題の多い事例も見られた．

　1950 年代には，米国のほかに英国やフランス，旧西ドイツなどのヨーロッパ諸国，旧ソ連などでも健全性評価を中心とした研究開発が始まった．初期の研究では，貯蔵期間の延長を目的としたものが多かったが，1980 年代以降は食品衛生の改善，植物防疫を目的とする応用が注目されるようになっている．

　わが国の食品照射研究は，欧米諸国より遅れた 1950 年代から大学や国立研究機関で開始され，1960 年代に入ると多くの研究機関で研究が行われた．そして，1967 年に原子力委員会は，食品照射をナショナルプロジェクトとして，原子力特定総合研究に指定した[1]．これを受けて，図 2-1 に示す各省庁の研究機関や公的研究機関，大学によって，照射効果，健全性，照射技術などの共同研究が行われた．ここで特定総合研究に選ばれた食品類は，馬鈴薯，タマネギ，米，小麦，ウインナソーセージ，水産練り製品，温州ミカンの 7 品目であり，発芽，虫害，腐敗などによる損失防止対策として放射線処理が注目された．

　これらの研究では，動物に照射食品および非照射食品を過剰に食べさせることによる異常発生など，様々な問題に直面し，追加試験などが実施された．そして，毒性試験や世代試験などの研究により 7 品目すべてについて健全性に問題がないことが明らかになり，照射効果等の研究でもほぼ満足できる結果が得られた．

　一方，原子力特定総合研究の成果を受けて，1972 年には厚生省によ

(1) 照射食品の健全性

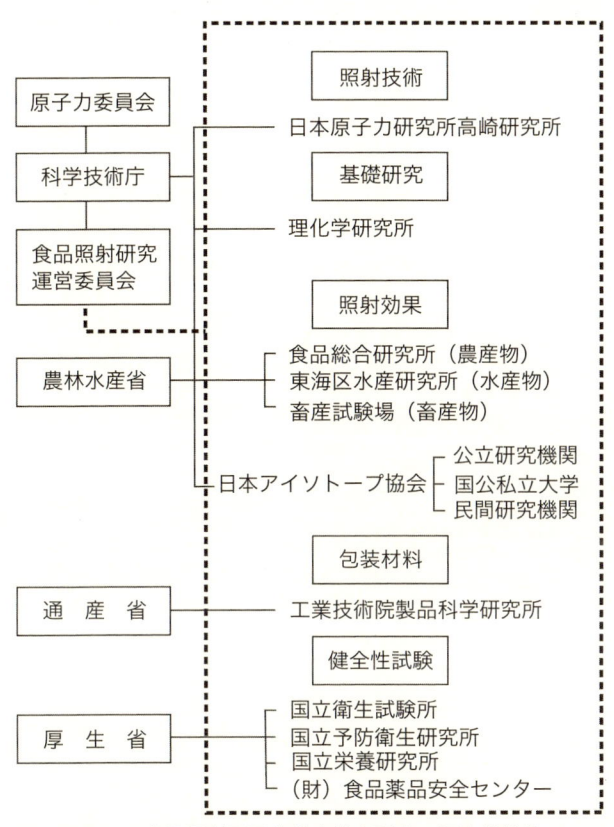

```
原子力委員会 ──┐
              │      ┌─ 照射技術
科学技術庁 ────┤      │   └─ 日本原子力研究所高崎研究所
              │      │
食品照射研究   │      ├─ 基礎研究
運営委員会 ┄┄┄┤      │   └─ 理化学研究所
              │      │
              │      ├─ 照射効果
農林水産省 ────┤      │   ├─ 食品総合研究所（農産物）
              │      │   ├─ 東海区水産研究所（水産物）
              │      │   └─ 畜産試験場（畜産物）
              │      │
              │      ├─ 日本アイソトープ協会 ┬─ 公立研究機関
              │      │                       ├─ 国公私立大学
              │      │                       └─ 民間研究機関
              │      │
              │      ├─ 包装材料
通　産　省 ────┤      │   └─ 工業技術院製品科学研究所
              │      │
              │      └─ 健全性試験
厚　生　省 ────┘          ├─ 国立衛生試験所
                           ├─ 国立予防衛生研究所
                           ├─ 国立栄養研究所
                           └─（財）食品薬品安全センター
```

図 2-1　食品照射原子力特定総合研究の研究組織[1]

り馬鈴薯への照射が許可され，1974年には馬鈴薯への商業照射が北海道士幌農協で開始された．

　1983年に特定総合研究は終了したが，それ以降も国公立の研究機関では，香辛料や家畜飼料，グレープフルーツ，冷凍エビ，鶏肉の照射効果や照射食品の検知技術の開発などの研究を継続して行っている．

　また，日本アイソトープ協会が1986年から1991年にかけて組織した，約15に及ぶ大学や国公立研究機関が参加した食品照射研究委員会では，国内外で問題になっていた健全性評価の各項目について研究を行い，表2-2に示すように誘導放射能，栄養学的変化，変異原性，微生物学的安全性に問題がないことを明らかにした[1]．

表 2-2　日本アイソトープ協会・食品照射研究委員会の成果 [1]

誘導放射能の生成	・10MeV の電子線を香辛料に 30kGy 照射しても誘導放射能は検出されない ・X 線は 5MeV 以下では誘導放射能の生成は無視できる
食品成分の変化	・照射によるタンパク質の消化性，免疫化学的性質は変化しない ・香辛料の照射による風味変化は認められない ・照射馬鈴薯のビタミン C 損失は調理後も非照射品と差が認められない ・照射により生成される活性酸素は食品中のメラノイジンにより消去される
変異原性物質の誘発	・糖を照射すると弱変異原性物質が誘発されるが生体内で無毒化される ・糖とアミノ酸混合物では照射による変異原性物質は生成しない ・香辛料などを照射しても変異原性物質は生成しない ・照射小麦を摂餌しても動物に倍数性細胞（ポロプロイド）の誘発はない
微生物学的安全性	・照射によるアフラトキシンなどの微生物毒素産生促進効果は無視できる ・照射による有害微生物の変異誘発はない

　照射食品の健全性の確認のためには，1）誘導放射能の生成の有無，2）毒性物質生成の有無，3）発癌性物質生成の有無，4）子孫に及ぼす影響の有無，5）栄養価の破壊の程度，6）生残微生物の有害性の有無，の検討が必要とされてきた．

　1970 年代以前の研究初期には，放射線による食品成分への影響が明らかになっていなかったため，食品添加物と同じ 100 倍量の照射食品を動物に与える試験が行われていた．この考えによると，必要線量（発芽防止：0.02〜0.15 kGy、殺虫：0.1〜1.0 kGy、消毒殺菌：1〜10 kGy）の 2 倍以上を照射して，過剰の照射食品を動物に食べさせる必要がある．たとえば，米国陸軍の研究機関が行った照射ベーコンの動物試験では，飼料組成の約 50％が 55.8 kGy の過剰照射されたベーコンで占められ，照射ベーコンを含む飼料のビタミン等の栄養バランスも無視されたもので

あり，それが原因しての動物の異常が観察された．

　実験室で使用されるラット（ドブネズミ科）やマウス（ハツカネズミ科）などの実験動物は，遺伝的に純系で個体間の遺伝差が少なく，近親交配され，無菌環境下で飼育されており，環境や病気に弱いものが多い．しかし，照射食品では雑菌が生残している状態で飼料に混ぜ飼育するため，汚染微生物による影響が生じる可能性がある．さらに，実際の食品は種類が膨大であり，また香辛料のように動物試験を行いにくいものもある．

　また，動物試験では，非照射および照射食品を乾燥重量で2〜50％も混ぜることにより，栄養バランスに乱れが生じやすくなる．このため，動物試験では，1）問題となる現象に放射線照射による吸収線量の依存性が認められるか，2）飼育期間を通じて一定の傾向が認められるか，3）世代試験を通じて一定の傾向が認められるか，4）他の要因があるため見かけ上の異常が認められるか，という4点について考察する必要がある，と動物試験の専門家達は述べている[2]．

　このように，照射食品の健全性評価は研究が多岐にわたり，品目も多いため国際的な協力が必要であった．

1.3　照射食品の国際的な健全性評価

　食品を通じての病気の発生や食料資源の損失への対策として，国連機関に属する世界保健機関（WHO）や国連食糧農業機関（FAO）は，国際原子力機関（IAEA）とともに食品照射の研究開発に積極的に取り組んできた．そして，照射食品の安全性と栄養適性を評価する健全性試験を国際的に行おうとする動きは，1961年，FAO/IAEA/WHOによる合同専門家委員会から始まった．

　この会議では，照射食品の動物試験による健全性評価は，食品添加物と同じ100倍量と同じ考えで行うことが合意された．この当時は，放射線の化学反応で生じる食品成分の分解生成物の量や，化学物質の種類・

性質が明らかになっていなかったためである．

そして，1971年にはFAOやIAEAなどの国際機関を中心とした健全性評価のための国際プロジェクトが発足し，米国，英国，フランス，旧西ドイツ，オランダ，ハンガリー，日本など24カ国が参加し，1980年まで研究が行われた．この国際プロジェクトによって，放射線で生ずる分解生成物の種類や量が明らかになってきたため，1976年のFAO/IAEA/WHO合同専門家委員会は「食品の放射線処理は加熱や冷凍処理などと同じ物理的処理であり，食品添加物としての扱いは妥当でない」とする見解を示した．

1977年には，飼料の放射線殺菌に関するFAO/IAEAの専門家会議が開催され，50 kGyまでの照射は飼料としての安全性に問題がないと勧告した[3]．その理由は，当時，実験動物用飼料の放射線滅菌がヨーロッパや日本で実用化されており，25～60 kGy照射された飼料のほうが蒸気滅菌飼料より動物の飼育成績が良好であったためである．

1980年，FAO/IAEA/WHOの合同専門家委員会は，国際プロジェクト終了の成果および前述の1976年，1977年の国際会議の結果を総括して，「10 kGy以下の総平均線量でいかなる食品を照射しても，毒性学的，栄養学的および微生物学的に全く問題のないこと，ならびに，今後はこの線量以下で照射した個々の食品の健全性試験は不要である」という結論を出した[4]．

1983年には，国連機関のFAO/WHOの国際規格委員会（コーデックス）は，前述のFAO/IAEA/WHO合同専門家委員会の結論に基づき「照射食品に関する国際一般規格」および「食品照射の実施に関する国際規範」を採択し，加盟各国に受け入れを勧告した．なお，この勧告では再照射を原則的に禁止している．

一方，1980年にWHOを中心にして得られた前述の結論が，1980年以降にも国際的に十分に受け入れられなかったため，1992年にWHOは専門家会合を召集して，1980年以後の最新のデータで評価し，10 kGy以下の照射食品は健全であると再度確認した[5]．1980年当時は，食品照射

の主要な応用分野は 10 kGy 以下であり，健全性に関するデータも 10 kGy 以下が中心であった．

　しかし，その後，10 kGy 以上照射された食品の健全性を証明する放射線化学的，栄養学的，微生物学的，毒性学的，物理学的データが蓄積されてきたため，10 kGy 以上の高線量照射食品についても検討する必要性が生じた．このため，1985 年ころから，国際食品照射諮問グループ（FAO/IAEA/WHO 合同設立組織）を中心に，10 kGy 以上の照射食品の健全性が評価されてきた．

　そして，1997 年には，米国などで行われた 10 kGy 以上照射された肉類の動物試験の成果や放射線分解生成物の研究結果，変異原性試験の成果を基に，WHO の専門家会合は 10 kGy の上限を撤廃するように勧告した[6]．しかし，2003 年の欧州連合食品科学委員会は，10 kGy 以上の照射食品について一部の食品類が調べられていないという理由によって，基本的に 10 kGy 以下の照射食品についてのみ健全性を認め，例外として香辛料や乾燥薬味料，乾燥野菜調味料のみが 30 kGy までの照射が安全であると認めた[7]．2003 年に開催された国際規格委員会でも基本的に 10 kGy までの照射を認めている．

　米国厚生省食品医薬品局（FDA）は，1960 年代初期までは，照射食品の健全性について従来の健全性評価の規準により，陸軍での 10 kGy 以上の高線量での動物試験結果に問題はないとしていたが，1968 年に既に認可されていた照射ベーコンの許可を取り消した．この理由は，FDA の健全性評価の基準が厳しくなり，1964 年に許可されたときには健全性が証明されていたと思われた動物試験の結果が，新しい基準では不十分と判断されたためである．

　その後，陸軍は新しい基準に従って放射線滅菌された牛肉の健全性試験を行い，健全性に問題のないことを明らかにした．さらに，1984 年には 59 kGy 照射した鶏肉の健全性試験の結果が FDA から報告され[8]，健全性に問題がないことが明らかにされ，米国の食品照射実用化政策に大きな影響を与えた．

1.4 誘導放射能の評価

　放射線を照射された食品中の誘導放射能の生成が無視できることは既に述べたが，その理由を以下に説明する．

　食品などを構成する原子（元素）には，化学的性質は同じでも質量数が異なる仲間があり，これらの元素を同位元素と呼んでいる．例えば，水素（H-1）に対して重水素（H-2）や三重水素（H-3）がある．同位元素の中には物理的に不安定な状態にあって，絶えずガンマ線やベータ（電子）線などを放出して，安定な他の元素に変化するものもある．これを放射性同位元素と呼んでおり，俗に放射能とも呼んでいる．

　放射性同位元素や加速器からは表2-3に示すような各種の放射線が得られる．このうち，ガンマ線やX線は電磁波放射線と呼ばれており，可視光線や電波と同じ仲間である．すなわち，図2-2に示すように，可視光線のエネルギーが約1eV（電子ボルト）であるのに対して，ガンマ線やX線は数万eV～数百万eVとエネルギーが極端に高く，透過力の強い電磁波である．これに対して，粒子線は透過力が弱い傾向がある．

　食品照射や医療用具の滅菌などでは，ガンマ線，X線，電子線のみが利用できる．これらの放射線は原子の核外電子を弾き飛ばしてイオン化する作用があるため，電離放射線と呼ばれており，紫外線などと区別されている．

表2-3　主な放射線とその発生源 [22]

電磁波放射線	X　線　（制動X線，特性X線などは加速器などから得られる）
	ガンマ線（放射性同位元素から得られる）
荷電粒子線	ベータ線（放射性同位元素から得られる陰電子）
	陽電子線（放射性同位元素から得られる陽電子）
	電子線　（加速器から得られる陰電子）
	アルファ線（放射性同位元素から得られるヘリウムの原子核）
	陽子線　（加速器から得られる水素の原子核）
	種々の重イオン・中間子線（加速器から得られる）
非荷電粒子線	中性子（放射性同位元素，加速器などから得られる）

陰電子：普通の電子，陽電子：陰電子と出会うと消滅してガンマ線に変わる．

(1) 照射食品の健全性

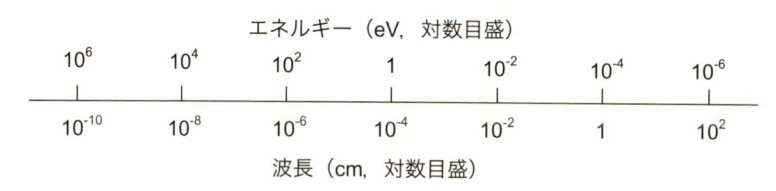

図2-2 各種電磁波の波長およびエネルギー[22)]
（食品照射に用いられる放射線のエネルギー範囲）
X線, ガンマ線：5×10^6 eV以下, 電子線：1×10^7 eV以下.

　放射線が食品などに照射されたときのエネルギー単位は，吸収線量のGy（グレイ）で表しており，1 Gyは物質1 kg当たり1 J（ジュール）のエネルギー，すなわち0.239カロリーのエネルギーに相当する．これは，水温を2.4℃上昇させるのに1万Gy（10 kGy）必要なことからしても，吸収するエネルギー量が少ないことがわかる．なお，この10 kGyは，食品中の汚染微生物をほぼ殺菌できるのに要する線量である．

　しかし，放射線自身のエネルギーが高いため，原子核にも直接作用して食品中の一部の元素を他の同位元素に転換する可能性がある．そして，転換した同位元素の中には，不安定化した同位元素である誘導放射能が生成する可能性もある．食品中の誘導放射能の評価は，健全性評価の上で重要な項目である．

　米国では，1960年代に陸軍のNatick研究所で電子線による誘導放射能生成についての研究が行われ，11 MeV以下のエネルギーで照射した

牛肉などからは，誘導放射能が検出されないことを明らかにした[9]．

1970年代には英国，フランスなどでも誘導放射能の評価が行われ，電子線の10〜11 MeV，X線の5〜10 MeVでも自然放射能に比べ数％以下しか誘導放射能が生成しないことを明らかにした．日本アイソトープ協会の食品照射委員会の研究[10, 11]でも，X線は5 MeV，電子線は10 MeVまで誘導放射能の生成が無視できることを明らかにしている．

ガンマ線やX線，電子線は，原子核周囲の電子に作用し電子を弾き飛ばしてイオン化する作用があるが，エネルギーが極端に高いと，一部の同位元素の原子核に直接作用して励起を起こし中性子を放出する．X線のエネルギーが10 MeV以下で，中性子を放出する同位元素は重水素（H-2），炭素-13，酸素-17，酸素-18であり，ことに重水素は2.22 MeV以上，酸素-17は4.14 MeV以上，炭素-13は4.95 MeV以上で中性子を放出する．

しかし，食品に微量に含まれるこれらの同位元素からの中性子の放出比率は著しく低く，変換される元素も放射性同位元素ではない．放出された中性子も放出直後のエネルギーが高い状態では原子核に捕獲されることはなく，水分子などと衝突してエネルギーを失って熱中性子になるまで減速されると，比較的大きな原子核を有する一部の同位元素に捕獲される．

生成する誘導放射能で比較的多いのは塩素-38とナトリウム-24であり，カリウム-42やリン-32などもごく微量に生成する．しかし，カリウム-40や炭素-14などの自然放射能が食品1 kg当たり19〜600ベクレル*含まれるのに対し，5 MeVのX線や10 MeVの電子線で誘導される放射能は70 kGy照射でも1 kg当たり0.2ベクレル以下と報告されている[12]．しかも，比較的生成量が多いナトリウム-24などの半減期は15時間以下であり，ごく微量に生成されるリン-32でも14.3日である．一方，半減期が2.6年のナトリウム-22は，12 MeV以下では生成しない（図2-3）．

＊：1秒間に1個の原子核が崩壊する放射性同位元素の単位．1 pc（ピコ・キュリー）＝0.037ベクレル．

(1) 照射食品の健全性

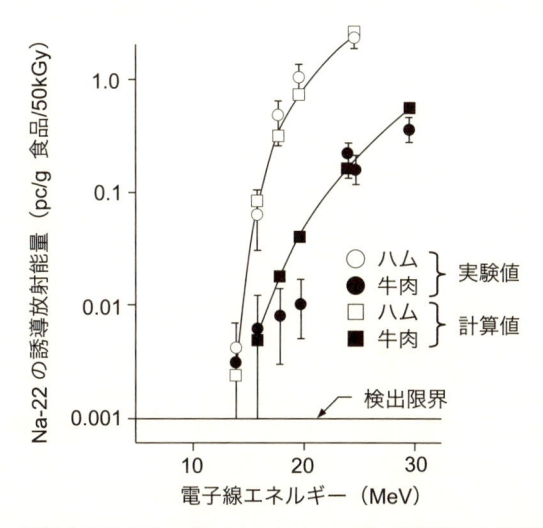

図2-3 照射食品中のNa-22（ナトリウム-22）の実測値と計算値[9]
12MeV〜24MeVの電子線照射による生成量とエネルギーとの関係を示している．

X線も電子線も11MeV以上では，放射化される元素数（24MeVで約14種類）や誘導放射能量が急増する．このため，10MeV以下の電子線，5MeV以下のX線の利用が妥当であろう．なお，X線を5MeV以下とするのは，電子線に比べて中性子発生量が多いためである．国際食品規格委員会も食品照射に用いる放射線はコバルト-60から発生する1.17および1.33MeVのガンマ線，セシウム-137から発生する0.662MeVのガンマ線，5MeV以下のX線，10MeV以下の電子線を用いることを勧告している．

1.5 毒性学的評価

1.5.1 わが国での動物を使った毒性試験

毒性試験は，動物や微生物などを使って食品添加物や医薬品などの化学物質の安全性を評価する試験である．毒性試験には亜慢性毒性試験

(動物を使った短期飼育試験)，慢性毒性試験（動物を使った長期飼育試験)，世代試験（動物を使った繁殖性試験および催奇形性試験)，変異原性試験（遺伝毒性試験）がある．食品照射での毒性評価は，放射線化学反応で生成した化学物質（放射線分解生成物）が有害かどうかを調べるためのものである．

わが国で行われた照射馬鈴薯や照射タマネギなどの動物を使った毒性試験では，食品添加物や薬剤と同じ 100 倍量の考えで，「食品の飼料中への添加量 × 吸収線量」により過剰投与の飼育試験が行われた[1, 2]．その結果，タマネギでは飼料中にタマネギを乾燥重量で 25％添加することにより，非照射群および照射群ともラットやマウスの血液や臓器重量などに異常が生じた．このため，タマネギでは 2％または 4％添加での試験を追加し，照射による悪影響が認められないことを明らかにした．

照射馬鈴薯の毒性試験では，ガンマ線を発芽防止の上限線量の 0.15 kGy および 0.3 kGy，0.6 kGy と，過剰に照射して乾燥処理した馬鈴薯を，飼料中に 35％の割合で混合し，固形飼料としてラットやマウス，サルに食べさせた．この 35％の馬鈴薯は日本人 1 人当たりの 1 日の平均食事量の約 330 倍に相当するものである．用いた動物数はラット総数 300 匹，マウス総数 400 匹による慢性毒性試験，アカゲザル 5 頭による亜慢性毒性試験，マウス 41 匹から出発しての 3 代にわたる世代試験が行われた．

慢性毒性試験の目的は，微量な化学物質（ここでは放射線分解生成物）が長期にわたって生体内に取り込まれることによって生じる有害な作用を検出しようとするもので，体重増，血液検査，腫瘍（癌）発生などの病理学的検査が行われた．ラットおよびマウスによる慢性毒性試験では，標準飼料と非照射馬鈴薯飼料，照射馬鈴薯飼料などを各群・雌雄の飼育開始時において各々 30〜40 匹に約 2 年間にわたり与えた．

世代試験では，繁殖性について 2 世代以上にわたって観察することにより，後世代にどのような影響を与えるかを調べるもので，催奇形性（胎仔や新生仔に与える致死作用，骨などの奇形，機能異常などの検査）と胚（妊娠直後の胎仔になる前の組織）毒性試験を含んでいた[13]．

その結果，動物の個体差によるデータの変動は認められたが，照射馬鈴薯飼料の摂餌による異常は，各試験とも認められなかった．

同じような試験がガンマ線を照射したタマネギ，米，小麦，ウインナソーセージ，水産練り製品，グレープフルーツ，電子線で表面殺菌された温州ミカンについても行われたが，タマネギなど特定食品の過剰摂餌による悪影響は認められたが，照射による悪影響は認められなかった．

1.5.2　国際的な動物を使っての毒性試験

照射食品の安全性評価の研究は，まず米国陸軍の Natick 研究所で 1954 年から 1964 年にかけて，種々の動物を用いた慢性毒性試験や亜慢性毒性試験，世代試験などが行われた．試験に用いられた食品の品目は 22 種であり，牛肉や鶏肉，魚介類などは 27.9 kGy または 55.8 kGy 照射され，馬鈴薯やオレンジ，小麦などは 1 kGy 以下照射された．これらの試験では主に純系のラットやマウス，サルやビーグル犬も用いられた．また，米軍の若いボランティア 10～15 名による 15 日間の食事試験も行われ，高線量の照射食品（20～40 kGy）が提供された[14]．

これらの一連の試験は概ね良好な結果が得られたが，特定食品の過剰摂取やビタミンなどの栄養バランスを検討していなかったために試験結果に異常が認められた研究もあった．これらの成果を基に，1964 年には照射ベーコンが FDA から許可されたが，1968 年に安全性のデータに不備があるとして FDA から許可が取り消された．これは，FDA の安全性評価に対する方針が厳しくなったことが関係しており，確実な安全性が証明されることが求められた．

その後，1980 年に FDA は照射食品の安全性評価のための指針を作成し，放射線分解生成物の分析結果を基に「1 kGy 以下の線量では無条件で許可（野菜の発芽防止や果実・穀類の殺虫など），1 kGy 以上では日常の食事中に占める割合が 0.01％ 以下なら無条件で許可（香辛料などは 30 kGy まで），0.01％ 以上では数種の毒性試験を行う（肉類など）」という方針を出した[15]．

照射食品の動物を使った国際間の安全性評価の共同研究は，1971年から始まったFAO・IAEA・WHOの国際プロジェクトからであった．そして，照射食品の動物試験の成果と放射線分解生成物の研究成果などを基に，1980年に10 kGy以下の照射食品の健全性に問題がないとの結論を下した[4]．一方，FDAは1982年までの入手可能な毒性試験400件以上の結果について評価を行った[16]．この評価では線量が記載されていないとか，試験動物数が少なすぎるとか，非照射や対照（標準飼料）がなかったなどの不適切な試験結果は除外された．そして，適切な試験結果からの評価に基づき，90日間の亜慢性毒性試験，300〜999日間の慢性毒性試験，3世代飼育の世代試験のいずれでも3〜93 kGy照射された食品での体重増，血液検査，尿検査，臓器重量，繁殖性，催奇形性などでの異常は認められなかったと結論している．なお，一般の照射食品の応用分野は10 kGy以下であり，宇宙食や病人食などを目的とした無菌食は30〜75 kGyである．

　さらに，1984年には米国のラルテック社で行われた59 kGy照射された冷凍鶏肉を用いての動物を使った毒性試験の結果がFDAより報告され[8]，健全性に問題がないことが明らかにされた．そして，この報告は米国政府の食品照射推進策に大きな影響を与えただけでなく，国際機関や欧州連合などの政策にも大きな影響を与えた．本研究では照射鶏肉を35％含む飼料をラット，マウス，ハムスター，ウサギ，ビーグル犬に与える慢性毒性試験（280〜999日間），世代試験，優性致死試験などが行われた．例えば，ラットの飼育試験では各群とも雌雄115〜175匹の動物が用いられた．

　そして，図2-4に示すように，40週の飼育期間中の体重増は，対照の標準飼料群に比べて鶏肉添加飼料群のほうが大きく，ガンマ線，電子線，加熱蒸気滅菌，非照射での差は全く認められず，他の試験項目でも照射による悪影響は認められなかった．

　なお，国際的な飼育試験の標準は，ラットやマウスでは各群とも雌雄30〜50匹であり，照射食品による試験などでは個体間の差が見られる

(1) 照射食品の健全性

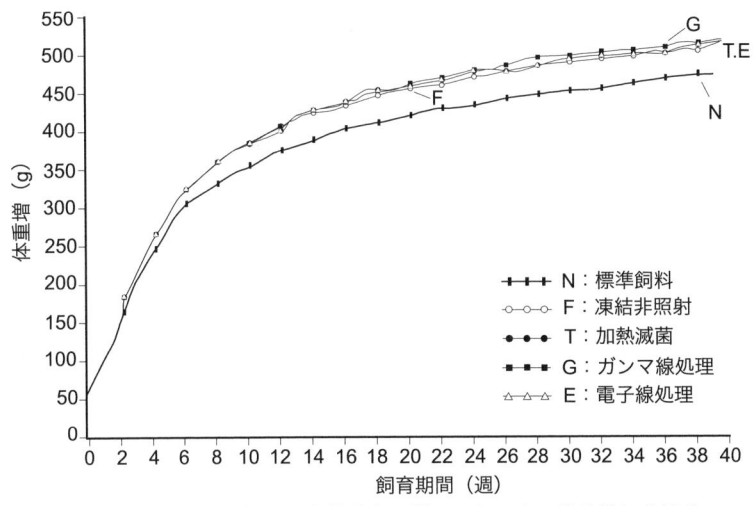

図2-4 59kGy照射した凍結鶏肉の雌ラットによる体重増加曲線[8]

ことが多い.

ラルテック社の試験では，用いた動物数が国際基準の2倍以上多かったため個体間の差が少なく，各種試験とも照射の悪影響は認められなかった．しかし，この試験結果では，照射鶏肉群で睾丸の腫瘍が増加するという結果が得られたことが問題となったが，FDAによる再評価の結果では非照射群でも腫瘍が認められ，照射による発癌性促進の証拠はないと結論された．

また，標準飼料に比べて糸球体腎臓症の増加と生存率の低下が認められたが，鶏肉添加飼料ではタンパク質が多く含まれているためであり，照射による影響は認められない．その他，表2-4に示すように，オランダで行われた37kGyまたは74kGy照射された豚肉製ハムの世代試験や，3kGyまたは6kGy照射された鶏肉の慢性毒性試験などでも，動物に対する異常は認められていない[14]．また，ハンガリーで行われた15kGy照射された混合香辛料を飼料中に25％加えて，ラットを15日間飼育した結果でも催奇形性や優性致死試験などでの照射による悪影響は認められていない[17, 18]．

わが国や英国，ドイツ，オーストリア，ハンガリーなどの先進国では，

表2-4 各国で行われた代表的な照射食品の慢性毒性試験 [5,14,17]

食品	動物	期間	線量	影響	実施国（年）
馬鈴薯 35％添加	ラット, マウス	730日	0.6kGy	なし	日本（1971）
馬鈴薯 35％添加	マウス （世代試験）	742日	0.15kGy	なし	フランス（1974）
混合香辛料 25％添加	マウス （催奇形性）	15日	15kGy	なし	ハンガリー（1979）
豚肉 35％添加	ラット, 犬	900日	74kGy	なし	オランダ（1983）
鶏肉 35％添加	ラット, マウス, 犬	730日	59kGy	なし	アメリカ（1984）

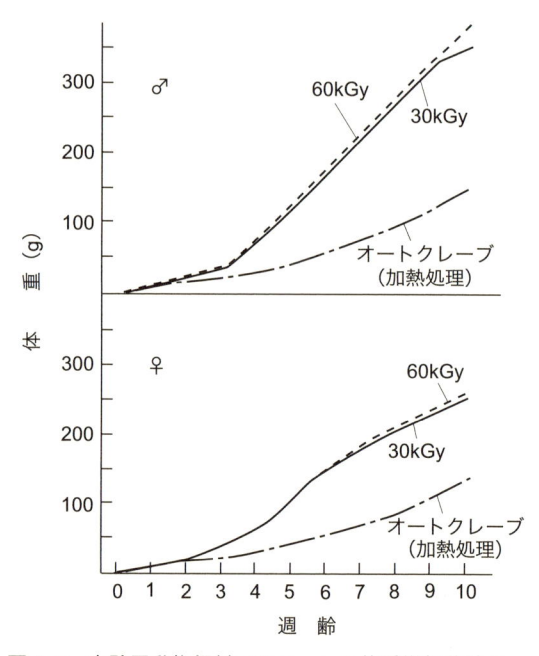

図2-5 実験用動物飼料でのラットの体重増加曲線 [3]

実験用無菌動物などの飼料の放射線滅菌が25〜50kGyで実用化となって30〜40年経っているが，加熱蒸気滅菌より良好な飼養成績を示し，照射による異常は全く認められていない（図2-5）．この場合，加熱蒸気滅菌された飼料でラットの体重増が抑制されたのは，ペレット状の固形飼料が硬化したことも関係しているが，ビタミンや必須アミノ酸など

の分解も関係しているようである[3].

1.5.3 変異原性試験

変異原性試験では，試験に用いられる化学物質が遺伝子（DNA）に作用して，DNA損傷や突然変異，染色体異常などの毒性を示すかどうかを検査するもので，遺伝毒性試験ともいう．このような化学物質による細胞の突然変異や染色体異常は，癌の誘発要因となる．また，生殖細胞では，異常を生じた精子や卵子もしくは受精卵の胚死亡や流産，奇形などの原因となる．

変異原性試験は，食品添加物の安全性評価法として1970年ころから開発されており，動物を使った毒性評価の代替法に近い試験法と見なされている．照射食品の健全性評価に変異原性試験が導入されたのは1970年代からであり，わが国でも原子力特定総合研究の途中から追加試験が実施された．

照射食品で問題になるのは，放射線分解生成物の毒性である．変異原性試験を大別すると，(1) 試験管内試験として、細菌に対する突然変異誘発試験（エームス試験法としてのサルモネラ菌や，大腸菌などの突然変異株での化学物質による復帰変異試験，およびラット肝臓抽出液S9の酵素作用で変異作用が活性化する化学物質の検出試験などを含む），および哺乳動物類の組織培養細胞に対する染色体異常試験など，(2) 生体試験としてのマウスなどの骨髄細胞，または生殖細胞の染色体異常試験（小核試験も含む）や優性致死試験など，である．

優性致死試験とは，化学物質が精子または卵子に作用して染色体異常が発生して，これにより妊娠などに影響することを調べる試験法である．小核試験とはマウスなどの骨髄赤血球の染色体異常によって生じる小核を観察する試験である．世界各国では様々な照射食品について変異原性試験が行われているが，表2-5に示すように，照射食品による悪影響は認められていない．

インドの国立栄養研究所は，0.75 kGy照射した小麦を栄養失調児また

表2-5 各国で行われた代表的な照射食品の動物を使った変異原性試験[5,14,18,19]

食品	試験	動物	線量	影響	実施国（年）
混合香辛料	優性致死試験	ラット	15kGy	なし	ハンガリー（1986）
オニオンパウダー	染色体異常試験	チャイニーズハムスター，マウス	13.6kGy	なし	ドイツ（1981）
鶏肉	優性致死試験	マウス	59kGy	なし	アメリカ（1984）
小麦	小核試験	チャイニーズハムスター，マウス	30kGy	なし	日本（1992）

は実験動物に与えると血液中のポリプロイド（染色体異常の一種であり，染色体の数が2倍体の正常細胞と異なって3倍，4倍などに増加した細胞），または優性致死変異（流産，胎仔死亡）が増加すると報告した．

しかし，わが国を含む約20件の研究では，ポリプロイド増加または優性致死の増加を示す証拠は得られず[19]，インド政府の調査でも，国立栄養研究所の結果には観察方法そのものに問題があったと結論している．

中国ではボランティアの学生78人に35種の照射食品を食べさせる試験が行われたが，照射食品摂取による血中のポリプロイドの増加は認められなかった．また，ブドウ糖や蔗糖（砂糖）を照射すると変異原性物質が生成するという報告があったが，わが国などの研究では果汁存在下や生体内では変異原性を示さないことが明らかになった[20]．

わが国では，原子力特定総合研究で取り上げられた照射食品7品目，および照射されたグレープフルーツ，マンゴー，香辛料などの変異原性試験が行われた．そして，すべての照射食品類について照射群と非照射群での差は認められず，変異原性は認められなかった．さらに，照射小麦についてもチャイニーズハムスターやラットの骨髄細胞においてポリプロイド誘発，末梢血での小核誘発がないことを明らかにした[19]．

1.5.4 わが国で行われた動物試験における問題点についての考察

a) 照射馬鈴薯などで卵巣重量が減少したとの指摘について

(1) 照射食品の健全性

表2-6 照射馬鈴薯を給餌したラットの慢性毒性試験における卵巣重量の変化[22]

(体重比，mg/100g)

試験群	動物数	3カ月	6カ月	12カ月	24カ月
対　照	5匹	32.60±12.89	26.96±3.58	21.38±9.81	26.56±14.89
非照射	5匹	33.79±14.12	25.99±6.37	22.71±9.73	47.17±35.36
0.15kGy	5匹	46.40±13.15	28.34±6.01	25.11±18.07	67.05±37.68
0.30kGy	5匹	41.52±21.81	26.46±10.79	18.08±3.44	33.54±13.98
0.60kGy	5匹	42.62±12.31	17.74±2.75*	16.02±2.83	42.25±13.19

*対照群および非照射群と比べ有意差あり．

　照射馬鈴薯の上限線量は0.15kGyであるが，0.60kGyまで照射された馬鈴薯を35％含む飼料で飼育した慢性毒性試験でのウイスター系ラット5匹当たりの卵巣重量の体重比（mg/100g）を表2-6に示す．測定値には各試験区でバラツキがあり，飼育6カ月目の0.60kGy照射群のみが有意（明確に差があること）に減少し，12カ月で有意ではないが減少の傾向を示し，3カ月，24カ月では他の群との差は認められていない．多くの試験区で卵巣重量の体重比が21〜47mgであったのに対し，0.60kGy照射群での16〜17mgは少ない値である．

　しかし，タマネギの慢性毒性試験での，タマネギを2％添加した飼料で飼育したウイスター系ラットの非照射タマネギ，および0.30kGy照射タマネギ飼料群での卵巣重量の体重比が19〜33mgに対して，標準飼料の対照群の6カ月で15.77±3.13mgという値を示した例もある．しかも，照射馬鈴薯などの体重比が減少した卵巣について組織学的観察を行っても異常は認められなかった．食品添加物や薬剤などの場合，卵巣重量の減少が認められる際には萎縮などの異常が組織学的観察で認められると専門家は述べている．

　これらのことから，照射馬鈴薯の0.60kGy照射群での卵巣重量の減少は，照射による影響ではなく，個体差または実験誤差によるものと断定できる．照射タマネギなどでの一部試験区での卵巣重量減少も，同じように個体差によるものである．

　また，タマネギを4％添加した飼料などでのマウスの世代試験で，離

乳時出生仔の睾丸および卵巣重量の減少が0.30kGy照射群で見られたのも個体差によるものであり，非照射タマネギ飼料群との有意差は認められていない．

b) 照射馬鈴薯の飼育試験で雌ラットの体重増が低減したとの指摘について

慢性毒性試験での飼育開始時，各群30匹で標準飼料の対照および非照射，照射馬鈴薯を含んだ飼料で飼育したウイスター系雌ラットの体重増は，図2-6に示すように，60週前後までは各群とも体重増に大きな差はないが，70週以後では差が生じている．すなわち，対照群が最も体

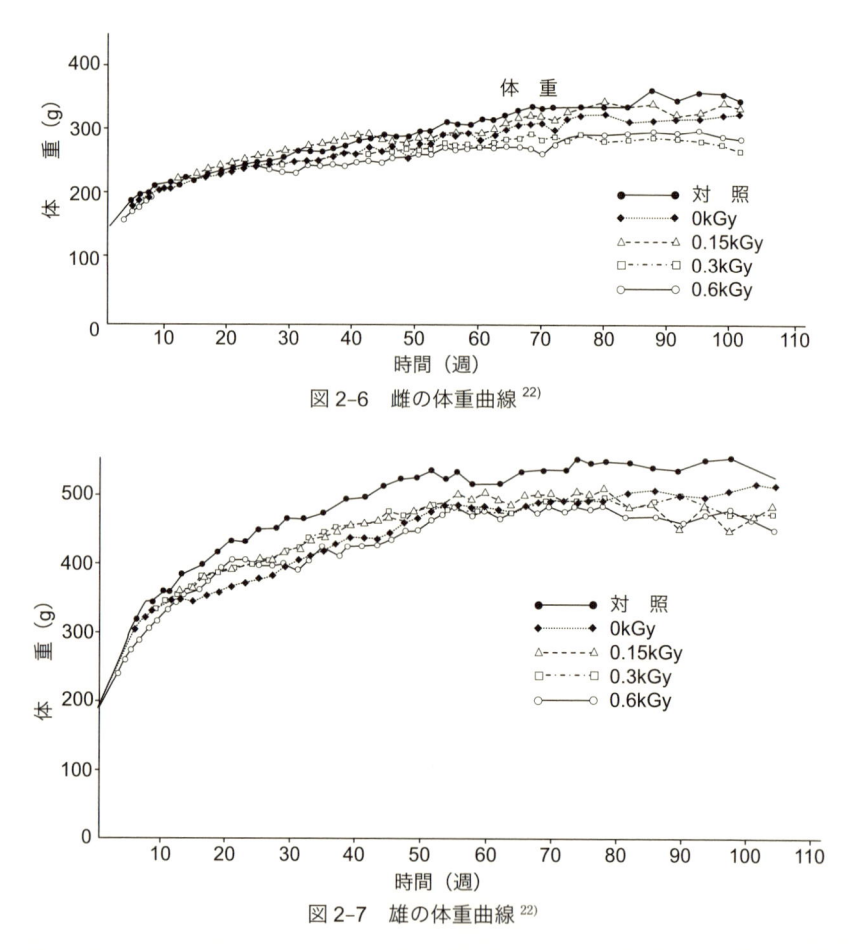

図2-6　雌の体重曲線[22)]

図2-7　雄の体重曲線[22)]

重増が良好で，非照射群と 0.15 kGy 照射群も比較的良好である．しかし，0.30 kGy 照射群と 0.60 kGy 照射群は体重増が比較的悪いが，0.60 kGy 照射群のほうが 0.30 kGy 照射群より体重増が良好で，線量との相関性は認められない．

これについては，ラットの70週以後というのは老齢期に入っており，生残動物数も少なくなっているため個体差の影響が出やすくなる．しかも，体重増が比較的悪い 0.30 kGy や 0.60 kGy 照射馬鈴薯群でも血液検査や病理学的検査，臓器重量検査などで異常は認められていない．

一方，雄ラットの体重増は，図2-7に示すように，対照飼料群に比べて馬鈴薯添加飼料群は照射の有無にかかわらず抑制傾向が認められている．この現象には馬鈴薯の添加量が多いことが関係しており，雌ラットの体重増の低減にも非照射および照射馬鈴薯の添加量の多いことが関係していると思われる．

薬剤試験の場合には，投与量が多すぎると投与した量に比例して体重増の減少が見られ，血液検査や病理学的検査などでも異常が認められる．従って，雌ラットでの照射馬鈴薯飼料での体重増の抑制傾向は個体差によるものである．

なお，53週飼育した時点での各群13～14匹についての体重増加率を飼育開始時までさかのぼって表にしたものがあるが，飼育開始時30匹を基に作成したデータに比べて客観性が低い．しかも，このデータで比較しても線量との相関性は認められない．

一方，タマネギを25％と過剰に添加したラットの慢性毒性試験の場合には，雌雄とも照射の有無にかかわらず体重増は標準飼料群に比べ明確に抑制されており，血液検査ではタマネギ添加のすべての群で赤血球数やヘモグロビン量などが明確に減少した．これに対して，2％添加群では標準飼料群と比べ，照射の有無にかかわらず体重増に差が認められず，赤血球数の減少もわずかであった．なお，タマネギを25％添加したマウスでも，雌で標準飼料群に比べ体重増に軽度の抑制傾向が認められ，赤血球数が対照群に比べて減少傾向を示したが，非照射群と照射各

表 2-7　照射タマネギを給餌したマウスの世代試験における頚肋の出現率 [22]
　　　　（検査仔数 30〜218 匹）

時　期	試験群	タマネギ 2％添加（30〜160 匹）			タマネギ 4％添加（78〜218 匹）		
		F1 世代	F2 世代	F3 世代	F1 世代	F2 世代	F3 世代
末期胎仔	対　照	33.3	20.1	83.9	41.1	60.1	53.5
	非照射	27.1	19.2	3.3	3.3	41.4	55.1
	0.15kGy	20.4	41.2	40.6*			
	0.30kGy				49.4	46.1	49.5
新生仔	対　照	30.3	15.1	61.9			79.5
	非照射	67.3	46.7	8.6			70.9
	0.15kGy	47.6	68.9	59.8**			
	0.30kGy						82.4

＊対照群に比べ有意差あり，＊＊非照射群に比べ有意差あり．

群での差はほとんど認められていない．

　また，照射馬鈴薯や照射タマネギなどで死亡率が増加したとの指摘があるが，線量との相関性がなく，死亡の主な原因は肺炎によるものであり，無菌下での飼育でないことが原因しているようである．

　c）照射されたタマネギの飼育試験でマウス胎仔などの骨の異常が認められたとの指摘について

　マウスの世代試験で，2％または4％の非照射および照射タマネギ添加飼料で飼育して得られた胎仔や新生仔の頚肋（けいろく：首の骨に肋骨がついた異常）を観察すると，表 2-7 に示したように第1世代，第2世代，第3世代で，それぞれ異なった傾向が観察された．

　例えば，タマネギを2％添加した飼料で飼育した第2世代の胎仔について見ると，頚肋の出現率は対照（標準飼料）群が 20％であるのに対して非照射タマネギ添加群が 19％，0.15 kGy 照射タマネギ添加群が 41％であり，照射タマネギを食べさせた群で異常出現率が高いように見える．

　しかし，第1世代では逆の傾向が観察され，非照射タマネギ添加群のほうが照射タマネギ添加群より異常出現率が若干高い．また，第3世代では対照群の異常出現率が著しく高いという結果が得られている．

一方，4％タマネギ添加群の第2世代，第3世代では剄肋の出現は対照群，非照射タマネギ添加群，照射タマネギ添加群で大きな差は認められていない．新生仔の場合にも剄肋の出現率に一定の傾向は認められない．

本研究に用いたdde系のマウスでは，胎仔や新生仔での剄肋などの出現率が高くバラツキもあり，対照群においても20～84％の値を得ている．しかも，剄肋などの異常は成長にともない消滅するため，剄肋のデータは毒性評価では重要な試験項目ではない．なお，フランスでのラットによる照射タマネギの4世代試験でも異常は認められていない．

1.6 栄養学的評価

ヒトが食品から摂取する一般的な栄養成分は糖類，タンパク質，脂質，ビタミン類，水，無機塩類である．食品に放射線が照射されるとフリーラジカル（活性種または遊離基）が生成し，栄養成分との化学反応が起こる．もし，放射線の化学反応でこれらの栄養成分が分解されると栄養バランスを崩すことになる．

照射食品の栄養学的評価は，食品中の栄養成分の分析，動物の成長および生理機能に与える影響などの試験を基に評価されてきた．そして，照射によって食品中に生じる栄養成分の変化は，基本的に加熱調理や冷凍，乾燥などの食品加工処理と大差ないことがわかっている．

例えば，澱粉などの多糖類は，1 kGy 程度の低線量でも分子鎖が切断されやすいが，エネルギー源としての栄養価は 10 kGy 以上の高線量でも低下しない．また，タンパク質は放射線に安定であり，10 kGy 以上の高線量でもアミノ酸組成はほとんど変化しない．さらに，タンパク質の一種である酵素の活性は，高線量でも低下が少なく，タンパク質の免疫化学的な性質も高線量照射でもほとんど変化しない[21]．

脂質は放射線で酸化劣化が起こりやすいが，食品中の酸素濃度を低減した状態で放射線を照射すれば，高線量でも酸化劣化は無視できる．例

えば，鶏肉を−25℃で59 kGy照射しても高分子の不飽和脂肪酸の減少は認められない．

また，ラットの飼料を70 kGyまで過剰照射した場合や，豆を210 kGyまで過剰照射しても糖類，タンパク質，脂質などの栄養学的異常は認められていない[5]．なお，無機塩類や水は放射線を過剰照射してもほとんど変化しない．

栄養成分のうち，放射線によって最も分解しやすいのはビタミン類である．食品中に存在するビタミン類は，化学構造として二重結合を持つもの（ビタミンAおよびE），硫黄原子を持つもの（ビタミンB_1など），酸化還元されやすいもの（ビタミンCなど）が多く，加熱，放射線，酸化処理などに対して敏感である．ことに，ビタミンB_1（チアミン）は放射線や加熱などで分解されやすく，ビタミンCやビタミンEなども比較的分解されやすい．

豚肉を18℃で照射すると，ビタミンB_1は5 kGyで約50％分解するが，−20℃の凍結下では60 kGy照射しても50％以下しか分解しない[22]．すなわち，穀類や野菜，生鮮果実などの放射線処理は0.5 kGy以下の殺虫処理または発芽防止であり，ビタミンB_1の分解は10％以下にすぎない．

肉類や魚介類は脱酸素下で室温照射すれば，5 kGy以下ではビタミンB_1の分解は20〜50％であり，凍結下または乾燥下では30〜50 kGyの滅菌線量でも50％以下である[6]．表2-8に示すように，凍結下での59 kGy照射による鶏肉中のビタミン類の分解は，蒸気滅菌処理と大差ないという結果が得られている．また，表2-9に示すように，実験動物用飼料の結果ではビタミンB_1の分解は蒸気滅菌処理のほうが多いという結果が得られている[3]．

馬鈴薯の場合，0.15 kGy照射すると総ビタミンC量はほとんど変化しないが，還元型のアスコルビン酸量は，酸化型のデヒドロアスコルビン酸に変わるため大きく低下する．しかし，両者とも同じような生物活性を有している．すなわち，照射後30日の測定でのアスコルビン酸量は，非照射品の100％に対して0.15 kGyで62％，0.3 kGyで59％，0.6 kGyで

(1) 照射食品の健全性

表 2-8 冷凍鶏肉中のビタミン含量の照射および加熱による分解の比較[6]

ビタミン	未処理	加熱滅菌	ガンマ線 59kGy	電子線 59kGy
ビタミン B_1 (mg/kg)	2.31	1.53	1.57	1.98
ビタミン B_2 (mg/kg)	4.32	4.61	4.46	4.91
ビタミン B_6 (mg/kg)	7.26	7.62	5.32	6.71
ニコチン酸 (mg/kg)	212.9	213.9	197.9	208.2
パントテン酸 (mg/kg)	24.1	21.8	23.5	24.9
ビオチン (mg/kg)	0.093	0.097	0.098	0.103
葉酸 (mg/kg)	0.83	1.22	1.26	1.47
ビタミン A (IU/kg)	2,716	2,340	2,270	2,270
ビタミン D (IU/kg)	375.1	342.8	354.1	466.1
ビタミン K (mg/kg)	1.29	1.01	0.81	0.85
ビタミン B_{12} (mg/kg)	0.008	0.016	0.014	0.009

表 2-9 実験動物用ペレット状飼料中のビタミン含量の比較[3]

ビタミン	未処理（対照）	放射線 30kGy	放射線 60kGy	加熱滅菌 120℃ 20分
ビタミン B_1 (γ/g)	23.8	23.1	21.1	8.8
ビタミン B_2 (γ/g)	39.7	39.6	39.9	36.4
ビタミン B_6 (γ/g)	8.64	8.04	7.08	5.2
ビタミン B_{12} (γ/g)	0.0107	0.00738	0.00712	0.00388
イノシトール (mg/g)	0.56	0.56	0.54	0.44
葉酸 (γ/g)	2.24	2.01	2.09	1.28
ビタミン A (IU/g)	22	19	18	18
ビタミン E (γ/g)	340	310	320	320

$1\gamma = 1\mu g$.

53％に低下していた．しかし，貯蔵馬鈴薯中のアスコルビン酸量の低下は非照射品のほうが著しく，照射90日後で非照射と照射品のアスコルビン酸量はほぼ同じとなり，120日後では照射品のほうが高い値を示した[13]．

また，調理後の総ビタミンCの損失量については，照射と非照射馬鈴薯による差はほとんど認められておらず，生鮮果実や他の野菜類の場合にも，1kGy以下照射後の総ビタミンC量は非照射品とほとんど差が認められていない．さらに，乾燥食品のオニオン粉末やパプリカ中などのビタミンCは，20kGyでも変化が少ないと報告されている[5]．

世界各国のこれまでの研究をまとめると，次のようである．(1) 1 kGy 以下の低線量では栄養成分の低減はほとんど問題にならない，(2) 1〜10 kGy でも，肉類や魚介類などを生鮮状態で低酸素濃度下または脱酸素下で照射すれば，栄養成分の低減は無視できる，(3) 10〜75 kGy の照射では，脱酸素と凍結の組み合わせによる照射，または乾燥下で照射すれば栄養成分の低減は少ない，(4) ビタミン類については，水溶性ビタミンのビタミン B_1 やビタミン C が放射線で分解されやすく，脂溶性ビタミンは水溶性ビタミンに比べて分解しにくいが，ビタミン E やビタミン A，ビタミン K が比較的分解されやすい．しかし，これらのビタミン類の放射線による分解は，加熱調理と大差ないか，加熱調理より安定である，(5) 必須アミノ酸類は過熱蒸気滅菌では 11〜27% 分解するが，60 kGy 程度の高線量の放射線を照射しても必須アミノ酸量の低減はほとんどない．

すなわち，食品中のビタミン B_1 などが放射線で一部が分解したとしても日常的に国民が摂取している量が大幅に上回っているため，照射食品が広く普及しても国民全体の健康に及ぼす影響はほとんどないと言えよう．

1.7 放射線分解生成物の評価

1.7.1 放射線による食品成分の化学変化

食品成分の放射線分解生成物の分析による照射食品の安全性評価の研究は，1970 年ころから米国や旧西ドイツ，英国などで開始された．しかし，実用的な照射条件での食品中の放射線分解生成物はごく微量である．このため，実用線量の 10 倍以上照射するとか，高酸素濃度下や水溶液中など，放射線分解が起こりやすい条件下で研究が行われた．

放射線分解生成物の量や種類は，食品の成分組成に依存しており，生成量は線量に依存して増加する傾向がある[23, 24]．また，同じような食

品成分中では同じような化学反応を起こすことがわかっている．例えば，10 kGy 以上の高線量を照射した凍結されたハムや豚肉，牛肉，鶏肉のESR（電子スピン共鳴）法で得られるフリーラジカルのスペクトルは似ており，放射線分解生成物の種類も似ている[6]．

すなわち，食品に放射線を照射するとフリーラジカル（活性種または遊離基）が生成し（表2-1参照），化学反応に寄与する．食品中には水が含まれているため，フリーラジカルの多くは次式に示すように，水酸基ラジカル（・OH），水和電子（e_{aq}^-），水素ラジカル（・H）などの水分解ラジカルで占められ，酸化反応や還元反応などが起こる．

$$H_2O \rightarrow 2.7 \cdot OH + 2.7 e_{aq}^- + 0.55 \cdot H + 0.45 H_2 + 0.71 H_2O + 2.7 H_3O^+$$

また，食品などに酸素が共存すると，分子状酸素や過酸化水素ラジカル（・HO_2），スーパーオキシドラジカル（・O_2^-），過酸化水素（H_2O_2）が生成し，酸化反応を促進する．なお，これらのフリーラジカルは，室温では0.001秒以内に消滅し，比較的安定な過酸化水素は水和電子と連鎖反応を起こすため，吸収線量に比例して蓄積することは有り得ず，食品中での蓄積量は1 mg/kg以下であり，しかも急速に分解してしまう．このように，食品中での放射線による化学反応は，水分解ラジカルによる寄与が大きく，主に分子鎖切断と酸化分解反応を起こし，還元反応も起こる．

Nawarの報告では[24]，食品成分の放射線分解生成物の多くは，脂質の分解によるものであり，タンパク質は放射線に対して比較的安定であると述べている．脂質の多くは，水分解ラジカルの寄与よりも分子鎖内に生成された有機ラジカルによる反応が中心であり，自動酸化反応，分子内結合反応，脱炭酸反応，脱水素反応などが起こる．

タンパク質の場合には，水酸基ラジカルと水素ラジカルによる水素引き抜き反応と，還元的脱アミノ反応が起きる．また，分子鎖が切断されて低分子のポリペプチドが生成される．

球状タンパク質では，架橋反応により高分子タンパク質が生成するこ

ともある．低分子糖類は水分解ラジカルとの反応により有機酸やアルデヒド類，ケトン類を生成し，多糖類は低分子糖類を生成しやすい．

1.7.2 食品からの放射線分解生成物の種類

食品中では，非照射品でも加熱調理や自動酸化などによって揮発成分などの分解生成物が生成される．米国陸軍Natick研究所の研究では，牛肉などに50 kGy照射したところ，約65種類の放射線分解生成物を分離している[24, 25]（表2-10）．またFDAは，食品に1 kGy照射すると放射線分解生成物が最大で30 mg/kg生成されると推定している．食品の主要成分である脂質やタンパク質，糖類に対する放射線による分解効果は各成分で異なっているが，50 kGyの高線量でも各種分解生成物の量は，数μg～数mg/kgの微量である．

脂質の放射線分解生成物は，分子鎖切断による脂肪酸類やエステル類，脂肪酸の還元的切断による炭化水素化合物に属するアルカン類，アルケン類，アルカジエン類，アルキン類，酸化分解によるアルデヒド類やアルコール類などである[24]．これらの分解生成物は非照射食品や加熱調理食品にも含まれており，多くの分解生成物は線量に比例して増加する傾向がある．不飽和脂質では酸素共存下で過酸化脂質も生成される．

タンパク質の放射線分解生成物は，アンモニアや有機酸類，芳香族化合物，メルカプタン類などであるが，高線量でも生成量は微量であり，凍結下または乾燥下ではほとんど生成しない．また，アミノ酸と糖が反応してメラノイジン（黒褐色色素；醤油や味噌などの色素）が微量に生成することもある．

グルコース（ブドウ糖）などの単糖類を照射すると，有機酸類，アルコール類，アルデヒド類，ケトン類などが微量に生成する．多糖類を照射すると低分子糖類や単糖類が生成しやすく，有機酸類やアルデヒド類なども微量に生成する．

糖類の場合，照射条件によって分解生成物の量が著しく変化し，澱粉に乾燥下で酸素気流中において10 kGy照射すると，弱い変異原性を有

(1) 照射食品の健全性

表 2-10　牛肉を 50kGy 照射した場合の揮発性分解生成物 [24,25]

アルカン類	Dodecanal	Hexadecanoic acid
（直鎖飽和炭化水素）	Tetradecanal	Hexadecenoic acid
Heptane	Tetradecenal	Heptadecanoic acid
Octane	Pentadecanal	Octadecanoic acid
Nonane	Hexadecanal	Octadecenoic acid
Decane	Hexadecenal	ジオールエステル類
Undecane	Octadecanal	（水酸基 2 個を有するアルコールエ
Dodecane	Octadecenal	ステル）
Tridecane	エステル類	2-Hydroxy propyl hexadecanoate
Tetradecane	Me-dodecanoate	1,2-Tetradecanoyl propanediol
Pentadecane	Me-tetradecanoate	diesters
Hexadecane	Me-pentadecanoate	Hexadecanoyl, tetradecanoyl
Heptadecane	Me-hexadecanoate	1,2-propanediol diesters
アルケン類	Me-hexadecenoate	Tetradecanoyl, hexadecanyl
（直鎖不飽和炭化水素）	Me-octadecanoate	1,3-propanediol diesters
Nonene	Me-octadecenoate	1,2-Hexadecanoyl propanediol
Decene	Et-tetradecanoate	diesters
Undecene	Et-tetradecenoate	1,3-Hexadecanoyl propanediol
Dodecene	Et-pentadecanoate	diesters
Tridecene	Et-hexadecanoate	Tetradecanoyl, octadecenoyl
Tetradecene	Et-hexadecenoate	1,2-propanediol diesters
Pentadecene	Et-octadecanoate	Hexadecanoyl, octadecanoyl
Hexadecene	Et-octadecenoate	1,2-propanediol diesters
Heptadecene	Pr-hexadecanoate	Glyceril-1-tetradecanoate-2-
アルカジエン類	Pr-octadecenoate	octadecanoate or isomers
（二重結合 2 個を有する直	Pr-octadecanoate	1,3-Diplamitin
鎖の不飽和炭化水素）	（Me-メチル，Et-エチ	1,2-Octadecenoyl propanediol
Decadiene	ル，Pr-プロピル）	diesters
Dodecadiene	アルコール類	ラクトン類
Tridecadiene	Hexanol	（環状分子内エステル）
Tetradecadiene	Decanol	γ-Palmitolactone
Pentadecadiene	Undecanol	ζ-Palmitolactone
Hexadecadiene	Tridecanol	γ-Sterolactone
Heptadecadiene	Tetradecanol	ζ-Sterolactone
アルキン類	Hexadecanol	γ-Oleolactone
（三重結合を有する不飽和	Octadecanol	ζ-Oleolactone
炭化水素）	脂肪酸類	ケトン類
Decyne	Heptanoic acid	（カルボニル基が 2 個の炭化水素化
Undecyne	Ocatnoic acid	合物）
Dodecyne	Nonanoic acid	2-Pentadecanone
アルデヒド類	Decanoic acid	2-Heptadecanone
Hexenal	Tetradecanoic acid	Butyl tridecenyl ketone
Nonanal	Tetradecenoic acid	Palmitone
Undecanal	Pentadecanoic acid	1,6-Tritriaconta-2,4-enone

するマロンジアルデヒドが2mg/kg, ホルムアルデヒドが20mg/kg生成した[23]. しかし, 通常の食品中では酸素濃度が低く, しかも共存物質によって放射線化学反応が抑制されるため, 10kGy照射してもホルムアルデヒドなどの生成は2mg/kg以下にすぎない.

ビタミン類の場合の放射線による分解反応は酸化分解が中心であり, 加熱調理と似ている. また, 水溶液中では低線量でも分解するが, 食品中では高線量でも比較的安定である.

DNAの場合には分子鎖切断が主に起こり, DNAを構成する塩基の酸化も若干起こる.

1.7.3 放射線特有の分解生成物と2-アルキルシクロブタノン類

米国での照射牛肉より65種類の揮発成分が分離されたという結果について, 1980年にFDAは63種類が放射線による分解生成物であると認定し, その10%が放射線特有の分解生成物と見なした. その後, 直鎖炭化水素化合物のウンデシン, ペンタデカジエン, ヘキサデカジエンのみが放射線特有の分解生成物であると評価した.

しかし, 米国陸軍Natick研究所の1981年の報告では[25], これらの化合物は非照射の牛肉や鶏肉などからも検出され, 照射によって若干増加する程度であると述べている. また, 1997年のWHO専門家グループの見解では[6], これらの化合物は, 非照射食品中に比較的多く存在する類似化合物より炭素数が1個少ない化合物であり, 非照射食品中にも微量に存在するという.

その後, 脂質の放射線分解で生成される2-アルキルシクロブタノン類のみが放射線特有の分解生成物とされた. しかし, 本化合物類は加熱調理などで分解されやすく, 体内に吸収されにくく, 吸収されても代謝分解されやすいことが明らかにされている. また, 生成量は, 鶏肉を59kGyの高線量照射した場合でも約1.7mg/kgと微量である.

2-アルキルシクロブタノン類には, 2-ドデシルシクロブタノン (2-DCB), 2-テトラデニルシクロブタノン (2-TCB), 2-テトラデク-5′-

(1) 照射食品の健全性

パルミチン酸

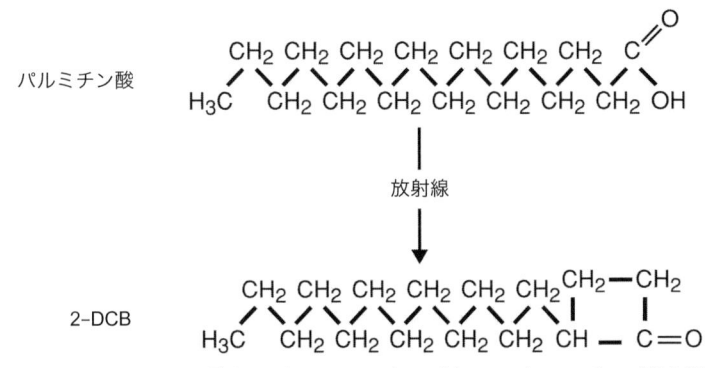

H₃C-CH₂-CH₂-CH₂-CH₂-CH₂-CH₂-CH₂-CH₂-CH₂-CH₂-CH₂-CH₂-CH₂-CH₂-C(=O)OH

↓ 放射線

2-DCB

H₃C-CH₂-CH₂-CH₂-CH₂-CH₂-CH₂-CH₂-CH₂-CH₂-CH₂-CH₂-CH - CH₂-CH₂-C=O

図2-8 パルミチン酸と2-ドデシルシクロブタノン(2-DCB)の構造[27]

エニルシクロブタノン(2-TeCB)などがあるが,食品中に最も多く生成するのは2-DCBである.2-DCBは,図2-8に示すように,脂肪酸の一種であるパルミチン酸のアシル基－酸素結合部の放射線分解作用によって生成する.

ドイツの研究によると[26],ラットおよびヒトの組織培養細胞に2-DCBを0.25～1.25mg/mL加えたところ,DNAの1本鎖の弱い切断作用が観察され,弱い変異原性の可能性が疑われた.しかし,ビタミンCやルチンなどにも同じような作用があり,脂肪酸のパルミチン酸などにもDNA切断作用がある.また,ドイツで行われた実験で,組織培養細胞に加えた2-DCB濃度は,59kGy照射された鶏肉での生成量の千倍以上である.

DNA鎖切断の実験も電気泳動法によるものであり,観察された1本鎖切断は生体内でも日常的に起こっており容易に修復されている.59kGy照射された鶏肉では,動物に癌発生などの異常が認められていないことから,WHOやFDAなどは,通常の照射食品では危険性がないと結論している.

一方,大腸菌変異株によるトリプトファン復帰変異試験,およびサルモネラ菌変異株によるエームス試験が行われ,0.01～1.0mg/mL濃度で2-DCBなどを作用させたが,変異原性は認められていない[27,28].また,ラット肝臓抽出液S9を作用させても変異原性は認められなかった.発

癌性や DNA 損傷を誘導する微生物変異株を用いた試験でも，2-DCB などの発癌性を示す証拠は得られなかった．

Raul らは[29]ラット各群6匹を用いて，発癌剤と2-アルキルシクロブタノン類の2-TCB および2-TeCB を6カ月間投与した．その結果，3カ月飼育後では前癌状態を示す結腸内の異常組織の発生は2-アルキルシクロブタノン類添加群と未添加群で差が認められなかった．しかし，6カ月後には結腸内の腫瘍が未添加群を含む各群に4〜5匹認められ，添加群では腫瘍発生の総数は未添加群に比べて約3倍多かった．

この結果から，Raul らは2-アルキルシクロブタノン類には発癌性はないが，発癌を促進する可能性があると推測した．しかし，この結果に対しFDA やWHO などは各群6匹の結果では信頼性がなく，得られた結果があいまいで，用いた動物もこの種の実験には適当でなく，通常の照射食品の含量に比べて千倍以上も多く投与していると指摘している．

Raul らも，脂質を構成する脂肪酸のステアリン酸やオレイン酸には癌抑制作用があり，実際の照射食品中では2-アルキルシクロブタノン類の量がごく微量であるのに対して癌抑制脂肪酸の量が多いため，ヒトの健康に問題を及ぼすことは有り得ないと述べている．

1.7.4　加熱分解生成物との比較

食品の放射線分解生成物は，基本的に加熱分解生成物と大差ないと報告されているが，これは主に脂質についての結果である．Nawar の報告によると[24]，脂質のモデルとしてのステアリン酸エチルエステルを加熱調理（てんぷら温度）の180℃・1時間と過剰照射の120 kGy で比較したところ，図2-9に示すように各炭素数の炭化水素化合物，エステル類などが生成され，加熱処理したほうが分解物の種類や量が多い傾向が認められている．また，アミノ酸やポリペプチド化合物を170℃・1時間処理したものと60 kGy 照射を比較しても，揮発物質は加熱処理したほうが多かったと報告している．

タンパク質やアミノ酸を加熱調理して生じる「こげ」には，強い変異

(1) 照射食品の健全性

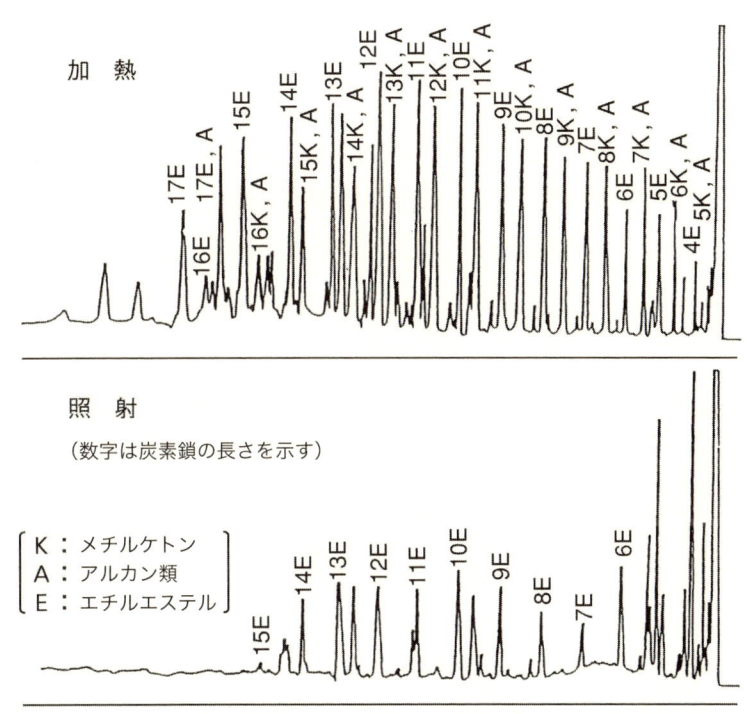

図2-9 脂質のモデル物質メチルステアリン酸の加熱（180℃，1時間）および照射（120 kGy）による揮発性分解生成物の比較[24]

（グラフ中凡例）
K：メチルケトン
A：アルカン類
E：エチルエステル
（数字は炭素鎖の長さを示す）

原性を示す3-アミノ-5H-ピリド［4,3-b］インドールなどの生成が報告されている[30]．また，グルコースなどの糖類を高温で加熱すると，強い変異原性を示す5-ヒドロキシマルトールなどが生成し，グルコースとアミノ酸の加熱反応により，強い変異原性を示すヘテロサイクリックアミン（複素環化合物）やアクリルアミドが生成する．

一方，タンパク質やアミノ酸を高線量照射しても変異原性物質は生成しない．坂本の報告[31]によると，アミノ酸水溶液を10 kGy照射しても変異原性物質は生成せず，糖とアミノ酸混合液を10 kGy照射しても変異原性物質は生成しなかったと述べている．これに対して，糖とアミノ酸混合水溶液を121℃・1時間処理すると変異原性物質が生成している．

川岸ら[20]や祖父尼ら[32]の報告では，糖水溶液を30 kGy照射すると，

45

弱い変異原性を示すα-ジカルボニル化合物のグルコソンや，マロンジアルデヒドなどが生成するが，動物個体内または果汁などを作用させれば変異原性を示さなかったと述べている．糖やアミノ酸などは，水溶液中では食品中に比べ数倍も放射線化学反応が起こりやすく，これらの結果は加熱調理と比較して，食品での変異原性物質の生成がほとんどないことを示している．

このように，放射線で起きる化学反応は，加熱や通常の酸化分解反応でも起こり，2-アルキルシクロブタノン類などは，加熱でも生成する可能性があるが，熱に不安定のため検出されていないのであろう．

1.8　微生物学的安全性の評価

食品を放射線で処理する場合，生き残った微生物などが突然変異によって病原菌などの有害菌に変わったり，薬剤耐性菌と同じように放射線耐性菌となったり，巨大微生物などが発生するかどうかを明らかにしておく必要があった．放射線の，生物に対する影響については「第2章（3）食品照射の利用分野」で詳細に述べるが，生物効果は紫外線と似ており，遺伝子，すなわちDNAの損傷を引き起こす[33]．紫外線の場合には，DNA鎖の損傷は，DNAを構成する塩基の1つであるチミンが二量体化することが主に関係しているが，放射線の場合には，水の分解で生じる水酸基ラジカルなどの活性酸素の作用によって，DNA鎖の切断が起こる．

放射線によって誘発される突然変異は，紫外線やアルキル試薬などの作用と同様に，DNAの修復ミスによる欠損変異（遺伝子の一部が欠損した，生存に不利な変異）であり，巨大細胞が出現するとか，異なった種類の新たな遺伝子が誘導される可能性はない．

大腸菌の例では[34]，ガンマ線と紫外線による乳糖発酵能欠損変異の誘導は両者とも大差がなく，生残菌数がほとんどない状態まで照射しても変異の発生率は0.01～0.5％であった．また，アミノ酸合成欠損変異

は両者とも同程度誘発され，しかも突然変異の多くは不安定で，簡単に変異前の状態に戻ってしまった．

一方，ネズミチフス菌（サルモネラ・タイフィムリウム）を，生残菌数がほとんどない状態まで照射（1.2 kGy）し，生き残った菌を再培養して5回同じように繰り返して照射したが，放射線耐性は増加しなかった[35]．さらに同様の照射を繰り返すと，一部の細胞が放射線に耐性となったが，これは単細胞が分裂能を失って菌糸状になったために起こった現象であり，これらの菌体を照射せずに繰り返し植え継ぐことによって，菌糸状細胞は消失して放射線耐性も元に戻った．また，6回以上の繰り返し照射を行うと，アミノ酸合成欠損変異などが多く発生したが，ネズミチフス菌の血清型（分類のための指標）は変化しなかった．

Daviesらもネズミチフス菌を84回繰り返し照射したが，同じような結果を得ている[36]．放射線耐性の遺伝子が他の菌に転移することがないことも，わが国の研究で証明されている[33]．また，放射線照射によって薬剤耐性菌や耐熱性菌が出現することもない．

放射線抵抗性菌として，10 kGy以上でも生残するデイノコッカス・ラジオジュランスやメチロバクテリウム・ラジオトレランス（旧シュウドモナス・ラジオラ）などの細菌類や，黒酵母菌，トリコスポロン・オリーゼなどの酵母菌類が知られているが，これらの菌は突然変異で誘発されたものでなく，病原性や毒素産生能もないし腐敗能も低い[33]．

アフラトキシンなどのカビ毒を産生する糸状菌（カビ）は，放射線照射による突然変異でカビ毒産生量が2～3倍に増加することがあるが，照射後に発生する変異株の90％以上は，毒素産生量が低減するか失われてしまう[37]．一方，毒素産生量が増大する変異株の出現は1～5％程度であり，カビ毒産生量が増大した変異株も，純粋分離しないで植え継ぐと，毒素産生能は変異前と同程度に低下してしまう．

ウイルスの場合も，DNA型ウイルスまたはRNA型ウイルスの放射線による損傷は紫外線などと類似しており，ウイルスの病原性が変化することはない．昆虫や植物などの場合も，放射線による突然変異は生存競

争に不利な劣性変異が圧倒的に多く，ゴジラなどの巨大生物が出現する可能性は全くない．

　低線量の放射線を，アスペルギルス・フラバスなどのカビ毒産生菌を接種した小麦とともに照射すると，アフラトキシン産生が促進されるとの結果がインドから報告されたが，わが国などでの研究では，照射による澱粉などの低分子化が毒素産生の促進に関係しており，次の世代の糸状菌には遺伝しないことが明らかにされている[37]．また，ボツリヌス菌や腸管出血性大腸菌O157などの毒素も，放射線照射によって産生が促進されることはない[33]．

　食品照射の応用分野は消毒殺菌など10kGy以下での利用が多いが，生き残った菌が有害菌かどうかについても検討する必要がある．しかし，サルモネラ菌や大腸菌，カンピロバクター，腸炎ビブリオ菌，ブドウ状球菌などの多くの病原菌は放射線で殺菌されやすく，第2章（3）で詳細に述べるが，生き残る菌は増殖が遅い腐敗菌である．

　以上のように，微生物などを照射しても生残菌での突然変異誘発による有害菌の発生や毒素産生の促進，放射線耐性の増大，薬剤耐性の増大，耐熱性の増大などを問題にする必要はない．

引 用 文 献

1) 伊藤　均：なぜ食品照射か―その歴史と有用性，[1] わが国における食品照射技術の開発，放射線と産業，**110**, 36-42 (2006)
2) 藤巻正生（監修）：食品照射の効果と安全性，日本原子力文化振興財団 (1991)
3) Joint FAO/IAEA Division of Atomic Energy in Food and Agriculture : Decontamination of Animal Feeds by Irradiation, STI/PUB/508, IAEA, Vienna, 1979
4) 川島浩二，林　徹，河端俊治（訳）：WHO 技術報告シリーズ No.659 照射食品の健全性・FAO／IAEA／WHO 合同専門家委員会 (1980) 報告，食品照射，**16**, 89-111 (1981)
5) 世界保健機関：照射食品の安全性と栄養適性，コープ出版 (1996)
6) WHO : High-Dose Irradiation : Wholesomeness of Food Irradiation with Doses above 10kGy, Report of a Joint FAO/IAEA/WHO Study Group, WHO Technical Series 890,

Geneva, 1999
7) Scientific Committee on Food in EU : Revision of the Opinion of the Scientific Committee on Food on the Irradiation of Food, European Commission, SCF/CS/NF/IRR/24 Final, 24 April, 2003
8) D. W. Thayer, *et al.* : Toxicology studies of irradiated-sterilized chicken, *J. Food Protec.*, **50** (4), 278-288 (1987)
9) R. A. Meyer : Radioactivities Produced in Foods by High-energy Electrons, DA19-129-QM-1100, 1962
10) 武田篤彦, 他：10MeV 電子線照射食品中の誘導放射能についての評価, 食品照射委員会研究成果最終報告書, 4-28, （財）日本アイソトープ協会 (1992)
11) 橋爪 朗, 中野和成：ガンマ線による誘導放射能（10MeV 以下の光核反応）, 食品照射研究委員会研究成果最終報告書, 29-45, （財）日本アイソトープ協会 (1992)
12) FAO/IAEA : Consultants' Meeting on the Development of X-ray Machines for Food Irradiation, Vienna, Austria, 16-18 October, 1995
13) 食品照射研究運営会議：放射線照射による馬鈴薯の発芽防止に関する研究成果報告書 (1971)
14) Science Committee for Food : Food-science and Techniques ; Report of the Scientific Committee for Food (Eighteenth series), Commission of the European Communities, Directorate-General, Report EUR 10840 EN, ISBN 92-825-6983-7, Luxembourg, 1987
15) FDA : Recommendation for Evaluating the Safety of Irradiated Foods, Final Report, 1980
16) FDA : Irradiation in the Production, Processing, and Handling of Food ; Final Rule, Federal Register, April 18, 1986
17) Anonymous : Teratogenic Studies on Albino Rats Fed Diets Containing Either Irradiated Ground Black Pepper, Mild Paprika or Spice Mixture, IFIP-R-52, International Project in the Field of Food Irradiation, Karlsruhe, 1979
18) J. Barna : Genotoxicity test of irradiated spice mixture by dominant lethal test, *Acta Alimentaria*, **15**, 47-56 (1986)
19) 田中憲穂：照射食品の生物学的安全性評価, FFI ジャーナル, **209** (12), 1079-1987 (2004)
20) 川岸舜朗, 他：ガンマ線照射糖液の変異原性およびその抑制, 食品照射研究委

員会研究成果最終報告書, 135-149, (財) 日本アイソトープ協会 (1992)
21) 安本教傳, 他：卵白アルブミンをモデルとした照射たんぱく質の免疫化学的性質, 食品照射研究委員会研究成果最終報告書, 61-78, (財) 日本アイソトープ協会 (1992)
22) 原子力産業協会：食品照射 Q&A ハンドブック (2007)
23) P. S. Elias and A. J. Cohen (Ed.) : Radiation Chemistry of Major Food Components, Elsevier, 1977
24) W. W. Nawar : Volatiles from food irradiation, *Food Reviews International*, **2** (1), 45-78 (1986)
25) C. Merritt, Jr. : Radiolysis Compounds in Bacon And Chicken, Final report, U. S. Army Natick Research and Development Laboratories, 1982
26) H. Delincee, *et al.* : Genotoxicity of 2-dodecylcyclobutanone, a Compound Formed on Fat-containing Food Treated by Ionizing Radiation, Final Report to ICGFI (Project 96 CT 2950)
27) C. H. Sommrs : 2-Dodecylcyclobutanone does not induce mutations in the Escherichia coli tryptphan reverse mutation assay, *J. Agric. Food Chem.*, **51**, 6367-6370 (2003)
28) C. H. Sommers and R. H. Schiestl : 2-Dodecylcyclobutanone does not induce mutations in the Salmonella mutagenicity test or interchrosomal recombination in Saccharomyces cerevisiae, *Journal of Food Protection*, **67**, 1293-1298 (2004)
29) F. Raul, *et al.* : Food-borne radiolytic compounds (2-alkylcyclobutanones) may promote experimental colon carcinogenesis, *Nutrition and Cancer*, **44**, 188-191 (2002)
30) 吉田大輔：蛋白質などの熱分解産物と変異原性, 化学と生物, **17**, 18-19 (1979)
31) 坂本京子：糖・アミノ酸混合物の変異原性に対するガンマ線照射の影響, 食品照射研究委員会研究成果最終報告書, 192-203, (財) 日本アイソトープ協会 (1992)
32) 祖父尼俊雄, 他：ガンマ線照射グルコースについての変異原性試験, 食品照射研究委員会研究成果最終報告書, 204-211, (財) 日本アイソトープ協会 (1992)
33) 伊藤　均：なぜ食品照射かーその歴史と有用性, [2] 食品微生物等に対する放射線の影響と安全性, 放射線と産業, **111**, 36-42 (2006)
34) 瀧上真智子, 伊藤　均：Escherichia coli のガンマ線および紫外線感受性と突然変異誘発について, 食品照射, **30**, 12-15 (1995)
35) 伊藤　均, 他：繰り返し照射による Salmonella typhimurium の放射線抵抗性の誘

導, 食品照射, **24**, 12-15 (1989)
36) R. Davies and A. J. Sinskey : Radiation-resistant mutants of Salmonella typhimurium LT2 : Development and characterization, *J. Bacteriol.*, **113**, 133-144 (1973)
37) 伊藤 均, 他：Aspergillus parasiticus と Aspergillus flavus のアフラトキシン産生に及ぼす低線量照射の影響, 食品照射研究委員会・研究成果報告書, 235-244, 日本アイソトープ協会 (1992)

（伊藤　均）

(2) 照射食品の国際規格基準と流通管理

2.1 照射食品の国際規格・基準

2.1.1 コーデックス食品規格

　コーデックス委員会は，FAO（国連食糧農業機関）とWHO（世界保健機関）によって1963年に設立された政府間組織であり，2007年現在175カ国および欧州共同体がメンバーである．主目的は消費者の健康の保護，公正な食品・取引の保証，国際間（政府および非政府組織）によって行われる食品規格作業の調整などである．

　コーデックス委員会には，食品添加物，汚染物質，食品表示等食品全般に横断的に適用できる規格基準や実施規範等の検討を行う10の一般問題部会（例えば，一般原則部会，食品添加物部会，汚染物質部会，食品表示部会等）と，個別の食品について検討する個別食品部会，地域調整部会，期限を設けて特定の問題に対応する特別部会が設けられている．照射食品に関する事項は，歴史的には，コーデックス食品添加物・汚染物質部会（CCFAC）が対応してきたが，2006年から，部会構成が変更され食品衛生部会（Committee on Food Hygiene）が取り扱うこととなった．このほかに，照射食品の分析法（検知法）の検討については，コーデックス分析・サンプリング法部会（CCMAS）が関与している[1]．

　1995年にWTO（世界貿易機関）が発足すると，コーデックス委員会の位置付けはより明確になった．WTOには，食品や動植物（農産物）の安全や衛生にかかわる事項について「衛生と植物防疫措置に関する協定（Agreement on the Application of Sanitary and Phytosanitary Measures；SPS協定）」が定められており，この協定における国際基準は，以下の「国際基準設定機関」が作成したものとされている．

- 食品安全：コーデックス委員会
- 動物衛生及び人獣共通感染症：OIE（国際獣疫事務局）
- 植物防疫：IPPC（国際植物防疫条約）

コーデックス委員会の勧告は，食品の安全性についての唯一の参考規格である．WTO加盟国は，国際的な基準，指針や勧告（国際基準）がある場合，原則としてそれらに基づいた措置をとらなければならない[2]．

2.1.2 照射食品の国際一般規格

1979年までにFAO/IAEA/WHOの「照射食品に関する合同専門家委員会（JECFI）」から2つの勧告が出された．コーデックス委員会は，これらの勧告とコーデックス食品添加物・汚染物質部会（CCFAC）での議論を踏まえ，「照射食品に関する一般規格（CAC/RS106-1979）」と「食品処理のための照射施設の運転に関する国際規範（CAC/RCP19-1979）」を採択した．さらに，1980年の第3回JECFIにおいて，10kGyまでの照射食品に関する健全性の評価結果の結論が出されると[3]，線量上限についてこの結論を反映した規格および規範の改定作業が進められ，1983年に「照射食品に関する一般規格（CODEX STAN 106-1983）および改正規範（CAC/RCP19-1979-(Rev.1-1983)）」が採択された．

1997年，WHOの高線量照射に関する専門委員会の報告[4]が出されると，1983年に採択された一般規格，特に第2.2項の吸収線量を改正すべきであるとの意見が出された．そこで，1999年のCCFACで規格改定が討議され，同年のコーデックス委員会の承認を経て，改定作業が開始された．また，2000年には，上述した国際規範についても改定作業の開始が承認された．改定作業の過程では，特異的放射線分解生成物である2-アルキルシクロブタノンの安全性についての議論が沸騰し，線量の上限撤廃については反対意見も出された．最終的には2003年3月のCCFACにおいて改定案について合意が得られた．また，国際規範に関しては名称を「食品の放射線処理に関する国際規範（Recommended International Code of Practice for Radiation Processing of Food）と変更す

ることを含めた改定案が2002年までにまとめられた．最終的に2003年のコーデックス委員会総会において，改定一般規格（CODEX STAN 106-1983, REV.1-2003）[5]および国際規範（CAC/RCP19-1979, Rev.1-2003）[6]が採択された．改定一般規格の要点を表2-11にまとめる．

新しい一般規格においては，第2.1項の吸収線量について，「食品の最大吸収線量は，技術上の目的を達成する上で正当な必要性がある場合を除き，10 kGyを超えてはならない」という表現に改められた．このほか，第3項の照射食品の衛生について，食品の安全のための照射についてはHACCPの適用を明記し，第4項の技術的要件に関しては，消費者の健康上の利益が強調された．また，第6項に新しく「照射後の検証」の項を設け，後述する標準分析法（検知法）の利用について述べている．そして表示に関しては第7項に定義されることとなり，新たに個別包装されていない（ばら積み）食品についての規定が付け加えられた．

2.2 コーデックス規格における流通管理の考え方

2.2.1 工程管理と表示

照射施設における工程管理を適正に行うためには，日付や食品の種類や線量などの条件を適切に記録，保存する必要があることが，先述のコーデックス照射食品の国際一般規格[5]に述べられている。

また，照射食品の市場流通に際しては，消費者に選択権を与えることが必要であるとの考えの下，言葉による表示を義務付けることが，1989年のコーデックス食品表示部会（Codex Committee on Food Labelling, CCFL）[7]で結論され，表示が一義的に考慮されている．照射食品の表示についての国際的基準としては，ばら売りの食品については，上述した照射食品の国際一般規格に，包装済みの食品については1991年に改定された「包装済み食品に関する国際一般規格（CODEX STAN 1-1985（Rev.1-1991））」[8]の第5.2項（図2-10）に規定されている．この中

(2) 照射食品の国際規格基準と流通管理

表 2-11　コーデックス照射食品の一般規格の要点[5]

1. 適用範囲	検査を目的とする測定装置からの放射線に曝された食品には本規格は適用されない
2. 一般的事項	
2.1　線源	ガンマ線（コバルト-60 またはセシウム-137），エックス線（5 MeV 以下），電子線（10 MeV 以下）
2.2　吸収線量	最大吸収線量は原則的に 10 kGy を超えてはならない（技術的必要性が認められれば 10 kGy 以上も可）
2.3　施設と管理	施設の認可と登録，安全性の確保，適正衛生規範の遵守，訓練を受けた十分な能力を有する運転員の配置，線量測定記録の保管，査察に対する記録の開示，「Codex 食品の照射処理に関する実施規範」に則った管理
3. 照射食品の衛生	
3.1　食品の衛生的取り扱い	適正衛生規範，HACCP，生鮮食品の輸送取り扱い規則の遵守
3.2　公衆衛生への配慮	照射食品を販売する国における微生物学的安全性，栄養学的適合性に関わる公衆衛生上での要求事項の遵守
4. 技術的要件	
4.1　一般的な要件	技術的および衛生上の目的達成に見合った線量．GIP への適合．GMP に則った照射前後の適正な取り扱い
4.2　食品および容器包装の要件	照射処理に適した食品および容器包装の衛生状態の確保
5. 再照射	1. 低水分含量の穀類・豆類，乾燥食品等を殺虫目的で照射した場合を除き再照射は禁止 2. 再照射とみなさないものは，(a) 検疫や芽止めなど衛生化以外の目的で低線量照射された原料から製造された食品の照射，(b) 5％未満の照射された成分を含む食品の照射，(c) 特別な技術的目的のため分割照射に正当性のある場合 3. 上記の分割照射において累積線量は原則的に 10 kGy を超えてはならない（2 項の表現に準じる）
6. 照射後の検証	必要に応じ，また可能であれば，許可や表示に効力を与えるためにコーデックス委員会が採択した検知法を使うことが出来る
7. 表示	
7.1　在庫管理	包装食品かどうかを問わず，照射施設，日付，線量，ロット番号などを証明する書類を添付すること
7.2　包装済み食品の表示	包装食品の表示に関する一般基準（CODEX STAN 1-1985, REV1991）：食品名と共に照射したことを言葉で表示，Radura シンボルはオプション．照射された原材料を含む食品の場合も表示義務
7.3　バルクの食品（ばら売り）	照射食品の出荷にあたって，照射の記録を明記した書類を添付すること．バルクの食品を小売りする場合，"irradiated" あるいは "treated with ionizing radiation" という言葉と Radura ロゴを併用し，売り場のコンテナ上に表示すること

> 5.2 照射食品
>   5.2.1 電離放射線で処理された食品のラベルは，処理したことを示す文言が当該食品名に近接して添付されていなければならない．また，以下の国際食品照射記号の使用は任意であるが，これを使用する際には，当該食品名に近接して添付しなければならない．
>
>   5.2.2 照射された製品を他の食品中の原材料として使用する場合は，原材料の一覧にその旨を表示しなければならない．
>   5.2.3 単一原材料による製品が照射された原料から作られる場合は，当該製品のラベルはその処理を示す文言を含まなければならない．

図2-10　包装済みの照射食品の表示に関するコーデックス規格[8]
(CODEX STAN1-1985 (Rev.1-1991) section 5.2.1-5.2.3)
日本語訳（農林水産省）　http://www.maff.go.jp/sogo_shokuryo/codex/standard_list/codex_stan1.pdf

で照射食品のシンボルマークとされているロゴ（Radura）は，ばら売りの場合にその使用を義務付けられている．

2.2.2 照射食品の分析法（検知法）

表示の規制を施行するだけで，照射食品の適正な表示が確保できる保証はない．規制を強制して効力を持たせるためには，食品の分析検査によって照射の有無を科学的に検証する検知法が必要になってくる．EUではこのような考え方を採用し，後述するように食品照射に関する域内の規制の統一に先立ち，照射食品の標準分析法（検知法）の開発と標準化を実施した．

コーデックス委員会は，コーデックス分析法部会（CCMAS）において，EUが開発した欧州標準化委員会（Comité Européen de Normalisation；CEN）の標準分析方法（CEN標準分析法）[9]についての検討を行い，この中の9種類を照射食品に関するコーデックス標準分析法[10]として採択している．そして2003年改定のコーデックス食品規格[5]では，消費者保護の立場が強調され，必要に応じて採択した標準分析法を使用して，照

(2) 照射食品の国際規格基準と流通管理

表2-12 コーデックス照射食品の標準分析法とヨーロッパ標準分析法
（文献10）～20）を複合して作成）

方 法	CEN分析法番号	文献	分析対象 （限界線量：標準法として妥当性が検証されたもの：単位はkGy）	Codexの位置付け
炭化水素の分析（GC）	EN1784 (1996) (2003 改定)	11)	鶏肉(0.5), 豚肉(0.5), 牛肉(0.5), アボカド(0.3), マンゴー(0.3), パパイア(0.3), カマンベールチーズ (0.5)	TypeⅡ 2001
2-アルキルシクロブタノン分析（GC/MS）	EN1785 (1996) (2003 改定)	12)	鶏肉(0.5), 豚肉(1), 液体全卵(1) カマンベールチーズ(1), サケ(1)	TypeⅢ 2001
骨のESR測定	EN1786 (1996)	13)	鶏肉(0.5), 肉(0.5), 魚(マス)(0.5), カエルの足(0.5)	TypeⅡ 2001
セルロースのESR測定	EN1787 (1996) (2000 改定)	14)	パプリカ粉末(5), ピスタチオナッツの殻(2), イチゴ(1.5)	TypeⅡ 2001
糖結晶のESR測定	EN13708 (2001)	15)	乾燥パパイア(3), 乾燥マンゴー(3), 乾燥イチジク(3), 干ブドウ(3)	TypeⅡ 2003
熱ルミネッセンス測定（TL）	EN1788 (1996) (2001 改定)	16)	ハーブ・スパイス類(6), エビ(1), 貝類 (0.5), 生鮮(1) 乾燥野菜果物(8), 馬鈴薯(0.05)	TypeⅡ 2001 TypeⅡ 2003
光励起ルミネッセンス測定（PSL）	EN13751 (2002)	17)	ハーブ・スパイス類(10), 貝類(0.5)	TypeⅢ 2003
DEFT/APC法（スクリーニング）	EN13783 (2001) NMKL137 (2002)	18)	ハーブ・スパイス類(5)	TypeⅢ 2003（スクリーニング法）
DNAコメットアッセイ（スクリーニング）	EN13784 (2001)	19)	鶏肉(1), 豚肉(1), 植物細胞（種子類）(1)	TypeⅢ 2003
LAL/GNB法（スクリーニング）	EN14569 (2004)	20)	鶏肉(2.5)	

射食品を検証することが謳われている．表2-12にCEN標準分析法とコーデックス標準分析法の関係を示す．なお，これらのうち熱ルミネッセンス（TL）法，ESR法，炭化水素法はType Ⅱの参照試験法，その他は規制や検査などの行政目的には有効なType Ⅲの試験法，との位置付けになっている[10]．分析法の分類については，コーデックス委員会の手続きマニュアルに基づき，表2-13のように説明される[21]．

表 2-13 コーデックス委員会の手続きマニュアルによる Type I〜TypeIV の分析法[21]

Defining Methods：基準法 （Type I）
　分析法それ自体で値が決定できる方法．1つのマトリックス/分析値について1つしか承認されない．

Refference Methods：参照法 （Type II）
　Type III から選ばれる．紛争，校正に使用される．Type I があれば承認されない．

Altanative Methods：代替是認法 （Type III）
　基準にあっている．管理，検査，規制分析に用いる．

Tentative Methods：暫定法 （Type IV）
　従来用いられている，あるいは最近導入されたが，まだ基準への適合性が確認されていない．

2.2.3　照射食品の検知技術の実際

1）EU における標準分析法の開発経緯

　EU では，食品照射について表示法も含めた統一規制の制定を 1987 年に決定し，照射食品の標準分析法（検知法）が不可避の課題となった．そこで，欧州委員会の融資により 1990 年からヨーロッパ共同体標準化委員会（Community Bureau of Reference；BCR）による研究プロジェクトが実施された．このプロジェクトは，それまで開発された方法をレビューし，有望な方法についての標準プロトコールを作成した．さらに，来歴を伏せた共通試料を異なるラボに配布して分析結果を比較する試験室間共同試験によって試験室間の再現性を検討することで，分析法の妥当性を確認（メソッドバリデーション）した．その結果いくつかの効率的な方法が開発され，欧州委員会は，1993 年に，これらの方法を標準化するための権限を欧州標準化委員会（CEN）に与え，CEN の食品分析分野の担当委員会である CEN/TC275 の中に，検知技術のワーキンググループ（WG8）が発足した．そして，1996 年末に2つの ESR 法と TL 法，炭化水素および 2-アルキルシクロブタノンの分析法の合計5つが

CEN 標準分析法に制定された．その後，2004年のLAL/GNB法を最新として5つの方法が追加され，合計10種類の標準分析法が存在する[22]．

2）CEN 標準分析法の概略

表2-12に示されたように多様な分析法が存在するが，これは，現時点において多様な照射食品の種類を，すべてカバーできるような単一の分析手法は原理的に存在しないことによる．従って，これらの方法を取捨選択，場合によっては組み合わせて利用することが必要である．以下に，各々の原理と特徴を概説する．

① 電子スピン磁気共鳴（ESR）法[13〜15]

放射線照射によって骨や植物の実の殻など，乾燥して固い組織に生じた比較的安定なラジカルを測定するもので，植物組織成分であるセルロース，骨の成分であるハイドロキシアパタイト，乾燥果実中の結晶性の糖に由来するラジカルを検出することで，香辛料，骨付き肉および乾燥果実の検知が可能である．

試料調製は比較的容易であるが，測定装置の操作には若干の習熟を要する．測定対象のラジカルは加熱によって消失していく性質があり，常温流通する食品では貯蔵期間により検出できない場合もある．Chabaneらの総説によれば，カルダモンのシグナルは3カ月以上安定であるのに対し，コショウやパプリカのシグナルの寿命は数週間といった報告もある[23]．

なお，ESRの測定は繰り返し行うことができ，照射によるラジカル量も加算的に増加する．このことを利用して，骨などの安定的なラジカルの測定においては，既知の線量を段階的に照射してESR測定を行い，ESRシグナルの強度を付加線量に対してプロットした直線を外挿し，あらかじめ照射されていた線量を推定することが可能である（線量付加法）（図2-11）．

② ルミネッセンス法

珪酸系鉱物（長石や石英）や，生体内の無機物質などが放射線のエネルギーを吸収すると，その電子の一部が励起された後，結晶中にある正

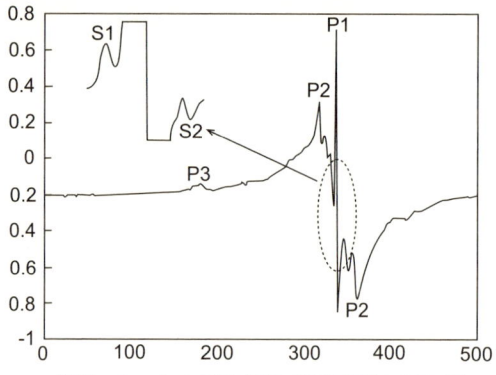

照射コショウのESR信号（磁場掃引0-500mT）．
照射により新規信号S1とS2が観測される．

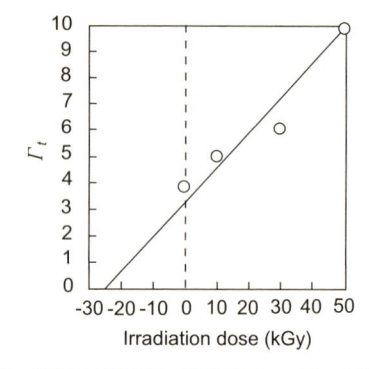

図2-11 ESRの測定例（照射コショウ）と線量付加法[24]

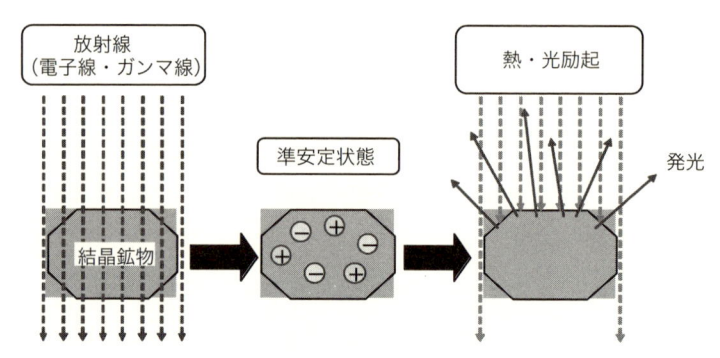

図2-12 TL法，PSL法の原理
（東京都産業技術研究センター）

孔と呼ばれる空洞や不純物に捕獲されて準安定な状態になる．この状態の電子（捕獲電子）は，熱や光のエネルギーを受けると，光を発しながら安定な状態に戻っていく．加熱による発光を熱ルミネッセンス（Thermoluminescence；TL），光で励起されるものを光（励起）ルミネッセンス（Photostimulated luminescence；PSL）と呼ぶ．

農産物表面や香辛料類には土壌由来の鉱物の付着あるいは微量混入があるため，これらに由来する TL あるいは PSL 現象を観測することで，照射食品の検知に応用できる．TL 法および PSL 法は農産物に限らず，エビや貝類の消化管中の砂にも適用できる（図2-12）．

②-1 熱ルミネッセンス（TL）法[16]

この方法では，鉱物を食品から分離精製する作業が必要である．鉱物の発光特性や線量に対するシグナル強度は，その種類によって異なるため，CEN 標準分析法では，測定後の（鉱物）試料に対して既知線量（通常1kGy）の放射線を照射して再度発光を測定し，初期発光量に対する比（TL比）を求めて判別する．検知の判別精度は良好であり，香辛料などの実用的検知法として信頼性が高い．ただし，食品自体を測定しているわけではないので，鉱物質の分離が不可能な場合には分析ができない．また，再照射のための放射線源が必要であり，通常の食品分析のラボで一連の工程を実施することが難しい．後述する厚生労働省の通知した TL 法では，分離した微量の鉱物試料を試料皿ごと梱包して照射施設に送付し，コバルト-60や 10 MeV 電子線の標準線量の照射後に返送してもらい，再度，熱ルミネッセンスを測定する．図2-13に熱ルミネッセンス法の測定手順を，図2-14に判定基準を示した．

馬鈴薯に付着する土壌中の鉱物を対象とした，TL法の実施例を紹介する[25]．

国内の9カ所の産地で収穫された馬鈴薯に50〜150Gyのガンマ線を照射して，そのTLスペクトルを測定した．TLスペクトルは産地によってその形状，単位重量当たりの発光量にかなり差があり，これは産地の土壌に含まれる SiO_2 以外の要素（珪酸塩等）に起因すると思われた．典

第2章　食品の殺菌・殺虫

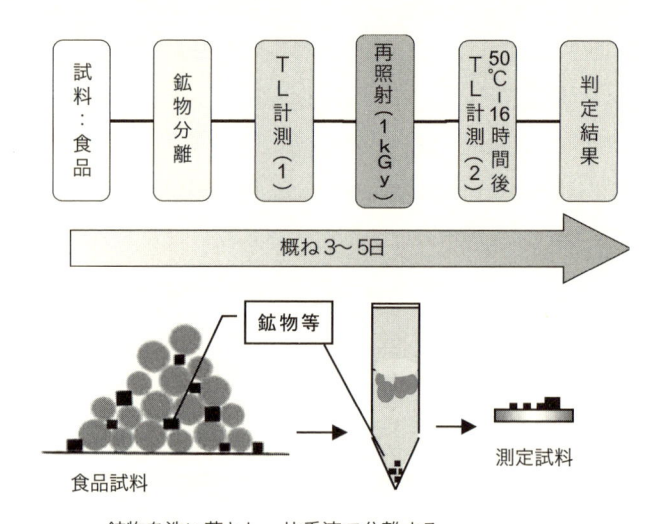

試料：食品 → 鉱物分離 → TL計測(1) → 再照射(1kGy) → 50℃ 16時間後 TL計測(2) → 判定結果

概ね3～5日

鉱物等

食品試料 → 測定試料

鉱物を洗い落とし，比重液で分離する

図2-13　熱ルミネッセンス法の測定手順

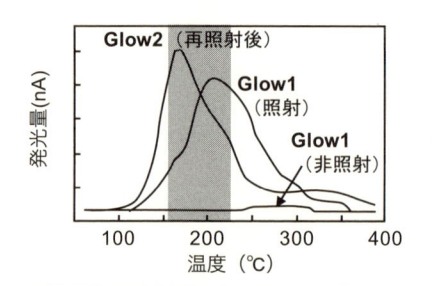

Glow2（再照射後）
Glow1（照射）
Glow1（非照射）

発光量(nA)
温度（℃）

照射試料では，Glow1の150～250℃の範囲に発光極大．
積分光量の比：G1/G2が0.1より大きい．
ただし試料の一部照射では，0.1より小さい．

G1：TL計測（1）の発光量の積分値
G2：TL計測（2）の発光量の積分値
（積分温度範囲は図の網掛け部分）

図2-14　判定基準（CEN標準分析法）

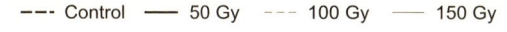

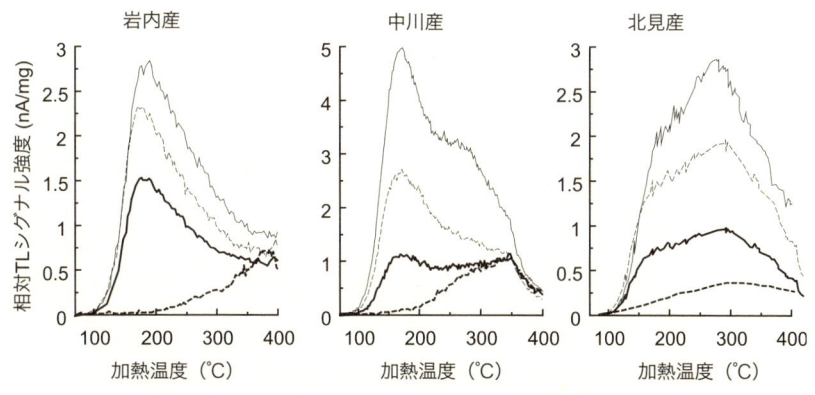

(2) 照射食品の国際規格基準と流通管理

図 2-15 北海道産馬鈴薯に付着した鉱物の TL スペクトル
（市販の馬鈴薯を食品総合研究所でガンマ線照射して測定）

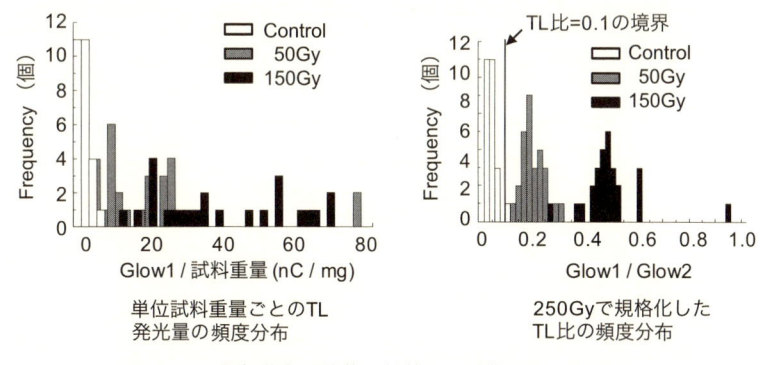

図 2-16 北海道産馬鈴薯に付着した鉱物の TL スペクトル

型的なスペクトルの例を図 2-15 に示す．測定試料（鉱物）重量当たりの発光量の頻度分布を作成すると，品種や産地間の発光応答の違いから，コントロールと 50 Gy 照射，50 Gy と 150 Gy 照射の間に分布の重なりが見られたが，TL 比を用いて頻度分布を作成すると処理の違いによる分離が明確になった．また，非照射（コントロール）の試料の TL 比はほとんど 0.1 以下になった（図 2-16）．次に照射後の流通の過程における TL 発光強度の減衰について検討した（図 2-17）．TL シグナルの減衰は貯蔵中の光条件に強く影響されることが示された．ただし，150 Gy 照射の馬鈴薯の TL 比は，明所で 5 カ月間貯蔵しても，コントロールと明確

第 2 章 食品の殺菌・殺虫

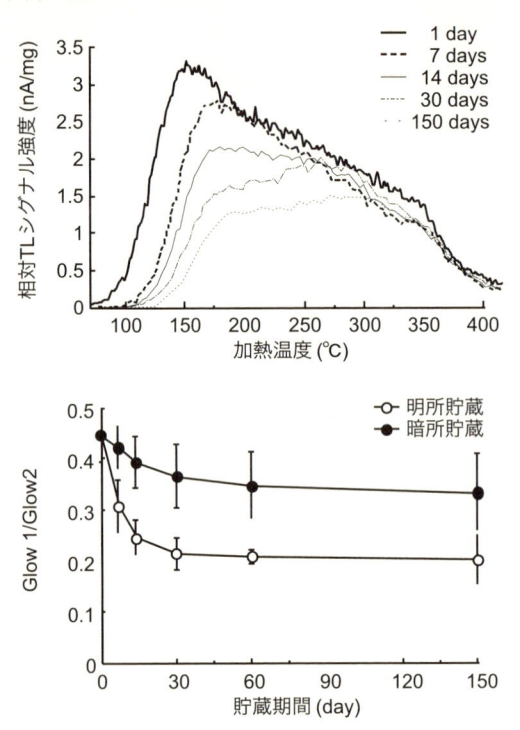

図 2-17 長期貯蔵による熱ルミネッセンスの減衰
　　　　上図：150Gy 照射した馬鈴薯の TL スペクトル（Glow1）の経時変化
　　　　下図：貯蔵条件の違いによる TL 比の減衰

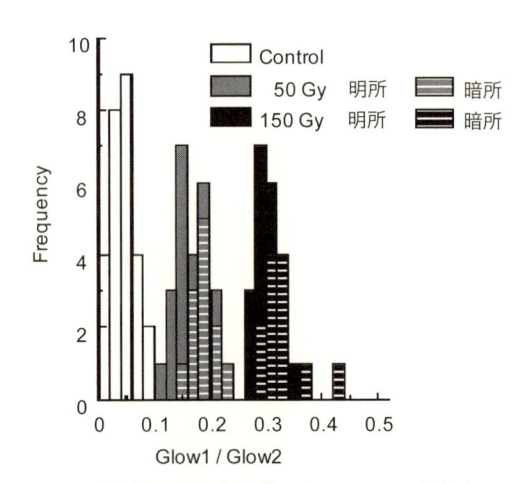

図 2-18 5 カ月貯蔵後の馬鈴薯分離ミネラルの TL 比分布

に分離できた（図2-18）．

　士幌アイソトープセンターで処理されたガンマ線照射馬鈴薯を小売店経由で購入し，表示される照射処理日から4～6カ月の期間に分析したところ，測定した24個の馬鈴薯のTL比の平均値は，0.33±0.04で，分析値はすべて0.2～0.4の範囲に分布した．この結果から，分析試料はすべて「照射」と判別された．TL法は，その感度が分離される鉱物の組成に大きく依存するが，国内の九州から北海道までの産地の馬鈴薯について検知が可能で，市場流通する照射馬鈴薯の判別も可能なことが確認できた．

　②-2　光励起ルミネッセンス（PSL）法[17]

　PSL法は，TL法に比較して食品付着の鉱物試料を分離する必要がないという長所を持ち，直接迅速測定が可能である．この場合も，発光の強さは鉱物の種類や含量による．CEN標準分析法では，食品試料用の推奨装置を開発し，一定間隔のパルス光で励起した際に観測される発光を60秒間積算する．あらかじめ照射および非照射の試料を用いて求めた発光量の閾値と測定試料で得られた発光量を比較し，その大小によって判別している．ただし，自然放射線を多く吸収した鉱物を大量に含む試料でも，PSLやTLが観察されることがある．TL法の場合は，温度に対する発光曲線（グローカーブ）が得られ，自然放射線に起因する発光の極大温度は，食品照射の処理の発光極大より高温側にあるため，両者の区別が可能である．PSL測定では発光量に関する情報しか得られず，今のところ自然放射線に起因する発光を区別することはできない．ただし，このような鉱物を多く含む食品試料の場合は，食品照射のような大きな線量の照射で生じるPSLは桁違いに大きくなる．そこで，TL法での再照射のように，一度発光を測定した食品試料に既知線量（1 kGy）を照射し，再度PSL測定することで，より確定的な方法となりうる[26]．

　図2-19に測定手順を，図2-20にPSL法の判定基準を示した．また，図2-21にはPSL測定装置と新規判定法を示した．

　CEN標準分析法の判定では，基準となる発光積算量の閾値（T1,T2）

を装置の機種ごと，試料群ごとにあらかじめ設定しておく必要がある．CEN規格（EN13751）の提案者であるSandersonは，自身が開発した装置について数千にわたる非常に多くの試料を測定し，それに基づいて判定の基準を設定している．

一方，わが国でも国内で安定的な装置供給を目指した装置開発が行われた．この装置では，最初に光励起を行わない状態でバックグラウンドとなる試料の自家発光を記録する．

次に，LED照明を点灯して発光強度の経時的な変化を記録する．放射線照射された試料では励起光照射後，発光量が極端な増加を示した後に徐々に減衰していくPSL現象が観察されるが，対照区ではこの変化がほとんど生じない．そこで発光量の外部値との比較を行う代わりに，測定試料の発光曲線について，励起光照射前後の発光量の変化を検出することで照射の有無を判別する方法が提案された．この測定方法で香辛料類の判別を行った結果は，CEN標準分析法による判定結果ともよく

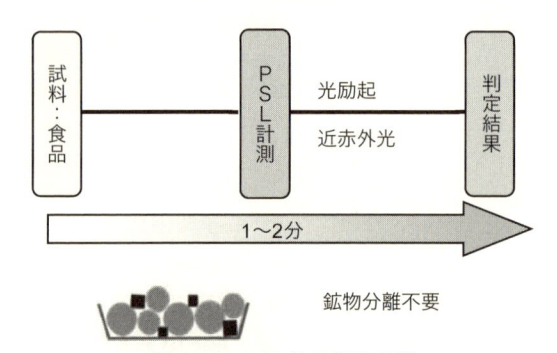

図2-19 PSL法の測定手順

図2-20 PSL法の判定基準（CEN標準分析法）

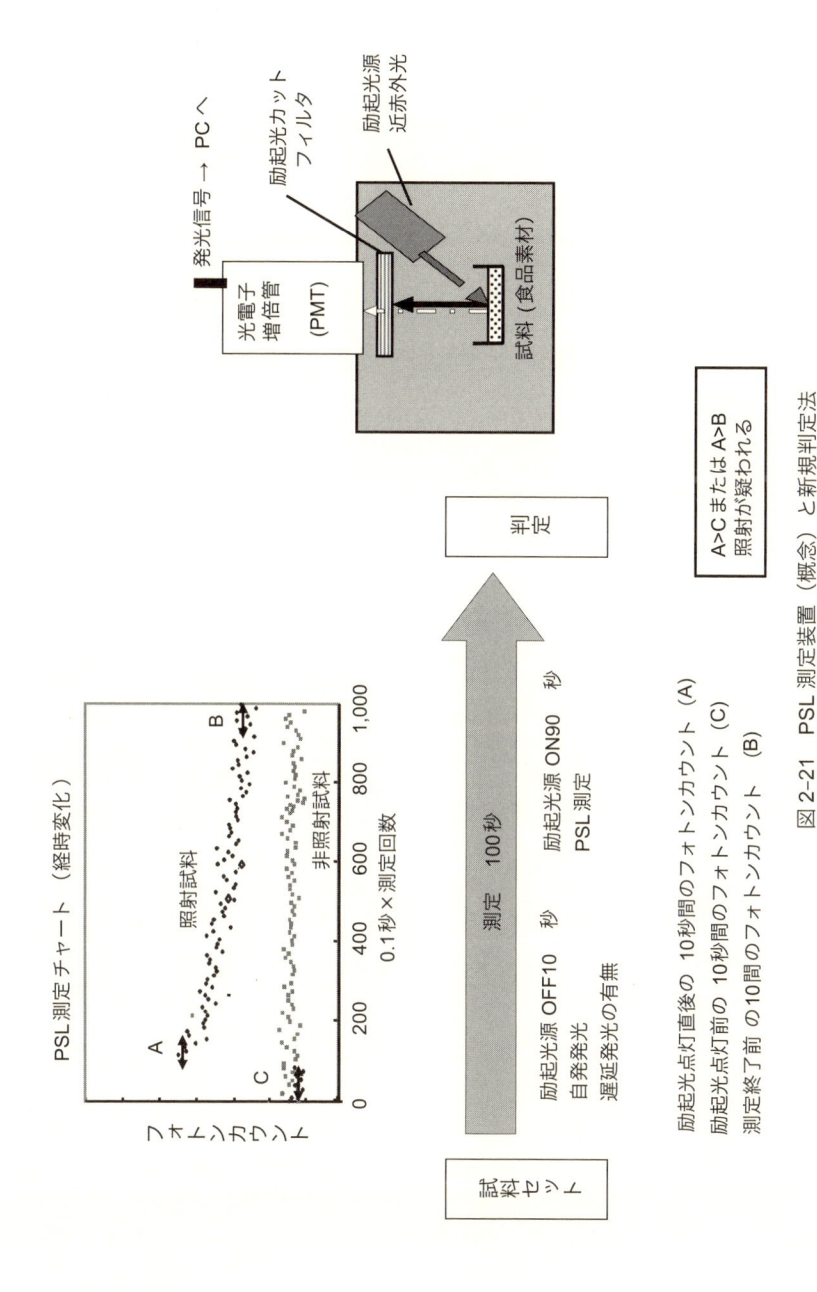

(2) 照射食品の国際規格基準と流通管理

図2-21 PSL測定装置（概念）と新規判定法

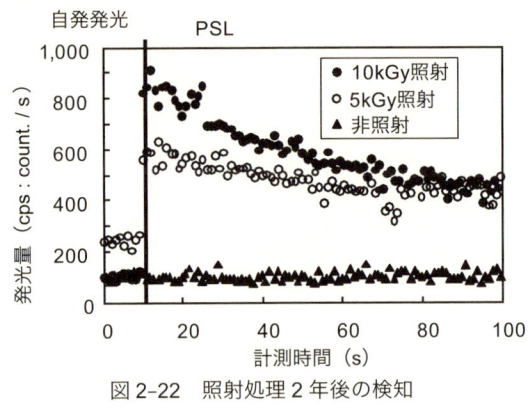

図2-22 照射処理2年後の検知
パプリカ（2004/08/22 照射，2006/09/08 測定）

一致していた[27,28]．図2-22に照射処理2年後の検知について示した．

3）化学分析法

① 炭化水素法[11]および2-アルキルシクロブタノン法[12]

肉類や卵，チーズなどの動物性食品や，脂質を多く含む植物種子などにおいて，脂肪（トリグリセリド）の放射線分解によって生成する化合物[29]を検出するのが，2-アルキルシクロブタノン法および炭化水素法である．2-アルキルシクロブタノンは，放射線照射のみによって生成する化合物であるため特異性が高い方法である．しかしながら，その生成量は非常に小さく，畜肉1kGyの照射，数10ppbのオーダーで生成する．測定手順としては，ソックスレー抽出した脂質を含水フロリジルにより精製し，非極性溶媒中に溶出する画分を炭化水素の分析に，微極性溶媒（たとえばジエチルエーテル/ヘキサン＝2/98 (v/v)に溶出する画分を2-アルキルシクロブタノンの分析用試料とし，GC-MSで分離・検出する[12]．

② DNAコメットアッセイ[19]

この手法は，放射線照射によって生じたDNA鎖切断を検出する方法である．照射された動植物組織の細胞をアガロースゲルに包埋して電場をかけると，様々な長さに切断されたDNA断片が細胞の核から流れ出

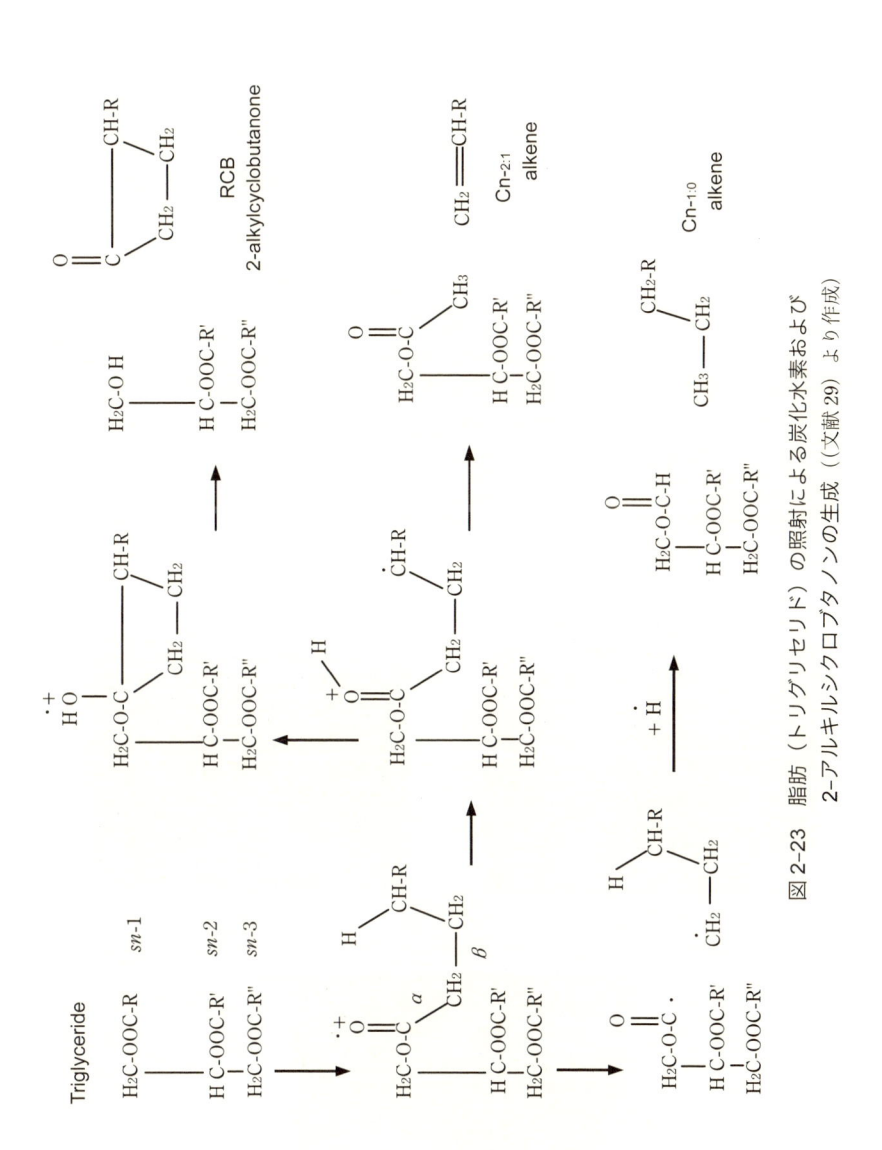

(2) 照射食品の国際規格基準と流通管理

図2-23 脂肪（トリグリセリド）の照射による炭化水素および2-アルキルシクロブタノンの生成（(文献29) より作成）

し，陽極に向かって尾を引いて泳動される．この形がコメット（彗星）に似ているのでコメットアッセイの名称がある．DNA鎖切断は細胞の自己消化などによっても誘発されるが，放射線照射による損傷は，細胞群全体に起こるため，加熱調理されていない生肉や植物種子などで，損傷細胞（コメット像）が一様に観測されれば照射されている可能性が高いと判断できる．ただし，DNA損傷は凍結融解や自己消化など種々の条件で誘発されるために特異性が低く，あくまでもスクリーニング法にとどまる．実際の利用に当たっては，適用する食品（マトリクス）の陽性（照射）および陰性（非照射）対照試料について明確な差が観測できることを確認した上で，未知試料を分析することが望ましい．肉類や一部の香辛料（植物種子）について，スクリーニング法としての有効性が検証されている[30, 31]．図2-24に，鶏肉のコメットアッセイの画像を示した．

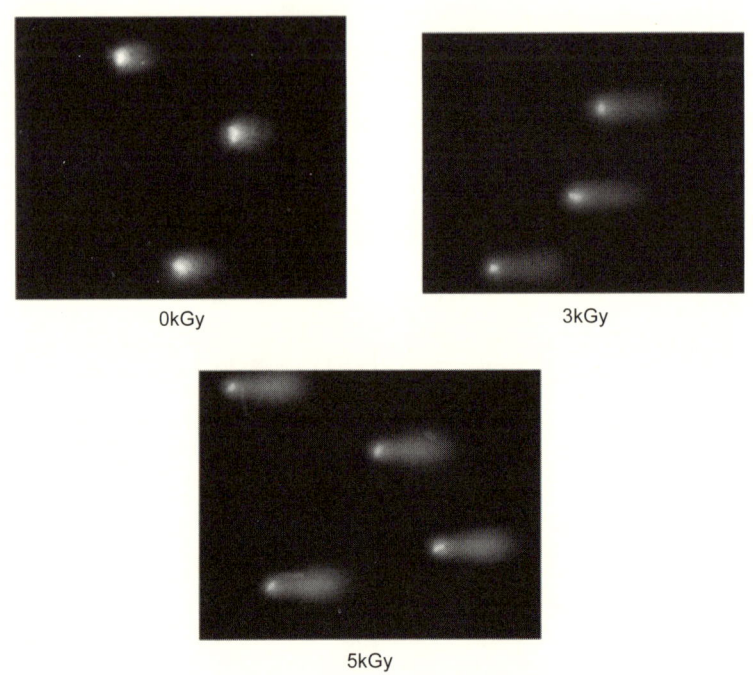

図2-24　鶏肉のコメットアッセイ画像の例（0℃照射）

4）微生物学的方法

① DEFT/APC法[18] およびLAL/GNB法[20]

放射線照射によって感受性の高い微生物が死滅して、処理の前後で生菌数や微生物相が変化することから、照射履歴を推定しようというものである．原理的には、他の殺菌処理によっても微生物相の変化は起こるので、スクリーニング法との位置付けで、判別を確定するには他の方法によらなければならない．ただし、微生物検査を日常的に実施している食品産業界にとっては利用しやすい．

CEN標準分析法に制定されているDEFT/APC法では、食品中の死滅菌も含めたすべての微生物を蛍光染色しフィルター上にトラップして、顕微鏡下で計数した総菌数（処理前の菌数）と好気性の生菌数（APC）との差を指標としている．LAL/GNB法は、リムルス試験（LAL）によるエンドトキシンユニットを、グラム陰性菌の総数を確定するGNBのコロニーカウントから得たグラム陰性菌の生菌数と比較して、食品の殺菌処理の有無を推定する．この方法もCEN標準分析法に制定されている．

2.3 EUにおける検知法の適用

EUにおける食品照射の統一規制であるEC指令1999/2/EC[32]には、照射に関する一般原則、照射を許可する条件、技術的な事項（線源、表示義務など）が定められている．この中で、表示については言葉で示し、照射原料を含む製品に関しても、その重量にかかわらず（最終製品の25％より少なくても）表示義務があるとしている．

また、照射を実施する施設には認可が必要で、EU内の照射施設に関しては、メンバー国の政府機関が施設の査察を代行し、メンバー国以外の第三国における照射施設も欧州委員会の査察機関の検査に基づく登録がなされている．

EU指令1999/2の中には、メンバー内の施設において食品照射の実施

状況に関する報告義務として，照射処理された食品の種類，その量，また，市場において流通する照射食品の検知結果を，毎年欧州委員会に報告することが定められている．EUで検知法を用いてモニタリングを行っている基本的な目的は，表示違反の取り締まりである．

これまでに2001〜2005年の5年間についての報告書[33]が出されており，毎年5,000点から7,000点の試料を分析した結果，その2.7〜4％程度が表示なしに照射されていることが明らかになっている．その多くは，照射することを認可されていない健康食品類（Dietary Supplements）である．2005年には，タイや韓国といったアジアからの地域で生産された麺類（カップ麺）中に表示なしに照射原材料が使用されていたという違法例も発覚し，リコールなどの措置もとられている．この調査で，香辛料，健康食品類の分析においては，CEN標準分析法のうちのTL法を単独で用いるか，あるいはPSL法でスクリーニングし，TL法で確定するという例が多かった．

2.4　わが国における照射食品の流通管理

わが国では，食品衛生法において，食品への放射線照射は禁止されているが，150 Gy以下のコバルト-60によるガンマ線照射と異物検査などの検査目的の0.1 Gy以下の照射は，例外的に許可されている．北海道JA士幌の照射施設においては，年間数千トン程度の馬鈴薯が照射処理されており，管轄保健所の指導の下，法令に基づく線量測定が実施され，その工程が管理されている．

食品衛生法では，照射馬鈴薯を流通する外箱には，照射日を含めたスタンプ表示が義務化されている．またJAS法においては，小売り段階での包装に照射処理した旨を表示することが推奨されている．

これまで輸入食品の放射線照射の有無の監視は，検疫所における書面チェックにより実施されていた．厚生労働省は平成19年7月に，熱ルミネッセンス（TL）法を通知法とし（食安発第0706002号），これによ

る香辛料についてのモニタリング検査を開始した(食安輸発第0706003号).今後,このような動きを受けて,わが国でも照射食品の有無を判別する検知技術への関心が高まると考えられる.

引用文献

1) 農林水産省:コーデックス委員会概要 http://www.maff.go.jp/sogo_shokuryo/codex/outline.html
2) 山田友紀子:国際食品規格委員会と食品照射,食品照射 36, 33-37 (2001)
3) WHO:Wholesomeness of Irradiated Food. Technical Report Series, No. 659 (1981)
4) WHO:High-dose Irradiation: Wholesomeness of Food Irradiated with Doses above 10 kGy Report of a Joint FAO/IAEA/WHO Study Group, Geneva, Technical Report Series, No. 890 (1999)
5) FAO:Codex General Standard for Irradiated Foods (CODEX STAN 106-1983, REV.1-2003) (2003) http://www.codexalimentarius.net/download/standards/16/CXS_106_2003e.pdf
6) FAO:Recommended International Code of Practice for Radiation Processing of Food (CAC/RCP19-1979, Rev.2-2003) (2003) http://www.codexalimentarius.net/download/standards/18/CXP_019e.pdf
7) FAO:Report of The Eighteenth Session of The Joint FAO/WHO Codex Alimentarius Commission, p.225 (1989) http://www.fao.org/docrep/meeting/005/t0236e/T0236E02.htm#p255
8) FAO:General Standard for the Labelling of Prepackaged Foods, (CODEX STAN 1-1985 (Rev.1-1991) (1991) http://www.codexalimentarius.net/web/index_en.jsp
日本語訳(農林水産省):http://www.maff.go.jp/sogo_shokuryo/codex/standard_list/codex_stan1.pdf
9) http://europa.eu.int/comm/food/food/biosafety/irradiation/anal_methods_en.htm
10) FAO:General codex methods for the detection of irradiated foods codex stan 231-2001, rev.1 (2003) http://www.codexalimentarius.net/download/standards/377/CXS_231e.pdf
11) EN-1784:2003 Foodstuffs, Detection of Irradiated Food Containing Fat, Gaschromatographic Analysis
12) EN-1785:2003 Foodstuffs, Detection of Irradiated Food Containing Fat,

第2章 食品の殺菌・殺虫

Gaschromatographic/Mass Spectroscopy
13) EN1786:1996 Foodstuffs, Detection of Irradiated Food Containing Bone. Method by ESR Spectroscopy
14) EN1787:1996 (2000 改定) Foodstuffs, Detection of Irradiated Food Containing Cellulose by ESR Spectroscopy
15) EN13708:2001 Foodstuffs, Detection of Irradiated Food Containing Crystalline Sugar by ESR Spectroscopy
16) EN-1788:2001 Foodstuffs, Thermoluminescence Detection of Irradiated Food From Which Silicate Mineral
17) EN-13751:2002 Foodstuffs, Detection of Irradiated Food Using Photostimulated Luminescence
18) EN-13783:2001 Foodstuffs — Detection of Irradiated Food Using Direct Epifluorescent Filter Technique/ Aerobic Plate Count (DEFT/APC) — Screening Method
19) EN-13784:2001 Foodstuffs—DNA Comet Assay for The Detection of Irradiated Foodstuffs—Screening Method
20) EN-14569:2004 Foodstuffs, Microbiological Screening For Irradiated Food Using LAL/GNB Procedures
21) FAO/WHO：Procedural Manual Codex Alimentarius Commission Seventeenth Edition p.74 (2008)
22) Commission of the European Communities：http://europa.eu.int/comm/food/food/biosafety/irradiation/anal_methods_en.htm
23) S. Chabane, I. Pouliquen-Sonaglia, J. Raffi: Detection of irradiated spices by different physical techniques, *Canadian Journal of Physiology & Pharmacology*, **79** (2), 103-108 (2001)
24) 鵜飼光子, 浜谷成樹, 市井　茜, 安部あいか：γ線照射黒胡椒の電子スピン共鳴法による解析, *RADIOISOTOPES*, **52**, 173-179 (2003)
25) 中馬　誠, 斎藤希巳江, 等々力節子：熱ルミネセンス法による国産照射バレイショの検知, 食品科学工学会誌, **51** (6), 298-303 (2004)
26) D. C. W. Sanderson, L. A. Carmichael and S. Fisk：Photostimulated luminescence detection of irradiated herbs, spices, and seasonings: International interlaboratory trial, *Journal of AOAC International*, **86** (5), 990-997 (2003)
27) 後藤典子, 萩原昌司, 等々力節子, 本田克徳, 山崎正夫, 関口正之, 水野弘

明：照射粉末食品の光ルミネセンス法による検知，食品照射 **40**, 11-14 (2005)

28) 萩原昌司：光ルミネッセンス(PSL)による食品照射履歴検知技術の実用化，食品試験研究成果情報 **19**, 10-11 (2007)

29) W. W. Nawer：*Food Reviews International*, **2** (1), 45-78 (1986)

30) A. A. Khan, H.M. Khan and H. Delincee："DNA comet assay" ―A validity assessment for the identification of radiation treatment of meats and seafood, *Euro. Food Res. & Technolo.*, **216** (1), 88-92 (2003)

31) A. A. Khan, H.M. Khan and H. Delincee：Identification of irradiated spices using the novel technique of DNA comet assay. *J. Food Sci.*, **67** (2), 493-496, MAR (2002)

32) Commission of the European Communities：Directive 1999/2/EC, Official Journal of the European Communities, L66/16, 13.3.1999

33) Commission of The European Communities：Report From The Commission on Food Irradiation For The Year 2001（2003）他（http://ec.europa.eu/food/food/biosafety/irradiation/index_en.htm　より各年の Official Journal にリンク可能である）

（等々力節子）

第 2 章　食品の殺菌・殺虫

(3)　食品照射の利用分野

3.1　食品の照射効果

　放射線処理した馬鈴薯の芽が出ないのは，自然の摂理に反すると一部の消費者達は考えているようである．しかし，馬鈴薯は発芽する際にソラニンやチャコニンというアルカイド系毒素を産生して食中毒の原因となることがある．また，わが国では 2000 年頃までは発芽防止にマレイン酸ヒドラジドなどの発芽防止剤が収穫前に散布されていたが，残留毒性が問題となり現在では使用されていない．従って，馬鈴薯の放射線による発芽防止は貯蔵期間の延長ばかりでなく衛生的にも有効な処理法である．放射線による食品処理として特に優れているのは，固形食品の病原菌の殺菌と検疫対策としての殺虫処理である．しかし，放射線処理も

表 2-14　食品照射の応用分野 [13]

目　　的	線量（kGy）	対象品目例
低線量照射（1kGy まで）		
＊発芽防止	0.02〜0.15	馬鈴薯，タマネギ，ニンニク，ほか
＊殺虫および害虫不妊化	0.1〜1.0	生鮮果実，穀類，豚肉，ほか
＊熟度調整	0.5〜1.0	リンゴ，熱帯果実，ほか
中線量照射（1〜10kGy）		
＊食中毒防止	1.0〜7.0	鶏肉，赤身肉，魚介類，卵白，ほか
＊貯蔵期間延長	1.0〜7.0	鮮魚，魚肉加工品，畜肉加工品，イチゴ，ミカン，ほか
＊菌数低減（衛生化）	5.0〜10.0	香辛料，乾燥野菜，乾燥果実，飼料原料，ほか
＊物性改良	1.0〜10.0	多糖類の低粘度化，乾燥野菜，ウイスキーや焼酎の熟成促進，ほか
高線量照射（10〜75kGy）		
＊完全殺菌	30〜75	宇宙食，免疫不全病人患者食，ハイキング用無菌食（主に肉製品），無菌動物用飼料，ほか

万能というわけではなく，牛乳のように放射線殺菌処理すると異臭が発生するものもあるし，表 2-14 に示すように，処理線量に上限があるものが多い．

　例えば，多くの根茎野菜は 0.15 kGy 以下の発芽防止を目的とした処理では効果があるが，0.2 kGy 以上の殺虫や殺菌を目的とした処理では腐敗しやすくなる．生鮮果実も 0.5 kGy 前後の殺虫を目的とした処理では品質は変化しないが，1 kGy 以上の殺菌を目的とした処理では品質低下をもたらすものがある．穀類も 0.2〜0.5 kGy の殺虫処理を目的とした放射線処理は有効であるが，1 kGy 以上の殺菌線量では粘度低下などの品質低下をもたらすものがある．畜肉類や食鳥肉，魚介類も酸素共存下で照射すれば，3 kGy 以上で異臭発生や味覚低下をもたらすものがある．しかし，香辛料および乾燥野菜，脱酸素包装した畜肉類や食鳥肉，魚介類は，3 kGy 以上の線量でも品質低下を起こさないものが多い．

　わが国における食品類の照射効果の研究は，原子力特定総合研究で取り上げられ，ガンマ線照射による馬鈴薯，タマネギの発芽防止，米，小麦の殺虫，ウインナソーセージ，水産練り製品の殺菌による貯蔵期間延長，電子線照射での温州ミカンの表面殺菌によるカビ防止の研究が行われ，良好な成果が得られた．また，原子力特定総合研究後も国公立研究機関などによって表 2-15 に示すような食品類について研究が継続されている[1]．

　この節では，放射線の食品照射に関係する生物効果の原理や殺虫・殺菌効果，照射による食味変化について述べるとともに，1 kGy 以下の低線量での野菜の発芽防止や穀類・生鮮果実などの殺虫，1〜10 kGy の中線量での畜肉類や食鳥肉，魚介類，香辛料などの殺菌と衛生化，10〜75 kGy の高線量での宇宙食などの完全殺菌について解説する．

第 2 章　食品の殺菌・殺虫

表 2-15　原子力特定総合研究終了後に行われた食品照射研究の成果[1]

家畜飼料の殺菌	・サルモネラ，糸状菌（カビ）の殺菌線量は約 5kGy ・10kGy 照射飼料での家畜（雛）の飼育は良好であった ・アフラトキシン等のカビ毒は 100kGy でも分解しない
香辛料の殺菌	・耐熱性細菌，糸状菌（カビ）の殺菌線量は 7〜10kGy ・精油成分，抗菌性物質，抗酸化性物質，色調は 50kGy でも変化しない
グレープフルーツの検疫処理	・1kGy のガンマ線照射で慢性毒性，世代試験，変異原性での異常は認められなかった ・ビタミン C などの栄養成分は 1kGy で変化しなかった
冷凍エビの殺菌	・病原性ビブリオ菌は 1〜2kGy で殺菌できる ・トリメチルアミン，過酸化物価は照射後もほとんど変化しない
鶏肉，牛肉の殺菌	・腸管出血性大腸菌 O157，サルモネラ，リステリア菌，ブドウ球菌などは 1〜3kGy で殺菌できる ・貯蔵期間は 2〜3 倍に延長できる
電子線・制動放射 X 線による殺菌効果	・線量率効果により必要殺菌線量がガンマ線に比べ約 10% 増加することがある ・散乱線，エネルギー効果による殺菌効果に差は認められない（0.5〜10MeV）
その他	・検知法として物理学的方法，化学的方法，生物学的方法が開発された ・食品照射データベース（750 件以上）が整備された ・切り花の検疫処理は 0.4〜0.5kGy で可能

3.2　放射線の生物効果

　放射線の生物効果は，DNA などに対するフリーラジカル（活性種または遊離基）の作用によって起こる．すなわち，生物の放射線障害は基本的に DNA 鎖切断によって起こるが，その作用は放射線により生成される活性酸素によって引き起こされる．活性酸素は水の分解によって生成する水酸基ラジカル（・OH）が中心であり，酸素が共存すると分子状酸素やスーパーオキシドラジカル（・O_2^-）などの活性酸素も生物作用に関与する．なお，活性酸素の水酸基ラジカルやスーパーオキシドラジカルなどは，生体内でも新陳代謝で絶えず生成している[2, 3]．

(3) 食品照射の利用分野

　放射線照射で生成する水酸基ラジカルが生物効果に関与していることは，図 2-25 からも明らかである[4]．図では，0.067M 燐酸緩衝液中に懸濁した大腸菌細胞を窒素ガス飽和下と笑気ガス（N_2O）飽和下で比較しているが，照射によって笑気ガス飽和下での水酸基ラジカルの生成が窒素ガス飽和下に比べて著しく増加すると，殺菌効果が促進される．また，窒素ガス飽和下でグリセリンを添加すると水酸基ラジカルがほとんど捕捉され，有機ラジカルによる直接作用が中心となり，放射線に著しく耐性になる．

　水酸基ラジカルなどの活性酸素は，細胞内で生成したもののみが DNA 損傷に関与し，細胞外に生成した活性酸素は細胞壁の損傷に関与することが細胞外の活性酸素のみを捕捉するポリエチレングリコールの添加では，窒素ガス飽和下と同じ殺菌効果を示すことによって明らかにされている．この理由は，活性酸素などのフリーラジカルの寿命が水存在下では 0.001 秒以下のためであろう．

　一方，大量の酸素が存在すると，窒素ガス飽和下に比べて大腸菌などの細菌は約 3 倍殺菌効果が促進される．乾燥した細菌やカビなどの場合には，水溶液中に比べて著しく放射線に耐性となるが，酸素が共存す

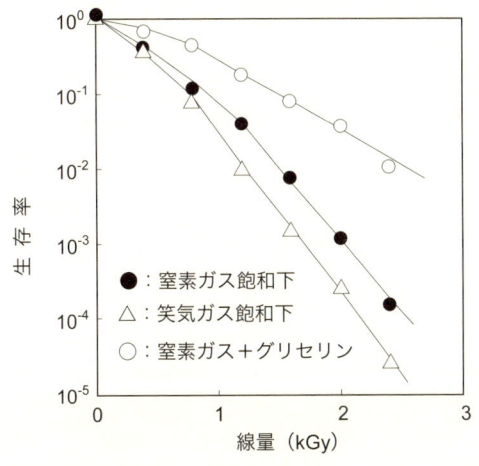

図 2-25　大腸菌 S2 株の燐酸緩衝液中でのガンマ線感受性[4]

ると比較的低い線量で殺菌される．また，乾燥下でもグリセリンなどの活性酸素を捕捉する物質が共存する場合や，無酸素下で照射すると，放射線に耐性となる．酸素による放射線感受性促進効果は癌細胞でも認められており，酸素供給量が少ない癌組織への治療には強い放射線照射が必要である．

　DNA は2本鎖で構成される巨大分子であり，放射線で生成した活性酸素によるDNAの1本鎖における損傷（主にDNA鎖の切断）は図2-26に示すように，一連の修復酵素系によって容易に修復されるが，2本鎖の同じ部分が同時に損傷を受けると，修復の不完全または失敗が起こりやすくなる[5,6]．そして，この2本鎖切断によって細胞分裂能が失われたり，DNAを構成する塩基鎖の一部が失われたり，また他の塩基鎖と入れ替わることにより突然変異を引き起こす．しかし，突然変異の比率は著しく少なく，その大部分は細胞分裂能が失われることによる細胞死である．

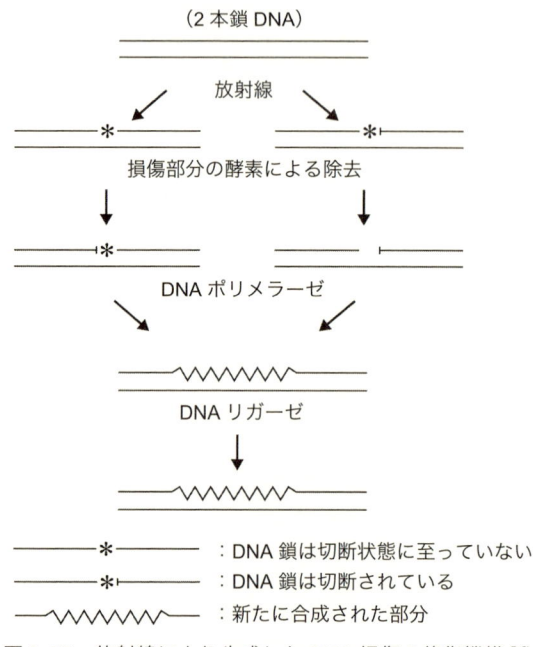

図2-26　放射線により生成したDNA損傷の修復機構[5,6]

(3) 食品照射の利用分野

表 2-16　放射線での生物効果に必要な線量 [13]

哺乳動物に対する障害	0.001〜0.005kGy
根茎野菜類の発芽抑制	0.01〜0.2kGy
害虫・寄生虫の不妊化，殺滅	0.1〜1kGy
カビ類の殺菌	1〜10kGy
細菌栄養細胞の殺菌	1〜10kGy
細菌芽胞の殺菌	10〜30kGy
ウイルスの失活	10〜50kGy
酵素の失活	50〜200kGy

また，突然変異が起こったとしても細胞内での自動的な DNA の組み替えにより元に戻ることが多い．なお，紫外線での生物効果も DNA 損傷が中心であるが，これは DNA の塩基鎖を構成するチミン塩基が二量体化することが主に原因しており，突然変異発生や損傷 DNA の修復過程は，放射線損傷の修復と似ている．事実，大腸菌での突然変異発生率は，放射線でも紫外線でも殺菌がほぼ達成できる量まで照射したとしても 0.5％以下にすぎない [7]．

生物に対する放射線の影響は，表 2-16 に示すように高等生物では少ない吸収線量で大きな生物効果をもたらすが，下等生物の場合には多量の線量が必要である [5,6]．すなわち，生物に対する放射線の影響は，細胞中の DNA 含量に反比例しており，細胞当たりの DNA 含量が少ないほど放射線に耐性となる傾向がある．

細胞中のおおよその DNA 含量は，細菌を 1 とすると，ウイルスで 0.01〜0.1，カビや酵母菌（糸状菌または真菌）で 10，昆虫で 20，動物で 1,000，植物で 1,000〜5,000 である．なお，食品や生体内に含まれる酵素類は放射線に対して著しく安定であり，放射線で完全殺菌された生鮮食品中でも酵素活性は残っている．また，BSE（牛海綿状脳症）で広く知られるようになったプリオンも酵素と同じタンパク質の一種であるため，放射線に対して著しく耐性である．

根茎野菜は 0.15 kGy 以下で発芽が抑制され，害虫は 0.5 kGy 以下で殺虫される．微生物の場合は，芽胞（胞子）を形成する細菌類や放射線

抵抗性菌が，一般微生物に比べて放射線に対する耐性が強いことがわかっている．すなわち，多くの病原性細菌やカビの仲間は 1～5 kGy で完全殺菌できるのに対して，芽胞形成細菌や放射線抵抗性菌は 10 kGy 以上照射されないと完全に殺菌できない．

表 2-17 は，水溶液中で 90％殺菌するのに必要な各種微生物の吸収線量を D_{10} 値で比較したものであるが，多くの病原性細菌は少ない線量で殺菌できることを示している．細菌芽胞が放射線に耐性を持つ理由は，芽胞中の DNA が乾燥状態と同じような状態にあり，周囲をフリーラジカル捕捉物質で覆われていることが主に関係している．

放射線抵抗性菌の場合には，DNA 修復酵素系が異常に発達していることが放射線耐性の主な原因になっていると思われる．なお，細菌芽胞は熱にも耐性であり，100℃で 1 時間加熱しても完全殺菌できないが，放射線抵抗性菌は熱に耐性が低く，食品の腐敗菌や病原菌とはならない．ウイルスや酵素も放射線に耐性が著しく強いが，熱に対しては一般細菌

表 2-17　溶存空気存在下での 0.067M 燐酸緩衝液中の各種微生物の放射線感受性 [4, 24, 28, 30]

菌　　種	D_{10} 値(kGy)
大腸菌	0.1～0.2
緑濃菌	0.06
ネズミチフス菌	0.16
サルモネラ・エンテリティディス	0.16
リステリア・モノサイトゲネス	0.16
黄色ブドウ球菌	0.21
腸炎ビブリオ菌	0.035
ボツリヌス菌芽胞	1.6
枯草菌芽胞	1.4
セレウス菌芽胞	1.1
麹カビ	0.2
アスペルギルス・フラバス	0.24
酒酵母菌	0.36
デイノコッカス・ラジオジュランス（放射線抵抗性菌）	2.1
メチロバクテリウム・ラジオトレランス（放射線抵抗性菌）	1.4
トリコスポロン・オリーゼ（放射線抵抗性菌）	1.6

より耐熱性が低く，65℃・30分で活性を失うものが多い．

3.3　照射食品の食味への影響

3.3.1　異臭発生

　肉類などを過剰照射すると異臭が発生する．この異臭は照射臭またはケモノ臭とも呼ばれており，主に食肉製品や魚介類を過剰に照射することによって発生し，穀類などでもまれに認められることがある．この照射臭と似た臭いは，肉類を日光にさらすときにも発生するもので，主として脂質およびタンパク質の分解による揮発性物質である．牛肉や豚肉などの照射臭の主要な成分は，炭化水素類，カルボニル化合物，アルコール類，硫黄化合物のメルカプタン類などであると報告されている[8, 9]．照射臭が特に発生しやすいのは新鮮な牛乳や鶏卵などであり，室温で1 kGy照射しても明確に認められる．

　一方，牛肉，豚肉，鶏肉，ソーセージ，生鮮魚介類などは，食中毒性細菌の殺菌線量である2～3 kGy程度では室温・空気存在下の照射でも照射臭はほとんど発生せず，脱酸素下で照射すれば5 kGyでも照射臭の発生は抑制できる．また，微量に照射臭が発生しても加熱調理で感知できなくなる．また，脱酸素下や−20～−40℃の凍結下であれば，50 kGyの高線量の照射でも照射臭の発生が抑制できると報告されている[9]．

　香辛料やコーヒー豆，緑茶などは10 kGy以上照射しても香りは変化しないか，照射によって好ましい香りが強くなるものが多い．一方，野菜類や生鮮果実，穀類など1 kGy以下での放射線処理の場合には，照射による異臭発生はほとんど問題にならない．

3.3.2　味への影響

　卵白やエビなどを室温で過剰照射すると若干苦味が認められることがある．苦味の原因は，疎水性ペプチドが生成することによると報告され

表 2-18 生鮮魚介類の照射による食味変化が無視できる適正線量と低温下での貯蔵期間[13]

魚種	適正線量(kGy)	貯蔵期間
タ ラ	1.5	18
サ バ	3.5	30
シタビラメ	1.0〜4.0	20〜25
ハマグリ	8	
カ キ	2	
エ ビ	2	5〜14
カ ニ	2.0〜2.5	14〜28
ロブスター	2.5	10〜18

貯蔵期間：氷蔵下での日数．

ており[10]，タンパク質の一部が放射線で分解して低分子のペプチドを生成する際に疎水性ペプチドが生成すると考えられる．しかし，食肉類や魚介類の多くは，表 2-18 に示すように 2〜3 kGy 程度の線量では食味の変化が認められないものが多く，脱酸素下や凍結下で照射すれば食味の変化は著しく抑制される．また，照射による苦味対策として，ポリ燐酸塩やグルタミン酸，アスパラギン酸，香辛料などを添加して苦味をマスキングすることも有効である．

その他，食味の 1 つとしてテクスチャー（噛みごたえ）も重要であるが，食肉や魚介類などの場合には，5 kGy 以下の照射では問題にならない[11]．また，5 kGy 以上の照射が必要な場合にも，ポリ燐酸塩の添加によってテクスチャーの低下を抑制できる[8]．しかし，澱粉を多量に含む食品類では，1 kGy 以下の殺虫線量でも粘度低下が問題になるものがある．この理由は，澱粉などの多糖類が放射線で低分子化されやすいためである．

3.3.3 色調への影響

食品類の多くは，放射線を照射しても著しい色調変化は起こらない．例えば，香辛料を 50 kGy という高線量照射しても色調変化は無視できる．しかし，肉類や魚介類の場合には照射によって赤変，褐変，退色な

どを起こすものがある[12]．鶏肉や豚肉などは3 kGy以上の照射によって肉眼でも赤色度が明確に増加する．

一方，牛肉やカツオ，マグロなどは3 kGy以上で赤褐色に変化する．生鮮肉などの赤色度が増加するのは，タンパク質の一種であるミオグロビンと分子状酸素の反応により形成されるオキシミオグロビンが増加するためである．また，牛肉などが赤褐色に変化するのは，オキシミオグロビンのほかにメトミオグロビンが増加するためである[12]．

ウインナソーセージなどを空気存在下で3 kGy以上照射すると退色が認められることがある．食肉製品や魚肉製品などで照射による退色が起こるのは，カロチノイドやポルヒリン環が放射線で酸化分解するためである．しかし，これらの色調変化も牛肉や鶏肉，ソーセージなどを脱気包装して照射すれば5 kGy以上でも変色を防ぐことができる．

また，穀類などを過剰照射すると，醤油の黒色色素生成などと同じメイラード反応によって，褐変化が若干起きることもある．

3.4 根茎野菜の発芽防止と青果物の熟度調整

放射線による根茎野菜の発芽抑制の原理は，発芽部の組織が他の一般組織に比べて放射線に感受性であり，発芽部の細胞分裂が抑制されるためである．すなわち，一般組織が生きている状態で発芽が抑制される（図2-27）．根茎野菜類の発芽抑制に必要な線量は，馬鈴薯やサツマイモ，ヤマイモで0.06〜0.15 kGy，タマネギ，ニンニク，エシャロット，コンニャクイモで0.02〜0.15 kGy，ショウガで0.04〜0.15 kGyである[13]．なお，クリの場合も0.2 kGyで発芽が抑制できる．上限線量が0.15 kGyであるのは，それ以上では一般組織も放射線の損傷を受けて，微生物に対する防御力が失われ腐敗しやすくなるためであり，栄養的な問題ではない．

タマネギやニンニクなどは，発芽活動が始まると発芽抑制効果がなくなり，発芽初期の照射では発芽部が死んで黒変化するため，休眠期に照

0.1kGy照射
非照射

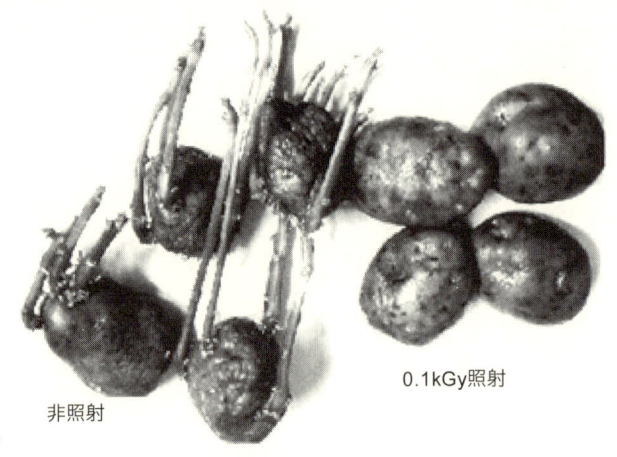

図 2-27　馬鈴薯の発芽抑制，室温で 8 カ月貯蔵 [15]

射する必要がある．一方，馬鈴薯などの場合には，発芽初期にも発芽抑制効果が認められる．

　馬鈴薯は照射後の貯蔵中に遊離糖が若干蓄積され，ポテトチップ製造などの加熱の際にアミノ酸と反応して褐変化の原因となることがある [14]．また，馬鈴薯は収穫時に十分に成熟していないと，照射による黒変化が若干起こることがある [15]．

　ニンニクは，現状では −2.5℃ で貯蔵して出荷時に常温に戻しているが，流通の期間に腐敗または発芽するため，放射線での発芽防止が必要であろう．わが国では収穫前の発芽防止剤のマレイン酸ヒドラシドの散布が禁止となったため，放射線による発芽防止の利用が馬鈴薯ばかりでなくタマネギやニンニクなどにも広がることが期待される．中国などでは放射線によるニンニクの発芽防止が実用化されている．

　一般に，生鮮果実などの青果物に放射線を照射すると，1 kGy 以上では複雑な生理的な変化や組織の軟化，褐変化が起こることがある [16]．しかし，多くの青果物は，検疫処理を目的とした農業害虫の殺虫線量である 0.2〜0.5 kGy では放射線による障害は認められない．

　例えば，グレープフルーツやバナナなどを照射しても食味は変化せず，果皮や果肉の褐変化は認められない．リンゴやモモ，サクランボなどで

は 0.5～1 kGy の照射で熟度が遅延され，4℃程度の貯蔵では約 1.5～2 倍の貯蔵期間延長が可能となる．また，熱帯果実のマンゴーやパパイヤなどでも 0.25～1 kGy で熟度遅延が可能である．この線量ではビタミン類などの栄養成分もほとんど変化しない．

3.5　穀類および生鮮果実などの害虫および寄生虫の殺滅

　害虫の多くは低線量の放射線処理で殺虫できることがわかっているが，薬剤と異なり即時に死ぬことがないため，殺虫線量や不妊化線量の決定には多くの研究が必要であった．しかし，放射線処理法は薬剤と異なり害虫の卵にも有効である．

　穀類や豆類，香辛料などを長期貯蔵すると，コクゾウムシやコクガ，シバンムシ，ダニなどの害虫が発生して大きな被害を与えることがある．また，害虫が発生すると食害ばかりでなくカビが発生しやすくなり，カビ毒による被害も起こりやすくなる．

　これまで，これらの害虫の防除には臭化メチル燻蒸などの薬剤処理が行われてきた．しかし，薬剤処理は穀類内部に産み付けられた卵や蛹には効果が不十分であり，定期的に薬剤処理を繰り返す必要があり，薬剤残留の問題もある．臭化メチルは穀類内部への浸透力が優れているが，フロンガスと同様にオゾン層破壊物質として国際的に使用が制限されており，他の薬剤は耐性虫の発生や浸透力が弱いという問題がある．

　害虫の発生を防止するには，低温貯蔵や，炭酸ガス貯蔵などの方法もあるが，殺虫効果が不十分なため検疫処理には適用できない．生鮮果実に寄生するウリミバエなどの農業害虫の検疫処理には，以前は臭化エチレン燻蒸が行われていたが，発癌性のため使用が禁止となり，現在では蒸熱処理（果実の中心温度 46.8℃，10 分間）や低温処理（-0.6～1℃，12～14 時間），青酸ガス燻蒸などが行われている．しかし，蒸熱処理などは果実の品質を低下させ，殺虫効果も不十分である．

　放射線による殺虫の場合には，食品内部への透過力が強いため，比較

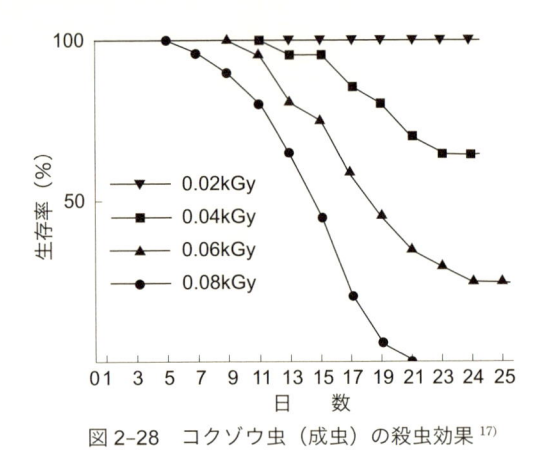

図 2-28 コクゾウ虫（成虫）の殺虫効果 [17]

的照射量が少ない 1 kGy 以下の吸収線量で食品内の害虫の卵，幼虫，蛹，成虫の不妊化・殺滅が可能である．また，外部からの虫の侵入ができない梱包下で貯蔵すれば，再度殺虫処理をする必要がないという利点がある．しかし，放射線による殺虫処理は，図 2-28 に示すように照射直後に即死するのではなく，数日かけて徐々に死滅していくという特徴があり，即死させるには 3～5 kGy 必要であろう [13, 17]．害虫の卵は放射線で殺虫されやすく，蛹，幼虫，成虫の順に放射線に耐性となる傾向がある．

また，不妊化線量は殺虫線量の約 1/2 である．害虫を薬剤で処理する場合は，神経系や呼吸器系が障害を受けやすいが，放射線の場合には遺伝子が主に障害を受ける．虫の体内では生殖器や造血器が放射線障害を受けやすく，多くの害虫は 0.07～0.5 kGy で不妊化され子孫を残さなくなる．

害虫の必要殺虫線量は，同じ属や類間でほぼ同じ傾向を示すことが報告されており [18]，ゾウムシ類（コクゾウムシなど）と甲虫類は 0.15～0.25 kGy で殺虫される．ダニ類は 0.20～0.40 kGy，ガ類は 0.40～1.0 kGy で殺虫される．海外から輸入される生鮮果実などの検疫で問題になる農業害虫のミバエ類なども 0.10～0.25 kGy，アブラムシ類は 0.25～0.40 kGy で殺虫される．

輸入切り花などで問題になるイモムシ類，ダニ類，アザミウマ類，カイガラムシ類は 0.3〜0.4 kGy で繁殖を防止できる[19]．木材に寄生するカミキリムシ科やキクイムシ科は 0.5 kGy で殺虫可能である．一方，線虫類については研究例が少ないため明確でないが，2 kGy 以上必要の可能性がある．米国などでは，熱帯果実の検疫処理のための放射線による殺虫処理が実用化されている．

原子力特定総合研究では，米や小麦などの穀類中のゾウムシ類やガ類の殺虫を目的としていたが，0.2〜0.5 kGy が殺虫線量と決定された[20]．夏期の貯蔵条件では，非照射玄米にカビ毒を産生する可能性があるカビ類が発生していたが，照射玄米ではカビの発生がなかった．非照射玄米でカビが発生したのは，虫が発生して食害部の水分含量が増加したためであろう．なお，照射玄米では食味や栄養成分の低下はほとんど認められなかった．

一方，照射小麦では製パン性は変化しなかったが，製麺性が若干低下した．製麺性が低下した理由は，照射によって澱粉の粘度が低下したためであろう．ウクライナなどでは穀類の電子線による殺虫処理が行われている．

寄生虫の感染は，腹痛などの病気の原因や流産の原因になることがある．また，熱帯地方では寄生虫の感染によって植物人間になったり死亡することがある．豚肉に寄生している旋毛虫は 0.3 kGy で感染力が失われ，0.5 kGy で殺虫される[21]．この線量ではサナダムシ，回虫，トキソプラズマ，多くの熱帯性寄生虫なども殺虫される．また，魚に寄生しているジストマも 0.5 kGy で殺虫される．タイでは発酵ソーセージの放射線による寄生虫の殺虫が実用化されている．

3.6 食品の放射線殺菌効果と微生物相変化，病原菌の殺菌

3.6.1 殺菌線量と微生物相変化

　放射線殺菌には，貯蔵期間の延長を目的とした菌数低減または食中毒菌などの病原菌の殺滅を目的とした消毒殺菌がある．また，缶詰と同じ目的の完全殺菌（滅菌）もある．放射線による消毒殺菌での必要線量は 10 kGy 以下であり，完全殺菌でないため残存する微生物相（ミクロフローラ；各種微生物の分布）が変化することにより有害な微生物が照射後に増殖しやすいかどうかを調べておく必要がある．

　食品を汚染している微生物類の殺菌効果を調べるには，図 2-29 の片対数グラフで示す生存曲線で，それぞれの D_{10} 値を比較するのが便利である．生存曲線には，直線的に死滅する指数関数型と初期に肩を有するシグモイド型があり，D_{10} 値は生存曲線の直線部分で 90% 殺菌するのに必要な吸収線量である．しかし，その値は表 2-17（既出）および表 2-19 に示すように，微生物の種類や照射時の水分含量，酸素雰囲気，乾燥，凍結，フリーラジカル捕捉物質との共存状態などによって変化する．

　芽胞形成能がない栄養細胞型細菌は，放射線で殺菌されやすい菌種が多く（既出，表 2-17），芽胞（耐熱性胞子）形成細菌は放射線に耐性で

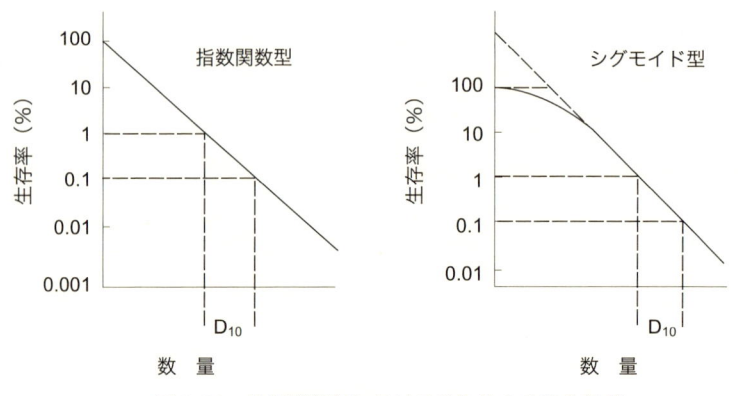

図 2-29　放射線照射における微生物の生存曲線[13]

表 2-19 各種条件下でガンマ線を照射した場合の D_{10} 値の変化 [33, 45]

菌　種	燐酸緩衝液・好気下	2%グリセリン＋1%ペプトンで乾燥	黒コショウ表面で乾燥
バチルス・プミルス（芽胞）	1.6 kGy	1.8 kGy	2.2 kGy
セレウス菌（芽胞）	1.1 kGy	1.3 kGy	1.3 kGy
大腸菌　S2 株	0.20kGy	1.0 kGy	1.2 kGy
麹カビ無性胞子	0.20kGy	0.50kGy	0.50kGy
緑カビ有性胞子	0.58kGy	0.58kGy	0.58kGy

ある．カビ類などでは菌糸と胞子の間で放射線感受性に大きな差がないものが多い．また，増殖期の若い微生物細胞は，定常期の成熟した状態の微生物細胞に比べ放射線で殺菌されやすい．

　生鮮肉製品などの貯蔵期間の延長，および病原菌の殺滅を目的とした放射線殺菌では，10℃以下の低温貯蔵との組み合わせが多い．低温下で畜肉類や食鳥肉，魚介類の腐敗に関与する微生物は，主としてシュウドモナス，フラボバクテリウム，マイクロコッカス，乳酸菌群，アシネトバクター，サイクロバクター（旧アクロモバクターまたはモラクセラ-アシネトバクター）などの腐敗性細菌群と，腐敗性酵母菌のカンジダ，トルロプシス，ロドトルラである．

　例えば，鶏肉の場合には図 2-30 に示すように [22]，非照射品は 10℃で2～3日間程度しか貯蔵できず，前述の微生物群のほかに糞便性大腸菌群も増殖してくる．しかも，糞便性大腸菌群には，腸管出血性大腸菌 O157 などの病原性細菌が含まれている可能性がある．

　一方，ガンマ線を 1～3 kGy 照射すると，図 2-31 に示すように糞便性大腸菌群も，多くの腐敗性細菌群も増殖せず，サイクロバクターや腐敗性酵母菌，乳酸菌群のみが増殖してきた．これらの腐敗菌は増殖速度が遅く，放射線処理で菌数も著しく低減するため，貯蔵期間は 6～10 日に延長された．なお，サイクロバクターや腐敗性酵母菌，乳酸菌群には病原性がなく，サイクロバクターなどは低温性細菌である．

　畜肉製品や魚肉製品では，室温貯蔵下で有芽胞細菌が 3 kGy の放射線処理でも生残して増殖する可能性がある．一方，10℃貯蔵下でも非照

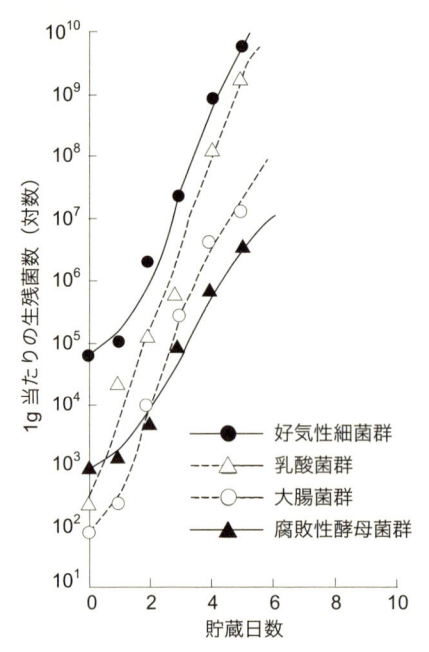

図 2-30　非照射鶏肉の 10℃貯蔵での各種微生物の増殖 [22]

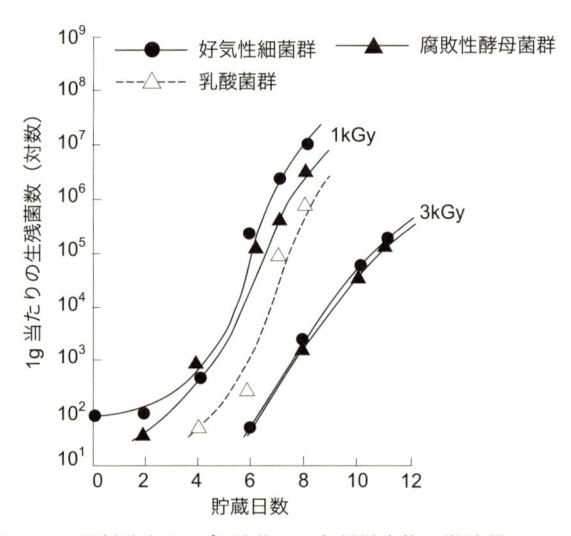

図 2-31　照射鶏肉の 10℃貯蔵での各種微生物の増殖 [22]

射品にはセレウス菌などの有芽胞細菌が増殖することがあるが，3 kGy の照射で有芽胞細菌の増殖は起きないか，ごくわずかである[23]．照射食品で有芽胞細菌の増殖が低温貯蔵下で抑制されるのは，放射線によるDNAなどの損傷が低温では修復されにくいためと思われる．

乾燥食品の場合には，アスペルギルス属やペニシリウム属の好浸透圧性カビ類によって腐敗が起こるが，照射によって毒素産生カビ類が優先的に生残することはなく，水分含量を約12％以下に維持して2～5 kGy照射すれば，カビの発生を長期にわたって抑制できる．なお，加熱による消毒殺菌でも微生物相変化が起こり，有芽胞細菌などが優先的に生き残る．

3.6.2 病原菌の殺菌効果

食中毒防止対策として最も期待されているのは，芽胞形成能がない食品由来の病原性細菌の殺菌である．固形食品においては，食中毒性細菌の多くは100℃でも短時間の加熱処理では，熱伝導度の関係から生き残る可能性がある．また，10℃以下の低温貯蔵でも，食中毒性細菌が増殖する可能性がある．

放射線による殺菌処理の利点は，食品内部までほぼ均一に処理できることである．わが国でも腸管出血性大腸菌のO157:H7やサルモネラ，黄色ブドウ球菌，カンピロバクター，腸炎ビブリオ菌などによる食中毒の被害が多発しているが，これらの細菌類は少ない線量で殺菌可能である．牛肉中でのO157:H7の殺菌効果を図2-32に示す[24]．

食品由来の病原性細菌の殺菌効果を生鮮肉中でのD_{10}値で比較すると，表2-20に示すように菌種による差は少ない[25]．実際の食品中では，サルモネラなどの病原性細菌を完全に殺菌するのに必要な線量は，0℃から室温では2～4 kGy，−20℃以下の凍結下では3～7 kGyである．

一方，腸管出血性大腸菌やカンピロバクター，腸炎ビブリオ菌，エロモナス菌などは室温下では1 kGyでも十分に殺菌できる．すなわち，同じ大腸菌でも腸管出血性大腸菌の血清型O157:H7は普通の血清型の

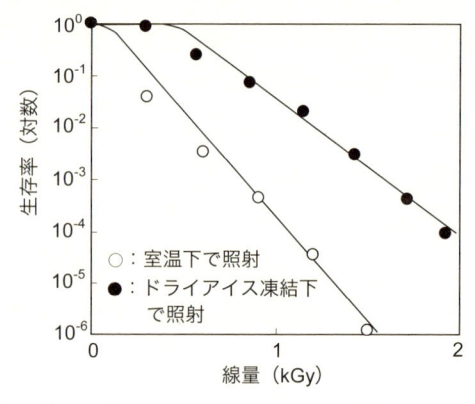

図 2-32　腸管出血性大腸菌 O157:H7・IID959 株の牛挽肉中での放射線殺菌効果[24]

表 2-20　食中毒性細菌類の食肉中での放射線感受性（室温下）[25]

菌　種	D_{10} 値(kGy)
リステリア菌	0.40〜0.60
サルモネラ	0.40〜0.50
腸管出血性大腸菌 O157:H7	0.28〜0.36
カンピロバクター	0.14〜0.32
エルシニア菌	0.14〜0.21
エロモナス菌	0.14〜0.19

大腸菌に比べて少ない線量で殺菌できる．

　しかし，有芽胞細菌に属する病原性菌であるセレウス菌，ウエルシュ菌，ボツリヌス菌は 10 kGy 以上照射しないと完全殺菌できない．香辛料などでは 7〜10 kGy で，これらの菌は衛生レベル以下にまで殺菌できるが，肉製品などの完全殺菌では，ボツリヌス菌を凍結下で完全に殺菌する線量である 30 kGy 以上が必要である．

　ウインナソーセージやカマボコでの研究結果では，室温下で 3 kGy 照射して 10℃以下で貯蔵すると，セレウス菌の増殖が非照射品で認められたが，照射品ではほとんど認められなかった[23]．従って，これらの有芽胞細菌に属する食中毒菌の場合にも，低温貯蔵と 3 kGy 程度の照射の組み合わせによって食中毒防止が可能であろう．

　生ガキなどでの小型球形ウイルス（ノロウイルス）による食中毒が多

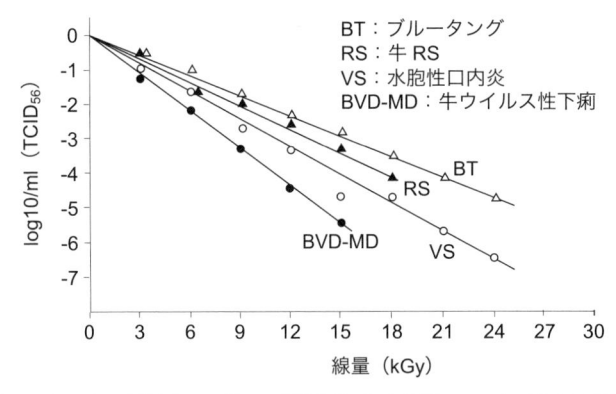

図 2-33　ドライアイス凍結下でのガンマ線照射による各種 RNA ウイルスの不活性化[26]

発しているが，ウイルスは図 2-33 に示すように，放射線に耐性である[26]．食品中のウイルスを不活性化するためには 10 kGy 以上必要であろう．しかし，ノロウイルスは 60〜70℃で加熱すれば不活性化するため，特殊な場合を除いては放射線処理の必要性はないであろう．

3.7　畜肉類・食鳥肉・魚介類の殺菌

3.7.1　畜肉類・食鳥肉

牛，豚，羊などの畜肉類や鶏，七面鳥などの食鳥肉は，屠殺直後から微生物および自己消化酵素による腐敗が進行する．また，これらの肉類は解体時に腸内または表皮からの病原性細菌の汚染を受けやすい．肉類の解体時には当然のことながら，洗浄，蒸気処理，腸管の分離などが行われているが，このように衛生状態に注意しても微生物汚染を完全に防止することは困難である．

例えば，米国のような HACCP（危機分析重要管理点）先進国でも，食肉由来の病原性細菌による死者は年間 5 千人以上と報告されている[27]．しかも，病原性細菌の約 80％が薬剤耐性菌であり，食中毒患者の抗生物質による治療が困難となっている[28]．わが国での食中毒による死者

が米国に比べて著しく少ないのは，食習慣の違いや統計処理の違いによるものである．しかも，腸管出血性の病原大腸菌 O157:H7 などの汚染は，わが国の国産牛肉などにも認められ[24]，10℃前後でも増殖する可能性があり，牛肉の挽肉やタタキなどでは菌が増殖しやすいため食中毒発生件数が多い．

　食肉の腐敗を防止するために，低温貯蔵や凍結処理などが行われている．低温貯蔵は主に生鮮食肉に応用されているが，10℃以下の低温でもシュウドモナスやフラボバクテリウム，乳酸菌群，サイクロバクターなどの低温性細菌類や腐敗性酵母菌が増殖して腐敗に関与する．また，リステリア菌や腸管出血性大腸菌，セレウス菌などの食中毒菌も 10℃前後で増殖する可能性があり，酵素類もゆるやかながら腐敗に関与する．凍結下では微生物は増殖できないが，長期にわたり生存でき，解凍時には肉類の組織破壊によって微生物の増殖が急速に起こる．

　ハムやソーセージなどの食肉加工品にはソルビン酸カリウムや亜硝酸塩などの保存料が用いられているが，乳酸菌群や腐敗性酵母菌以外の菌の増殖を抑制できるという点では効果があるが，腐敗防止効果はあまり期待できない．また，加工食品を大量に摂取した場合，保存料による腸内細菌への悪影響が生じる可能性がある．食肉加工製品への亜硝酸塩の添加は，赤色の発色とボツリヌス菌の増殖防止を目的にしているが，一方ではアミノ酸と反応して発癌性物質のニトロソアミンを生成することが知られている[29]．食肉加工品を加熱殺菌する場合，約 120℃での高温殺菌で十分な殺菌効果が得られるが，食味や栄養成分が低下する．しかし，80℃前後の低温加熱殺菌では，熱伝導度などの関係で殺菌効果は不完全で，多くの微生物が生き残る．

　これに対して放射線は，包装済みの食肉の内部まで均一に透過して，殺菌，寄生虫の殺滅が期待できる．食肉を汚染する寄生虫や病原性細菌のサルモネラ，腸管出血性大腸菌，カンピロバクター，リステリア菌，黄色ブドウ球菌，エルシニア菌などは0℃〜室温下での照射条件，1〜3 kGy で殺虫・殺菌され，異臭発生などの食味変化も無視できる[22]．ま

た，この線量では腐敗菌の菌数も低減され，貯蔵期間も2倍以上に延長される（既出，図2-30, 2-31）．

一方，1 kGy 照射すると大腸菌群は増殖せず，3 kGy も照射すると，腐敗菌はサイクロバクターと腐敗性酵母菌のみとなる（既出，図2-31）．同じような効果は，保存料を添加していないウインナソーセージなどでも認められる．

ウインナソーセージの場合，窒素ガス置換や脱気包装すると5 kGy でも食味は低下せず，貯蔵期間も2～4倍に延長可能である[30]．このことは，他の食肉製品でも同じであろう．なお，放射線殺菌により食肉加工品中の亜硝酸塩の添加量を，発色を目的とする程度まで低減する研究も行われている．

米国では，食肉への照射が0℃～室温下の照射条件で最高4.5 kGy，凍結下で7.0 kGy まで許可されているが，脱気包装など照射時の酸素の悪影響を防止するよう条件が付いている．米国では腸管出血性大腸菌の食中毒防止のための牛挽肉の放射線殺菌，サルモネラによる食中毒防止のための鶏肉の放射線殺菌が実用化されており，多くのスーパーマーケットで販売されている．

フランスやオランダなどでも鶏肉の放射線殺菌が実用化されている．

3.7.2 魚介類

魚介類も，食肉と同様に低温保存でも腐敗しやすい食品である．魚介類はシュウドモナスやフラボバクテリウム，サイクロバクターなどの低温性細菌により急速に腐敗する．このため，魚介類の多くは氷とともに低温貯蔵するか冷凍貯蔵されることが多い．

魚介類の病原性細菌の汚染は，カキなどの貝類ではサルモネラや大腸菌群で汚染されているものもあるが，一般的には腸炎ビブリオ菌やコレラ菌，エロモナス菌などの病原性ビブリオ菌類により汚染されていることが多い[31]．

わが国では，腸炎ビブリオ菌などの病原性ビブリオ菌類は，夏季に沿

岸部の海水で発生しやすく，エビやカニ，貝類で特に汚染されやすい．また，東南アジアなどからの輸入水産物からも病原性ビブリオ菌類が検出されることが多い[32]（表2-21）.

一方，エロモナス菌は淡水魚や北洋魚介類などに広く汚染しており，低温でも増殖可能である．わが国では消費者の魚介類摂取量が多いため，腸炎ビブリオ菌などによる食中毒事件が常に上位を占めており，エロモナス菌による食中毒も多発している.

魚介類は凍結すれば長期貯蔵が可能であるが，食味が低下するので，氷温下で貯蔵するものが多い．氷温下でもシュウドモナスやサイクロバクター，エロモナス菌などの細菌類の増殖が可能であり，多くの魚介類の貯蔵期間は5日程度である．なお，欧米諸国で流通しているむき身のエビやカエルの足などは，加工工程で作業員からのサルモネラ汚染が発生することがある.

魚介類を汚染させる腸炎ビブリオ菌，人食い細菌とされるビブリオ・ブルニフィカスなどの病原性ビブリオ菌類やエロモナス菌は，放射線感受性が高く，0℃〜常温下での照射では0.75〜1.5 kGyで殺菌される．また，凍結下では3 kGyで殺菌される[32]．表2-18（既出）に示したように，魚介類の多くは1.5 kGy程度では食味変化を起こさないため，放射線殺菌が有望である．また，貯蔵期間も2倍以上に延長される．ボ

表2-21 輸入冷凍エビ100g中での病原性ビブリオ菌類の検出菌数[32]
（各10g，10試料中の陽性数）

試料	腸炎ビブリオ	ビブリオ・ミミカス	ビブリオ・アルギノリチカス	ビブリオ・ブルニフィカス	ビブリオ・フルビアリス
東南アジア1	3	0	4	1	3
東南アジア2	8	0	0	0	1
東南アジア3	1	0	6	1	0
東南アジア4	0	0	1	0	0
東南アジア5	2	3	2	0	1
メキシコ	7	0	5	0	0
中国1	0	0	1	0	0
中国2	0	0	0	0	0

ツリヌスE型菌も低温下で増殖するが，照射後には芽胞の修復に時間がかかるため，通常の空気を含む包装下では増殖する確率は低い．

フランスやオランダ，ベルギーなどでは，冷凍エビやカエルの脚の殺菌，燻製サケの貯蔵期間延長のための照射が1〜2 kGyで実用化されている．

水産練り製品の場合は，有芽胞細菌や腐敗性酵母菌，エロモナス菌，サイクロバクターなどにより腐敗が起きる．放射線殺菌の場合，カマボコは10℃以下，3 kGyで貯蔵期間が約2倍延長できる．また，エロモナス菌などが非照射品に増殖したが，3 kGyでは増殖しなかった[33]．揚げカマボコでも3 kGyで貯蔵期間が2倍以上に延長された．

3.8 香辛料など乾燥食品の殺菌

香辛料には微生物汚染が著しいものが多く，表2-22に示すように1

表2-22 香辛料1g当たりの微生物汚染数[34]

香辛料試料	総細菌数	大腸菌群	好浸透圧性糸状菌	一般糸状菌
黒コショウ粉末A	5.3×千万	1.5×万	6.5×万	5.5×千
黒コショウ粉末B	3.8×千万	9.9×千	7.1×千	3.0×千
黒コショウ粒A	2.0×千万	−	−	−
黒コショウ粒B	4.8×千万	8.9×千	6.3×千	3.1×千
白コショウ粉末A	9.2×万	1.7×百	6.3×千	3.1×千
白コショウ粉末B	−	−	−	−
白コショウ粒A	9.3×万	−	2.6×千	8.1×千
白コショウ粒B	2.0×百万	2.0×百万	2.9×万	1.7×万
ターメリック粉末A	3.6×千万	5.7×千	2.6×千	8.1×千
ターメリック粉末B	3.1×百万	7.5×百	−	−
ターメリック原料	6.7×十万	−	−	−
ローズマリー粉末A	4.9×千	−	5.6×千	2.1×千
ローズマリー粉末B	2.2×百万	5.8×百	7.5×百	1.5×百
ローズマリー原料	2.8×千	−	−	−
バジル粉末	9.0×百万	9.0×百	2.8×百	6.5×百

−：検出できず．

g 当たり 1 万～1 億個の菌が検出される[34]．香辛料の主要な汚染細菌は，耐熱性の有芽胞細菌である枯草菌やバチルス・プミルスなどの腐敗菌で構成されている．

一方，セレウス菌などの食中毒性の有芽胞細菌による汚染は，1 g 当たり 10～10 万個検出されるという報告もある[35]．また，枯草菌なども，菌株によっては食中毒を起こすことが報告されている[36]．

また，香辛料の多くは熱帯地方で生産されるため，ボツリヌス菌やウエルシュ菌などの食中毒性の有芽胞細菌による汚染も起こっている[35]．無殺菌の香辛料であっても，直接，食卓で食事の際に振りかける場合には食中毒の発生はほとんど起こらないが，加工食品に添加した場合や香辛料を添加した食品を加熱調理後に保存する場合に，食中毒菌が増殖して食中毒を引き起こすことがある．一昔前に，欧米諸国で肉製品などでの香辛料が原因した食中毒が多発したのは，香辛料を殺菌処理しない状態で，加工肉製品などに添加したことが主な原因であった．

わが国の食品衛生法で，食肉や魚介類などの加工に用いる香辛料などの菌数を 1 g 当たり千個以下とするように規定しているのは，セレウス菌などの食中毒対策のためである．しかし，有芽胞細菌は耐熱性であり，香辛料を 100℃で 1 時間加熱調理してもほとんど殺菌できず，120℃で蒸気滅菌処理すれば香気成分が消失し，色調も変化する．わが国では過熱水蒸気気流法での 140～180℃・2～5 秒による殺菌処理が行われているが，香りの低減や退色が起こる．

一方，エチレンオキシドによる殺菌処理も以前には行われていたが，発癌性物質が蓄積されるため使用が禁止された．なお，香辛料にはアフラトキシンなどの，カビ毒を産生するカビ類や害虫の汚染も著しく認められている[34]．

放射線による香辛料の殺菌は，図 2-34 に示すように，過熱水蒸気気流法やエチレンオキシド殺菌に比べ香気成分の低減が全くなく[37]，50 kGy の高線量でも，香り，抗菌性，抗酸化性，色調が変化しない優れた殺菌法である[38, 39]．とくに，香辛料の香気成分である精油は照射に

(3) 食品照射の利用分野

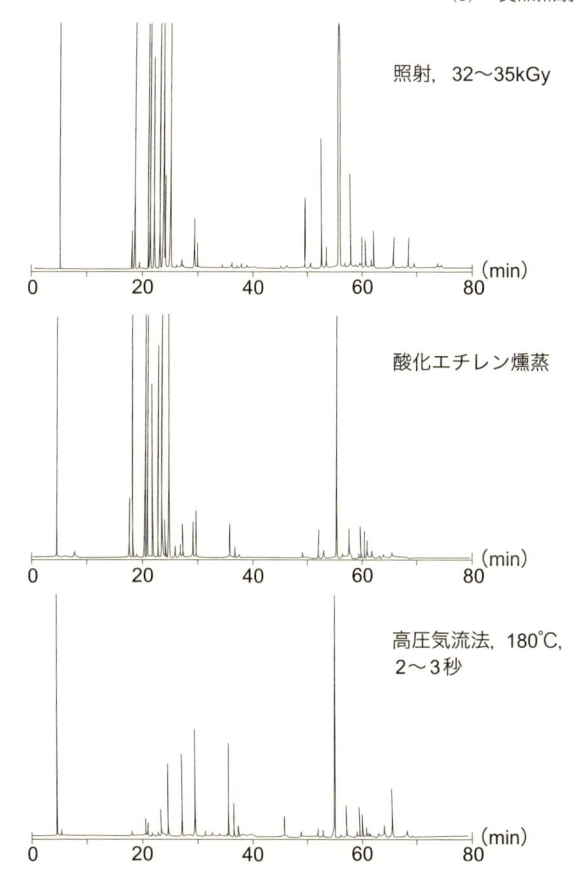

図 2-34 異なった殺菌処理法による黒コショウ精油成分のガスクロマトグラフ [37]
(小林彰夫ら：食品照射研究委員会最終報告書，日本アイソトープ協会，1992 年；低沸点香気成分は主に 20〜40 分（min）で検出され，非照射と照射で同じ分析値を示した）

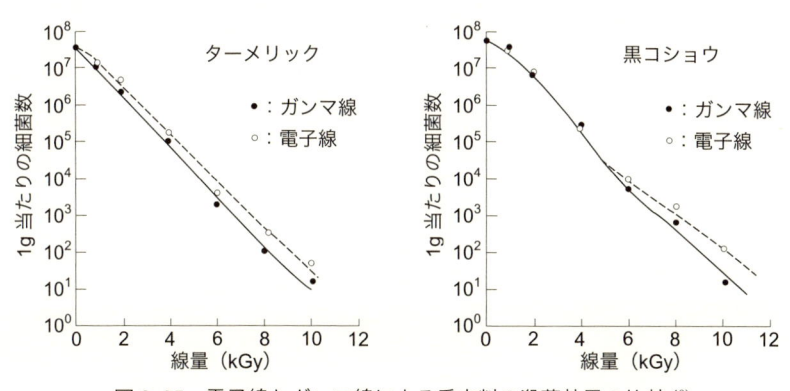

図 2-35 電子線とガンマ線による香辛料の殺菌効果の比較 [40]

よって変化しにくく、香辛料の種類によっては逆に好ましい香りが強くなるものもある[38]。

放射線による殺菌効果は図2-35に示すように、有芽胞細菌は7〜10 kGyで衛生基準の千個以下になる[34]。ターメリックや黒コショウなどの必要殺菌線量は、ガンマ線に比べ電子線のほうが約1.1倍多いが、多くの香辛料は両放射線とも10 kGy以下で衛生基準以下に殺菌される[40]。

香辛料の多くは吸湿性のため、貯蔵中に好浸透圧性のアスパルギルス属（コウジカビの仲間）などのカビ（糸状菌または真菌）類によって変敗しやすい。乾燥香辛料をポリエチレン袋に密封して夏季の高湿下で貯蔵するとカビ類が増殖してくるが、2 kGyで多くの香辛料類のカビ増殖が抑制され[34]、クラフト紙袋では5 kGyで抑制される。

また、香辛料はアフラトキシンやオクラトキシンなどのカビ毒を産生するカビ類にも多く汚染されている。とくに、アフラトキシンは強力な発癌性物質であり、これらのカビ毒を産生するカビ類は熱帯地方に多く生息しており、その多くは通常の乾燥下では増殖しないが、虫が発生すると水分含量が増加するため増殖しやすくなり、アフラトキシンなどのカビ毒を産生することがある。

さらに、このような香辛料を他の食品に添加する場合にも、保存条件が悪いと増殖してカビ毒を産生する可能性がある。これらのカビ類も、2〜5 kGyで殺菌できる[34]。食事の際に香辛料を直接振りかける場合に問題となる大腸菌群も、多くの香辛料類は2 kGyで殺菌できる。

乾燥野菜や乾燥果実、生薬などについても大腸菌群やカビ類、有芽胞細菌の汚染に対する殺菌線量は香辛料と同じである。また、香りや味、色調変化は照射によって変化しない。

香辛料や乾燥野菜調味料、乾燥果実の放射線殺菌は、米国やヨーロッパ諸国、中国など30カ国以上で実用化されており、国際間貿易でも広く流通している。

3.9 携帯食や病人食の完全殺菌

3.9.1 携帯食

　ピクニックや登山，野外レジャー，小型船による漁獲作業，軍事活動などでは調理済みの携帯食が必要な場合が多い．かつては，調理した食品を室温で長期にわたり保存することは困難であったが，缶詰技術が調理済み食品の長期保存技術として，19世紀に発明された．しかし，缶詰技術にも欠点があり，高温加熱によってビタミン類や必須アミノ酸などの栄養成分の一部が分解されて食品固有の食味が失われ，また重いことである．

　肉類などの調理済み食品を放射線で完全殺菌（滅菌）する技術は，1960年代に米国陸軍 Natick 研究所で開発された[41]．

　普通，肉類や魚介類などの動物性食品は，10 kGy 以上の高線量での照射では異臭が発生し，味が低下するものが多い．この食味低下の原因としては食品中に共存する酸素が関係しており，放射線による酸化分解に大きく寄与している．また，これらの生鮮食品を放射線で完全に殺菌しても酵素類の活性が残っているため，酵素による腐敗が進行してしまう．

　しかし，これらの食品も脱気包装して凍結下で照射すると，異臭発生や味の低下が抑制できる．従って，これらの原理を利用すると，放射線で完全殺菌された食品の製造が可能となる．食品の放射線での完全殺菌を行う場合，ボツリヌス菌が放射線に耐性のため指標菌とされており，凍結下では 30 kGy で完全に殺菌される[42]．なお，有芽胞細菌やサルモネラなどの殺菌線量は，凍結下では室温照射の2倍程度に増加するが，栄養成分の放射線耐性は凍結下では室温照射の約10倍になるため，栄養成分の損失はほとんど起こらない．

　放射線により完全殺菌された調理済み食品を製造するには，まず生鮮肉類などにポリ燐酸塩を0.5％以下の濃度になるように添加して，肉類

または野菜類などを70〜75℃で調理して酵素やウイルスを失活させ,次にナイロン袋などのプラスチックまたはアルミホイルなどで真空包装する.この包装食品を−20〜−40℃に凍結してから放射線を30〜45kGy照射して,室温に戻せば無菌食品になる[43].

放射線で完全殺菌された食品は,高圧蒸気で完全殺菌された食品に比べてビタミン類や必須アミノ酸の分解が少なく,テクスチャーなども変化せず,食品本来の風味が維持された優れた携帯食品である.

放射線で完全殺菌された食品類には,ハム,ビーフステーキ,燻製七面鳥肉,コーンビーフ,ポークロースト,鶏肉カレー,ベーコンなどがある.米国では宇宙食や軍用食として利用されており,南アフリカやイスラエルでも長期保存食として利用されている.

3.9.2 病人食

病人食には,免疫不全患者および体力が極端に低下した患者を対象とした無菌病人食と,一般の患者を対照とした一般病人食がある.無菌病人食を加熱によって完全殺菌する場合には,病人食は消化をよくするために水分を多く含んでおり,ビタミン類などの栄養成分が著しく分解される.一般病人食の場合には,食肉や魚介類,生鮮野菜などを通じて病原菌や日和見菌の感染が起こる可能性がある.

一般に,市販の肉類などはサルモネラや腸管出血性大腸菌,日和見菌に汚染されており,その約80％は薬剤耐性菌である[28].食肉などはメシチリン耐性ブドウ球菌やバンコマイシン耐性腸球菌などで汚染されていることもあり得る.病人食の場合,体力が低下した患者が多いため,食品を通じての病原菌や日和見菌の感染は望ましいことではない.まして病人食は学校給食と同様に大量調理されるため,集団食中毒が発生しやすい.

病人食への放射線殺菌の応用分野は,主に免疫不全患者や重病人用のための無菌食である.放射線による無菌食の製造法は,キノコやトマト,馬鈴薯などの野菜類や鶏肉,牛肉,豚肉,魚介類などを一般的な方法で

短時間加熱調理してから，ナイロンを内側にしたナイロン–アルミホイル–ポリエステルまたはナイロン–ポリエステル–ポリエチレン積層フィルム中で脱気包装し，−20〜−40℃で約8時間凍結し，凍結下で30〜75 kGy 照射処理して室温に戻し保存している[41]．放射線で完全殺菌された無菌食は栄養成分の損失がほとんどないため，患者の治療効果が良好であると報告されている．放射線完全殺菌処理された無菌病人食はオランダ，米国などで許可されており，30年以上にわたって実用化されている．

一般病人食の場合には，0℃〜室温下で約3 kGy 照射してサルモネラなどの病原菌を殺菌処理した鶏肉や牛肉などを材料に調理されることが多く，米国やオランダなどで実用化されている．この場合，薬剤耐性の病原性細菌も非耐性菌と同じように殺菌されるため[28]，院内感染を著しく低減できる．

3.10 飼料の殺菌

動物性飼料原料である魚粉や骨粉，肉粉などはサルモネラや大腸菌群などの病原性細菌で汚染されていることが多く，家畜の幼動物や雛の病気の原因となっている[44]．とくに魚粉などの場合には，漁獲廃棄物からの飼料原料が増加しているため，病原菌汚染の可能性が高くなっている．

また，食品廃棄物の飼料化も行われている．そのような飼料原料は蒸気処理されているが，短時間加熱処理では病原菌は生き残り，乾燥処理や保存時などの管理が悪いと病原菌の汚染が起こることもある．

一方，飼料などを媒介とする家畜の病気を防除するために抗生物質が大量に使用されているが，これが薬剤耐性菌を誘発する原因となっている．

穀類などの植物性飼料原料はカビが発生しやすく，カビの発生によって栄養価が低減し，カビの種類によっては内臓疾患性，または発癌性の

カビ毒を産生する[45]．穀類などの飼料原料は海外からの輸入品が多いが，わが国に分布していないカビや害虫，外来雑草種子が混入していることが多い．

放射線による飼料の殺菌，殺虫，外来雑草種子の不活性化は，衛生処理法として優れている．すなわち，飼料の放射線処理の利点は乾燥・梱包した状態で連続処理でき，殺菌処理後に乾燥処理の必要性がないことである．

魚粉などの動物性飼料原料の汚染菌であるサルモネラや大腸菌群などは，約 5 kGy で殺菌可能である．穀類原料の腐敗性カビ類（好浸透圧性糸状菌）や一般のカビ類も約 5 kGy で殺菌可能である[45, 46]．

害虫は 0.5 kGy，外来雑草種子は 2 kGy で不活性化される．放射線殺菌された家畜飼料の飼育効果については，10 kGy 照射した幼雛飼料についての研究例があり，良好な飼育効果を示している[47]．

わが国をはじめ多くの国では，実験用無菌動物の飼料が 25～50 kGy の放射線で完全殺菌処理されており，わが国でも約 40 年にわたって実用化されている．実験動物用飼料は，以前には加熱蒸気で完全殺菌されていたが，動物の生育が悪い，死亡率が高いなどの問題があった．実験動物用飼料の放射線処理はこのような問題がなく，加熱滅菌に比べ生育が良好で，繁殖率，嗜好性ともに優れていた[48]．

3.11　包装材の完全殺菌およびその他の利用分野

3.11.1　包装材の殺菌

加熱により完全殺菌，または消毒殺菌された液状食品や調理済み食品を，プラスチック包装材やアルミ箔，紙などの積層フィルムによる無菌包装材で密封する保存法が普及している．無菌包装材の殺菌には，過酸化水素やエチレンオキシド燻蒸などが過去に採用されていたが，残留毒性など安全性の問題から使用されなくなった．これに代わる殺菌法とし

て，放射線での殺菌がわが国でも実用化されている．

包装袋は有芽胞細菌やカビ（糸状菌），腐敗性酵母菌などで汚染されていることがあり，二次的な食品腐敗の原因になる．包装袋中の微生物汚染数は少ないため，最高 15 kGy の線量で殺菌できる．

すなわち，腐敗性酵母菌類は 5～10 kGy で殺菌できるが，カビ類の中には放射線に耐性のものもあり，有芽胞細菌も放射線に耐性のため 15 kGy 必要であろう．なお，完全殺菌線量は医療用具のように 10^{-6} 個とする必要はなく，10^{-3}～10^{-4} 個でも十分なものが多い．

包装材の照射による材質の変化や安全性については，使い捨て医療用具のプラスチック材料による照射後の劣化試験によって，多くのプラスチック類では強度の低下や有害物質の生成がないことが明らかになっている．また，芳香族化合物系のプラスチック類は，放射線に耐性の傾向がある．

一方，塩化ビニルやポリエチレンなどは，15 kGy 以上で異臭が発生するものが多い．揮発性の異臭物質は 2-ブタノン，2-プロパノール，2-メチル-2-プロパノール，2-ペンタノン，酢酸，プロピオン酸などの炭化水素類やアルデヒド類，ケトン類，カルボン酸類であり[49,50]，酸化防止剤をプラスチックに添加すると抑制される．なお，セロファン-ポリエチレン積層フィルムなどは，5 kGy 以上の照射で通気性増大などの劣化を起こすものもあるため注意が必要である．

3.11.2 その他の利用分野

焼酎やウイスキーなどの蒸留酒は熟成に数年を必要とする．放射線を数 kGy 照射すると数カ月の熟成で飲酒可能となる．中国では放射線による焼酎の熟成が実用化されている．乾燥野菜も数 kGy 照射すると水戻しが良くなる．また，コンニャク芋などに含まれる多糖類を照射することによって粘度を低くするという応用もある．

3.12　食品の放射線処理施設と照射技術

　ガンマ線を放出する放射性同位元素は多種類あるが，商業用照射施設に用いられているのはコバルト–60（半減期5.3年）である．セシウム–137（半減期27年）もガンマ線源として利用可能であるが，空気中の水分を取り込んで水溶化する（潮解性）など取り扱いが難しく，食品照射では利用されていない．

　大規模なガンマ線照射施設は，図2–36に示すように，ステンレス管に密封されたコバルト–60線源が水中に格納できるように工夫されている．コバルト–60から発生するガンマ線は水深4.5 mで遮蔽されるため，プールの深さは6〜7 mで十分である．

　照射室は約2 m厚のコンクリート壁で囲まれており，室外に放射線が漏れないように工夫されている．ガンマ線源は自動的に昇降装置によってプールから上昇し，照射用梱包物はコンベアで迷路を通って連続的に照射される．なお，放射線は可視光線とは異なり，迷路にしておけば外に漏れることはない．照射中には作業員が照射室に入れないように工夫されており，作業中に放射線が少量でも漏れると感知器が警報を鳴らすようになっている．

　商業的な照射施設は食品梱包物をフォークリフトでコンベア架台に載せる方式が多く，線源強度は50〜200万キュリー（1.8×10^{15}〜7.4×10^{15}ベクレル）である．1日当たりの処理量は，香辛料だと平均線量10 kGyの照射で20〜30トン，線量均一度は約1.5（線量範囲8.5〜12.5 kGy）であり，処理コストは1 kg当たり約50円である．北海道士幌農協の馬鈴薯照射施設では，線量範囲が0.06〜0.15 kGyのため，照射コストは1 kg当たり2〜3円である．

　電子線や制動放射X線の照射に用いる電子加速器は，主に静電加速方式と高周波加速方式に大別できる．前者の静電加速器は直流高電圧により電子にエネルギーを与える方式であり，出力が大きい照射が得られやすい．しかし，電子線のエネルギーは5 MeV以下であり，粒状また

(3) 食品照射の利用分野

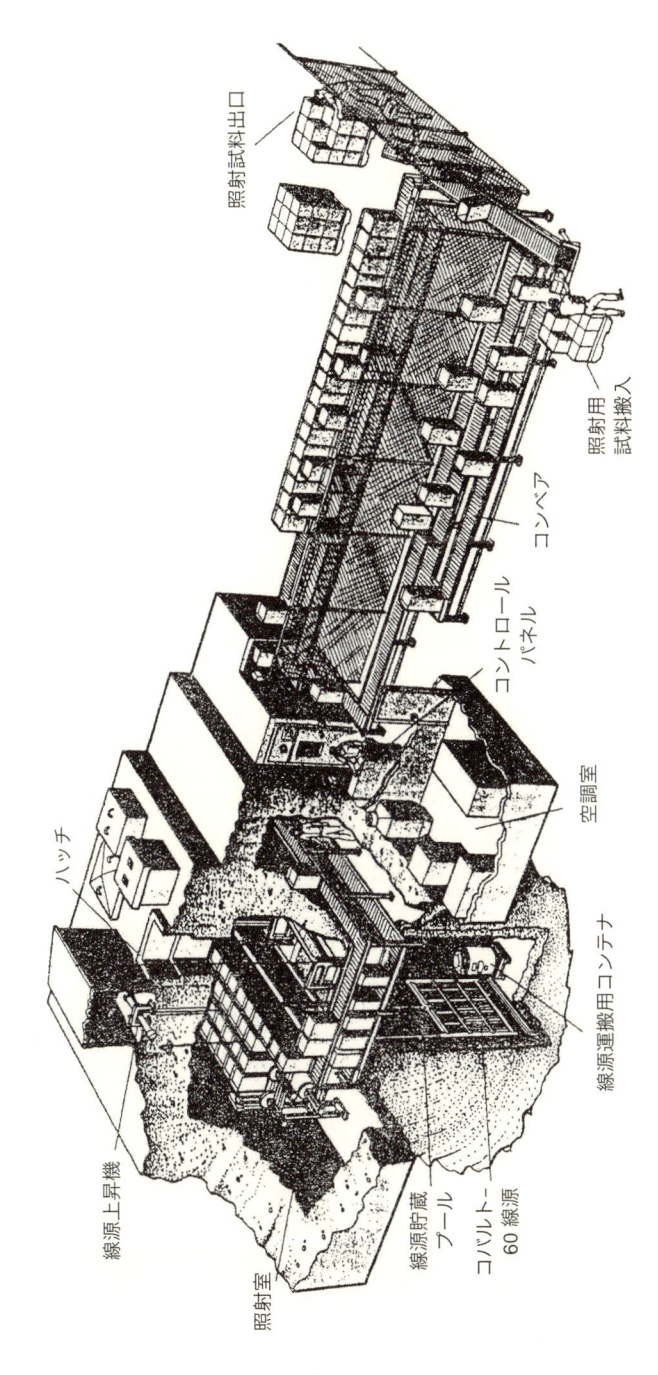

図 2-36　商業用コバルト-60 ガンマ線照射施設 [51]

は粉末状食品の照射や，薄い包装食品の照射に適している．

　後者の高周波加速器は高周波を使用して電子を繰り返し加速するもので，10 MeV の高エネルギーの加速も可能である．高周波加速器には，線形加速器とロードトロン加速器が普及しており，梱包してある食品の照射に適している（図2-37）．香辛料を例にとれば，10 MeV，電流20 mA の条件で平均線量 10 kGy の照射では，梱包物の厚さは 20 cm で線量均一度は約1.5となり，1時間当たり 40～50 トンの処理が可能である．照射コストは1 kg 当たり約20円程度である．

　電子加速器の照射室の遮蔽・安全管理については，ガンマ線照射施設と同じである．

　電子線を，重金属のタングステン板またはタンタル板に照射すると，制動放射 X 線が発生する．電子線のエネルギー3～5 MeV で，発生する制動放射 X 線の透過力はコバルト-60 のガンマ線と同じか，それより良好とされている．しかし，転換効率が悪く，5 MeV の電子線でも約7%であり，実際の照射に利用できるのは約1%程度とされている．しかし，照射方法を工夫すれば電子線エネルギーの約6%を利用できる可能性がある．

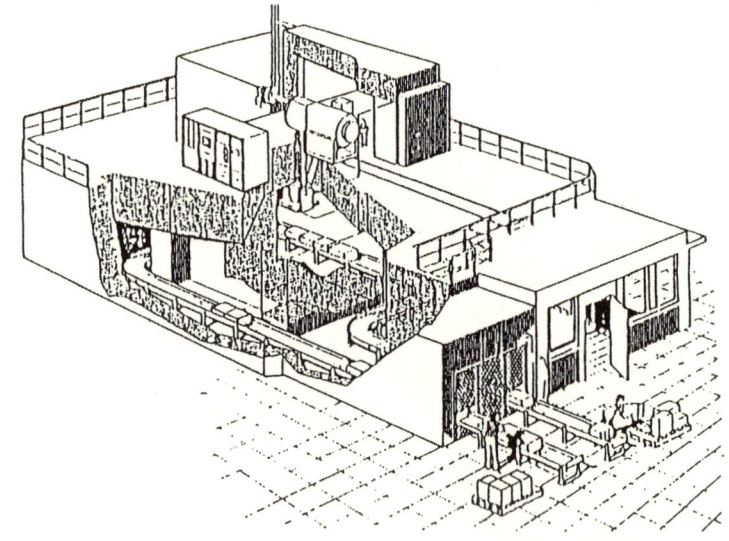

図2-37　高エネルギー電子加速器でのコンベアによる連続照射[51]

食品の照射効果は吸収線量に依存するので,食品梱包物の各部位でほぼ均一の線量が照射される必要がある.ガンマ線やX線,電子線での照射は,放射線発生源に近い位置では大量の放射線を吸収し,遠い位置の吸収線量は少ない.このような線量分布の差を少なくするには,梱包物を反転して再照射する必要がある.

梱包物中の最大吸収線量と最低吸収線量の比を線量均一度と呼んでおり,線量均一度が1.0～1.5に収まることが望ましい.従って,照射工程では線量管理が必要であり,照射目的に適した線量計の使用が望ましい.

また,梱包物には照射処理の有無が肉眼で判別できるカラーインジケーター(カラーラベル)の添付が必要である.食品照射に用いる各種業務用線量計は,フリッケ鉄線量計およびアラニン線量計との食品梱包物内部での整合性があるかどうかを確かめてから使用するべきであろう.

これらの工程管理はFAO・WHO国際食品規格委員会(コーデックス)の「照射食品に関する一般規格」を参考にするとよい[51].

引 用 文 献

1) 伊藤 均:なぜ食品照射か―その歴史と有用性,[1] わが国における食品照射技術の開発,放射線と産業,**110**,36-42 (2006)
2) 中山 勉,児玉昌彦:発癌・制癌と活性酸素,化学と生物,**23** (12),771-798 (1985)
3) 森田潤司:活性酸素による DNA 損傷機構,日本農芸化学会誌,**62** (12),1749-1756 (1988)
4) 伊藤 均:大腸菌及び関連細菌の放射線感受性に及ぼすフリーラジカルと培養基の影響,食品照射,**35**,1-6 (2000)
5) H. デルディンガー,H. ユング(代谷次男,天笠準平(訳)):放射線生物学,東京大学出版会 (1974)
6) 近藤宗平:分子放射線生物学,東京大学出版会 (1972)
7) 瀧上真智子,伊藤 均:Escherichia coli のガンマ線および紫外線感受性と突然変異誘発について,食品照射,**30**,11-16 (1995)
8) W. M. Urbain, *et al.*: Food Irradiation, Radiation pasteurization of fresh meat, *Isotopes Radiat. Tech.*, **9** (3), 288-291 (1972)

9) C. Merritt Jr., et al. : Chemical changes associated with flavor in irradiated meat, *J. Agric. Food Chem.*, **23** (6), 1037-1041 (1975)

10) 井澤　登：蛋白質加水分解物の苦味とその除去，日本食品科学工業会誌，**46** (8), 501-509 (1999)

11) P. S. Murano, et al. : Irradiated ground beef ; Sensory and quality changes during storage under various package conditions, *J. Food Science*, **63** (3), 548-551 (1998)

12) K. E. Nanke, et al. : Color characteristics of irradiated vacuum-packaged pork, beef, and turkey, *J. Food Science*, **63** (8), 1001-1006 (1990)

13) The Joint FAO/IAEA Division of Nuclear Techniques in Food and Agriculture : Training Manual on Food Irradiation Technology and Techniques, Second Editions, STI/DOC/10/114/2, IAEA, Vienna, 1982

14) 鈴木慶記，亀山研二，他：加工用ばれいしょの貯蔵および加工に関する研究，食品産業センター技術報，No. 3, 61-70 (1979)

15) K. Kameyama and H. Ito : Twenty-six years experience of commercialization on potato irradiation at Shihoro, Japan, *Radiat. Phys. and Chem.*, **57**, 227-230 (2000)

16) 緒方邦安，茶珍和雄：放射線照射と果実・そ菜の生体反応，化学と生物，**10** (4) 234-242 (1972),

17) 高野博幸，梅田圭司：貯蔵害虫の放射線殺虫，ノメシコクガのγ線に対する感受性，日本食品工業学会誌，**21** (6), 267-272 (1974)

18) The Joint FAO/IAEA Division of Nuclear Techniques in Food and Agriculture : Insect Disinfestation of Food and Agricultural Products by Irradiation, STI/PUB/895, IAEA, Vienna, 1991

19) 林　徹：臭化メチルをめぐる国際情勢と放射線照射，食品照射，**31**, 19-21 (1996)

20) 食品照射研究運営会議：放射線照射による米の殺虫に関する研究成果報告書（資料編），1983

21) The Joint FAO/IAEA Division of Nuclear Techniques in Food and Agriculture : Use of Irradiation to Control Infectivity of Food-born Parasites, STI/PUB/933, IAEA, Vienna, 1993

22) P. Yutapon, D. Banati and H. Ito : Shelf life extension of chicken meat by γ-irradiation and microflora changes, *Food Sci. Technol. Int.*, **2** (4), 233-242 (1973)

23) H. Ito and T. Sato : Changes in the microflora of vienna sausages after irradiation with gamma-rays and storage at 10℃, *Agric. Biol. Chem.*, **37** (2), 233-242 (1973)

24) 伊藤　均, Harsojo：食肉中での大腸菌 O157:H7 の放射線殺菌効果, 食品照射, **33**, 29-31 (1998)
25) E. A. Murano : Irradiation of fresh meats, Food Technology, December, 52-54 (1995)
26) 野々宮孝, 伊藤　均, 他：γ線照射による RNA ウイルスの不活性化, 食品照射, **27**, 19-26 (1992)
27) T. Roberts and L. Unnevehr : New approaches to regulating food safety, *Food Rev.*, **17** (2), 2-8 (1994)
28) 伊藤　均：薬剤耐性細菌の放射線殺菌効果, 食品照射, **41**, 9-13 (2006)
29) ダイジェスト オブ ハイライト：加工食肉の亜硝酸塩によるキュア処理の抑制, 食品工業, **11** 下, 75-82 (1983)
30) 伊藤　均, 他：ガンマ線照射したウインナーソーセージのミクロフローラに及ぼす包装フィルムの影響, 日本農芸化学会誌, **51**, 603-608 (1977)
31) 島田昌世, 荒川英二：最近の腸炎ビブリオ食中毒事情, 防菌防黴, **28** (3), 157-167 (2000)
32) H. O. Rashid, H. Ito, *et al.* : Distribution of pathogenic vibrios and other bacteria in imported frozen shrimps and their decontamination by gamma-irradiation, *World J. Microbiol. Biochem.*, **8**, 494-499 (1992)
33) 伊藤　均, 飯塚　廣：ガンマ線照射によるリテーナ成形かまぼこの変敗抑制効果, 日本食品工業学会誌, **25** (1), 14-21 (1978)
34) M. L. Juri, H. Ito, *et al.* : Distribution of microorganisms in spices and their decontamination by gamma-irradiation, *Agric. Biol. Chem.*, **50** (2), 347-355 (1986)
35) R. Baxter and W. H. Holzapfel : A microbial investigation of selected spices, herbs and additives in South Africa, *J. Food Science*, **47**, 570-574, 578 (1982)
36) S. Ueda and Y. Kuwabara : Comparison of Bacillus subtilis strains from a food poisoning outbreak and other sources analyzed by pulsed-field gel electrophoresis, *Biocontrol Science*, **4** (1), 51-54 (1999)
37) 小林彰夫, 他：放射線殺菌における香辛料の風味変化, 食品照射研究委員会研究成果最終報告書, 90-98, 日本アイソトープ協会 (1992)
38) 金子信忠, 伊藤　均, 他：香辛料の精油及び脂質に対するγ線照射の影響, 日本食品工業学会誌, **38** (11), 1025-1032 (1991)
39) 渡辺　宏, 他：香辛料の抗菌性及び酸化性に対するγ線照射の影響, 食品照射, **20**, 27-30 (1985)
40) H. Ito and M. S. Islam : Effect of dose rate on inactivation of microorganisms in spices

by electron-beams and gamma-rays irradiation, Radiat, *Phys. Chem.*, **43** (6), 545-550 (1994)
41) A. Brynjolfsson : The national food irradiation program conducted by the department of the Army, *J. Food Process Preserv.*, **3**, 125-138 (1979)
42) A. Anellis, *et al.* : Low-temperature irradiation of beef and methods for evaluation of a radappertization process, *Appl. Microbiol.*, **30** (5), 811-820 (1975)
43) I. N. De Bruyn : The application of high dose food irradiation in South Africa, *Radiat. Phys. Chem.*, **57** (3-6), 223-225 (2000)
44) 佐藤静夫：畜産衛生からみたサルモネラ汚染，畜産の研究，**33** (3), 408-412 (1979)
45) 伊藤　均，他：配合飼料中の微生物分布と放射線殺菌効果，日本農芸化学会誌，**55** (11), 1981-1087 (1981)
46) 伊藤　均，他：飼料用魚粉の微生物分布と放射線殺菌効果，日本農芸化学会誌，**57** (1), 9-16 (1983)
47) 土黒定信，他：飼料の放射線処理が殺菌効果および雛に対する栄養価に及ぼす影響，畜産試験所研究報告，**40**, 57-64 (1983)
48) 斉藤宗男：放射線減菌飼料の無菌・SPF 動物飼育への応用，放射線と産業，**24**, 10-14 (1983)
49) 古屋良介：電離放射線による包装材料の殺菌，新殺菌工学実用ハンドブック，pp. 378-387，サイエンスフォーラム (1991)
50) 河村葉子，他：酸化防止剤含有ポリエチレン，ポリプロピレン及びポリスチレンに対するガンマ線照射の影響，食品照射，**38**, 11-22 (2003)
51) 世界保健機関，国連食糧農業機関（林　徹（訳））：食品照射，光琳 (1989)

（伊藤　均）

(4) 世界の食品照射の利用

4.1 世界における取り組み

　食品照射の実用研究は，大型照射施設の利用が可能になった 1940 年代に米国などで始まり，照射食品の健全性評価についての国際的な取り組みが進められた．1970 年には，FAO/IAEA/WHO の国際食品照射プロジェクトが開始され，1980 年に「10kGy 以下で照射された食品には毒性学的な危険性は認められない」との結論が出された．1983 年には，国際食品規格委員会（コーデックス）は，10 kGy 以下の照射食品の一般規格（コーデックス規格）を採択し，世界の食品照射の実用化が急速に進展した．

　現在，食品照射は世界 60 カ国で，230 以上の品目が許可されている．FAO/IAEA の 2006 年 1 月のリストでは，食品照射許可国が 57 カ国，許可されている食品類が 8 つのクラスに分けて記載されている（表 2-23）[1]．

　許可品目の内訳は，1) 球根及び地下根茎類（発芽防止），2) 新鮮果実及び野菜（熟度調整，殺虫），3) 穀類及びその製粉品，ナッツ，油糧種子，豆類，乾燥果実（殺虫），4) 魚介類及びその製品（殺虫・殺菌，生鮮又は冷凍），5) 生の家禽肉，畜肉及びその製品（殺虫・殺菌，生鮮及び冷凍），6) 乾燥野菜，スパイス，調味料，動物飼料，乾燥ハーブ及びハーブ茶（殺虫・殺菌），7) 動物性乾燥食品（殺虫），8) その他，ハチミツ，宇宙食，病院食，軍用食，卵からの液体増粘剤などの様々な食品（殺菌）である．

　実用照射が最も進んでいる香辛料・乾燥野菜の照射を許可していない国は，食品照射許可国 57 カ国のうち日本とウルグアイだけ（ロシア，ウクライナは表 2-23 の項目 6) で乾燥野菜のみ許可）である．

表 2-23　世界の食品照射許可国および許可品目

項目 \ 国名	1 アルゼンチン	2 アルメニア	3 オーストラリア	4 オーストリア	5 バングラデシュ	6 ベルギー	7 ブラジル	8 ブルガリア	9 カナダ	10 チリ	11 中国	12 コスタリカ	13 クロアチア	14 キューバ	15 チェコ	16 デンマーク	17 エジプト	18 フィンランド	19 フランス	20 ドイツ	21 ガーナ	22 ギリシャ	23 ハンガリー	24 インド	25 インドネシア	26 イラン	27 アイルランド	28 イスラエル	29 イタリア
1. 球根及び地下根茎類（発芽防止）	★				★				★		★								★		★			★	★			★	
2. 新鮮果物及び野菜（熟度調整、殺虫）	★	★		★			★			★	★										★				★			★	
3. 穀類及びその製粉品等（殺虫）	★				★		★			★	★													★	★			★	
4. 魚介類及びその製品（殺虫・殺菌）	★				★																								
5. 家禽肉、畜肉及びその製品（殺虫・殺菌）	★						★				★			★					★		★		★					★	★
6. 乾燥野菜、スパイス等（殺虫・殺菌）	★	★		★	★	★	★				★								★		★		★	★	★			★	
7. 動物性乾燥食品（殺菌）	★				★													★										★	★
8. その他																													

項目 \ 国名	30 日本	31 韓国	32 リビア	33 メキシコ	34 オランダ	35 ニュージーランド	36 ノルウェー	37 パキスタン	38 ペルー	39 フィリピン	40 ポーランド	41 ポルトガル	42 ロシア	43 サウジアラビア	44 南アフリカ	45 スウェーデン	46 スペイン	47 スイス	48 シリア	49 チュニジア	50 ウクライナ	51 英国	52 米国	53 ウルグアイ	54 タイ	55 ベトナム	56 ザンビア	57 シンガポール
1. 球根及び地下根茎類（発芽防止）	★	★		★	★			★		★	★		★		★		★	★	★		★	★	★	★	★	★		★
2. 新鮮果物及び野菜（熟度調整、殺虫）		★		★	★	★		★		★	★	★	★		★		★		★		★	★	★	★	★	★		★
3. 穀類及びその製粉品等（殺虫）		★		★	★			★		★	★	★	★		★		★		★			★	★	★	★	★		★
4. 魚介類及びその製品（殺虫・殺菌）				★								★	★		★				★			★	★		★			★
5. 家禽肉、畜肉及びその製品（殺虫・殺菌）		★		★	★	★		★		★	★	★	★		★		★		★			★	★	★	★	★		★
6. 乾燥野菜、スパイス等（殺虫・殺菌）		★		★	★	★	★	★		★	★	★	★		★	★	★	★	★		★	★	★	★	★	★		★
7. 動物性乾燥食品（殺菌）		★		★	★			★				★	★		★				★			★	★	★	★	★		★
8. その他															★								★		★			★

(4) 世界の食品照射の利用

食品照射用施設については，世界各国の新しいリストが2007年7月に公表されており[2]，43カ国，105の施設（コバルト-60施設92，電子線照射施設13）が登録されている．2004年のリスト（33カ国，71施設）と比べると登録数はかなり拡充されたが，中国の施設がわずか10カ所しか登録されていないなど不十分なものであり，FAO/IAEAはデータの収集を継続している．

世界における食品照射の実施状況は，国際食品照射諮問グループICGFI（International Consultative Group on Food Irradiation）によってまとめられてきた．全世界の照射食品の処理量は，1997年20万トン，1998年21万トン，1999年25万7,000トンと急速に増大した．

とくに香辛料の照射は照射食品全体の1/3を占め，1987年の8,000トンが1998年には8万トンと10年間で10倍に増大し，2000年には約9万トンに達した．これら食品照射に関するデータベースは，ICGFIが閉鎖された後はFAO/IAEAのデータベースに引き継がれているが，最近の全世界における実施状況の詳細は把握されていない．

内閣府では，2007年に実施した「放射線利用の経済規模に関する調査」の中で，2005年の世界における食品照射の状況を報告している[3]．以下に，世界の主要な食品照射実施国の現状について，調査結果を地域ごとに分けて紹介する．

4.1.2 世界各地域における実施状況

1）アメリカ地域

アメリカ地域では，米国，カナダ，ブラジルで実用照射が行われている．処理量は，米国が9万2,000トン，カナダ1,400トン，ブラジル2万3,000トンで，合計11万6,400トンである（表2-24）．

米国は，世界の食品照射をリードしてきた国であり，最も積極的に食品照射の実用化を進めている国の1つである．総処理量は9万2,000トンであり，香辛料類が8万トン，肉類（牛挽肉および鶏肉）8,000トン，果実・野菜4,000トンである．最も処理量の多い香辛料類は，30カ所

表 2-24 アメリカ地域における処理量（2005 年）[3]

国 名		処理量（トン）	
		小 計	合 計
米 国	香辛料	80,000	92,000
	冷凍赤身肉	8,000	
	果実・野菜	4,000	
カナダ	香辛料	1,400	1,400
ブラジル	香辛料	20,000	23,000
	果実等	3,000	
合 計			116,400

以上のガンマ線照射施設で照射されている．業務用でも，家庭用でも，照射スパイスである旨の表示の義務はない．

　病原性大腸菌 O157 の殺菌を目的とした牛挽肉の照射は一時 2 万トンに達したが，Sure Beam 社が倒産し，アイオワ州の電子線照射施設が閉鎖されたことなどにより，流通量は半分以下の 8,000 トンに減少している．ハンバーガー用パテとして加工された冷凍照射牛挽肉は，ニューヨーク州やペンシルベニア州を中心に，全米およそ 1,500〜3,000 カ所のスーパーマーケットで販売されている．

　食鳥肉の照射は，量的には牛挽肉に比べて少なく，また主に米国南東部に限られるが，数百の店舗で販売されている．果実の照射は，ミバエの殺虫を目的とした検疫処理であり，ハワイ島ヒロの Hawaii Pride 社が 5 MeV，15 kW の電子加速器を用いて熱帯果実の X 線処理による害虫駆除を行っている．ハワイ産の照射パパイヤ，ランブータン，スターフルーツ，ライチーは，約 200 カ所のスーパーで販売されている．Food Tech Services 社は，フロリダ州南部で収穫されたマンゴー，グアバなどを照射し，アリゾナ，テキサス，カリフォルニア州に出荷している．

　カナダでは，商業的に照射されている食品は香辛料のみであり，ケベック，オンタリオ，ブリティッシュコロンビア州の施設で 1,400 トン照射されている．そのほとんどが業務用，加工食品用であり，家庭用の照射スパイスは商品化されていない．

中南米地域では，食品照射の研究開発がメキシコ，アルゼンチン，ブラジル，チリなどで進められているが，実用照射の情報が得られているのはブラジルだけである．ブラジルは，2001年に世界で初めて上限線量の撤廃を承認するなど積極的に食品照射を推進しており，香辛料2万トン，果実類3,000トンが処理されている．

現在，メキシコやブラジルなど米国への熱帯果実輸出国では，果実の検疫処理のための照射を積極的に展開しようとしている．

2）ヨーロッパ

EUでは，ベルギー，ドイツ，フランス，オランダ，チェコ，ハンガリー，ポーランドの7カ国で食品照射が実施されており，ヨーロッパ全体の処理量は1万5,100トンである（表2-25）．

EUでは，香辛料（スパイス，ハーブ，野菜調味料）照射の実施が1999年に合意されている．しかし，香辛料類以外の統一許可品目については合意が得られず，各国の個別の許可により実施されている．EU加盟国における食品照射の実施状況に関しては，European Commissionにおいて統計資料が毎年公開されている[4]．

旧EU加盟国（15カ国）では，ベルギーで7,300トン（冷凍カエルの脚，冷凍家禽肉，卵，冷凍エビ，香辛料など），オランダで3,300トン（香辛料，乾燥野菜，冷凍カエルの脚，冷凍エビなど），フランスで3,100トン（冷凍家禽肉，冷凍カエルの脚，香辛料など）が処理されて

表2-25　EUにおける処理量（2005年)[3]

国　名		処理量(トン)
ベルギー	冷凍カエルの脚，家禽肉，エビ，香辛料等	7,300
ドイツ	香辛料，ハーブ，乾燥野菜	500
フランス	冷凍家禽肉，冷凍カエルの脚，香辛料等	3,100
オランダ	香辛料，乾燥野菜，冷凍カエルの脚，食肉等	3,300
チェコ	香辛料，ハーブ，乾燥野菜等	100
ハンガリー	香辛料，ハーブ，果実等	100
ポーランド	香辛料，ハーブ，乾燥野菜，乾燥キノコ	700
合　計		15,100

いる.

このほか，ドイツは国内での照射食品の流通を禁止しているが，輸出用の香辛料や乾燥野菜約500トンが照射されている．2004年に成立した拡大EU（25カ国）では，チェコ（100トン），ハンガリー（100トン），ポーランド（700トン）で，香辛料類の実用照射が行われている．また，2年後にEU加盟を目指しているクロアチアでも，少量であるが照射が実施されている．

EUの食品照射実施主要国であるベルギー，オランダ，フランスでは，最盛期の処理量（フランスおよびオランダ各2万トン，ベルギー1万5,000トン）に比べると，最近処理量は急激に減少している．これは，EUでは少量の添加物にも表示が義務付けられ，消費者の受け入れを憂慮した食品メーカーが，照射した香辛料などの使用を差し控えるようになったことが原因のようである．ただ，フランスの冷凍カエルの脚など，照射品の品質が優れていることが定着している特殊な食品では，一定量の照射が継続されている．

3) アジア・オセアニア地域

アジア地域は，現在世界で最も積極的に食品照射を実施している地域である．処理量の最も多い中国は14万6,000トン，第2位のベトナムが1万4,200トンであり，日本は8,100トンで第3位である．オーストラリアの200トンを加えたアジア・オセアニア地域の食品照射処理量は，18万3,300トンに達している（表2-26）．

中国では，ニンニク8万トン，乾燥野菜・香辛料5万2,000トン，健康食品1万トン，穀類4,000トン，合計14万6,000トンが照射されており，処理量世界第1位である．最大の処理が行われているニンニクは，主要な生産地である山東省近辺の多くの小型照射施設で照射後，国内および国外に出荷されている．総処理量は，2001年8万トン，2002年10万トン，2004年12万トンと着実に伸びている．

食品照射用の施設は，コバルト-60照射施設が103基あり，容量1MCi以上の施設は31基ある．電子加速器は6基であるが，重点政策と

(4) 世界の食品照射の利用

表 2-26　アジア・オセアニア地域における処理量（2005 年）[3]

国名		処理量（トン）	
		小計	合計
中国	ニンニク	80,000	146,000
	香辛料，乾燥野菜	52,000	
	健康食品，機能性食品	10,000	
	穀類	4,000	
インド	香辛料，タマネギ		1,600
インドネシア	香辛料，冷凍魚介類，ココア粉末等		4,000
日本	馬鈴薯		8,100
韓国	香辛料，乾燥野菜		5,400
マレーシア	香辛料，ハーブ等		500
フィリピン	香辛料，果実		300
タイ	香辛料等		3,000
ベトナム	冷凍エビ，魚介類		14,200
オーストラリア	マンゴー，パパイヤ		200
合計			183,300

して電子加速器の建設に力を入れている．

　ベトナムは，アジアで 2 番目に処理量の多い国であり，急速な伸びを示している．ホーチミン照射センターのコバルト-60 ガンマ線照射施設および民間会社 Son Son の電子線照射施設で，冷凍魚介類 1 万 4,200 トンが照射されている．照射魚介類の大部分は，輸出用冷凍エビである．

　そのほかの国では，韓国 5,400 トン，インドネシア 4,000 トン，タイ 3,000 トンなどが処理量の多い国である．韓国は，グリーンピア社で香辛料や乾燥農産物の実用照射を行っているほか，宇宙食開発なども積極的に進めている．インドネシアは，魚介類，香辛料，ココア粉末，穀類などの実用照射を長年続けている．タイでは，香辛料，発酵ソーセージ，冷凍魚介類などが照射されている．とくに，2006 年には米国と輸出用果実の検疫処理に関する協定を結び，6 種類の果実（マンゴー，マンゴスチン，パイナップル，ランブータン，ライチー，リューガン）の照射を積極的に進めている．

　インドでは，ターメリック，唐辛子，コリアンダーなどの香辛料，乾

燥野菜，タマネギが1,600トン照射されている．マレーシアでは，輸出用の香辛料・ハーブ，栄養剤・飲料など約500トンが照射されている．

オーストラリアとニュージーランドは，これまで食品照射に対し消極的であったが，2001年9月に香辛料／ハーブ類の照射を許可した．また，2002年には検疫処理のための熱帯果実の照射を許可した．オーストラリアでは，2005年にはマンゴー180トン，パパイヤ20トンの計200トンが処理された．現在，民間会社がガンマ線照射装置を用いた食品照射事業を積極的に展開しており，電子加速器の建設計画も進んでいる．

タイ，インド，フィリピン，オーストラリアなど多くの国で，熱帯果実の検疫処理のための照射法の実現に向けて積極的な取り組みを行っており，アジア・オセアニア地域では今後も食品照射が拡大されるものと予想される．

4）アフリカ，その他の地域

アフリカ地域では，南アフリカ共和国で香辛料やハチミツなど1万8,300トン，エジプトで香辛料・乾燥野菜が600トン照射されている．このほか，ガーナ，ザンビアなどでも食品照射の検討がなされているが，実用照射は行われていない．

旧ソ連や中近東などその他の地域では，ウクライナでコムギ4万2,000トン，オオムギ2万8,000トンの合計7万トン，イスラエルで香

表2-27 アフリカおよびその他の地域における処理量（2005年）[3]

国　名		処理量（トン）	
		小計	合計
南アフリカ	香辛料	16,000	18,300
	ハチミツ，その他	2,300	
エジプト	香辛料・乾燥野菜等		600
ウクライナ	コムギ	42,000	70,000
	オオムギ	28,000	
イスラエル	香辛料		1,300
合　計			90,200

辛料1,300トンが照射されており，これらを合計したアフリカ・その他の地域の照射量は9万トンである（表2-27）．

南アフリカ共和国では，照射食品の大部分を香辛料が占めており，ケープタウン，ヨハネスブルグ，ダーバンにある3カ所のガンマ線照射施設で照射されている．主として肉製品などの加工食品用であるが，家庭用香辛料でも約9割が照射されている．このほか，輸入ハチミツのウイルス不活性化，ニンニクの芽止め，生鮮果実・野菜の殺虫などが実施されている．

ウクライナでは，1986年に穀物照射用の電子線照射施設が設置され，年間40万トンの穀類殺菌が実施されてきた．オデッサ港の穀物貯蔵用サイロに接続して，1.2 MeV, 20 kWの電子加速器2台による連続照射システムが設置されている．ソビエト連邦崩壊後は，照射に関する実体が不明であったが，現在も継続して照射が実施されていることが明らかとなった．害虫に汚染された危険性のある穀物に対してのみ照射を行っており，年間7万トン程度が処理されている．年によって異なるが，コムギ，オオムギのほか，トウモロコシ，ライ麦，オート麦なども照射されている．

4.1.3 まとめ

世界全体での食品照射の実施状況について，処理量1,000トン以上の国を処理量の多い順に示した（図2-38）．世界全体での処理量は40万5,000トンに達しており，食品照射の処理量1,000トン以上の国は16カ国ある．この中で、中国，米国，ウクライナの3カ国は処理量7万トン以上と突出している．処理量5,000トン以上の国は9カ国あり，アジアがその半数近くを占めている．日本の馬鈴薯照射処理量8,000トンは，世界の第7位に位置している．

地域別では，アジア・オセアニア地域が18万3,000トン（45％），アメリカ地域11万6,000トン（29％），アフリカ・ウクライナ，その他の地域が9万トン（22％），ヨーロッパが1万5,000トン（4％）である．

第 2 章　食品の殺菌・殺虫

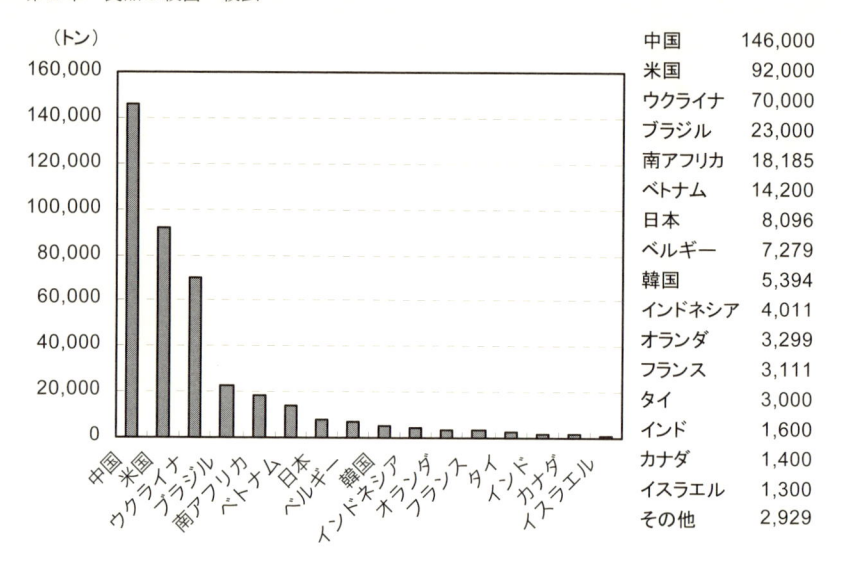

国	トン
中国	146,000
米国	92,000
ウクライナ	70,000
ブラジル	23,000
南アフリカ	18,185
ベトナム	14,200
日本	8,096
ベルギー	7,279
韓国	5,394
インドネシア	4,011
オランダ	3,299
フランス	3,111
タイ	3,000
インド	1,600
カナダ	1,400
イスラエル	1,300
その他	2,929

図 2-38　世界の食品照射の実施状況（2005 年）[3]

　現在、食品照射を最も積極的に進めているアジア地域は全体の 45％を占めており，今後もさらに拡大していくものと予想される．

　これら照射食品を品目別に分類してみると，香辛料類の殺菌 18 万 6,000 トン（46％），ニンニクなどの発芽防止 8 万 8,000 トン（22％），穀物・果実の殺虫 8 万 2,000 トン（20％），肉・魚介類の殺菌 3 万 2,000 トン（8％），その他 1 万 7,000 トン（4％）で，香辛料の殺菌がほぼ半数近くを占めている．香辛料類の殺菌は，世界中で着実に実用化が進展しており，今や世界の趨勢となっている．また，ニンニクや馬鈴薯などの発芽防止，穀物や果実の殺虫も各 20％と比較的多くの量が照射されている．熱帯果実の検疫処理のための照射処理は，くん蒸剤メチルブロマイドに代わる方法として，今後急速に実用化が進むものと期待される分野である．

参 考 文 献

1) IAEA：Food and Environmental Protection Newsletter, **9** (1), January (2006)
2) IAEA：Food and Environmental Protection Newsletter, **10** (2), July (2007)

3) 内閣府：2007 年「放射線利用の経済規模に関する調査報告書」―食品照射海外調査―，平成 19 年 12 月
4) Official Journal of the European Union C122/3 Report from the Commission on Food Irradiation for the Year 2005 （2007/C 122/03）

（久米民和）

第3章　放射線を利用した品種改良

(1) ガンマ線の利用

　ここでは，主に，放射線突然変異の中で，ガンマ線照射による作物育種と（独）農業生物資源研究所，放射線育種場のガンマ線照射施設や成果を紹介する．

1.1 はじめに

　自然界には多くの植物種が存在し，その種の中にはさらに様々な変異体が存在する．これらの変異体は，植物の歴史が始まって以来，数億年にわたって宇宙線および大地や大気に存在する放射線などの影響によって引き起こされ，その突然変異個体間の交雑によって進化したと考えられている．このような自然条件下で引き起こされた突然変異を，自然突然変異と呼ぶ．一方，放射線，化学変異原および組織培養によるソマクローナル変異などによって人間が作り出した突然変異を人為突然変異と呼ぶ．

　この自然突然変異と人為突然変異の差異については，突然変異が発見された当時から議論されているが，現在でも未解明な部分が多い[1]．しかし，自然突然変異と全く同じ変異や，自然界に存在しない，あるいは発見されていない突然変異を放射線照射によって人為的に引き起こすことは可能であり，その突然変異体を作物の品種改良に利用する育種技術が放射線育種法である．

　交雑育種法によって作物の品種改良を行うためには，改良の元となる原品種と，改良したい特性を持った品種や系統が必要である．原品種には，通常，消費者に人気のある経済的価値の高い品種が選ばれる．そし

て，この原品種と農業上有用な特性を備えた遺伝子資源（自然界にあるいろいろな特性を持つ品種や系統すべてを指し，通常はジーンバンク（Gene Bank：遺伝子銀行）などにおいて種子で保存される）と交配し，その雑種の中から改良したい有用特性を受け継いだ個体を選抜し，それを原品種と交配し，その後代をさらに数回原品種と交配する（これを戻し交雑法という）と，改良したい有用特性のみが変化し，それ以外の特性は原品種とほぼ同じ系統が得られる．

一方，突然変異育種法を用いて原品種に有用特性を誘発したとすると，ほとんどの特性が原品種と同じで，有用特性のみが変異した突然変異体が得られ，これを2世代程度自殖すると安定した突然変異系統となり，交雑育種法よりも育種にかかる期間が短縮できる．果樹など，種子あるいは実生から果実が着くまで数年を要する作物においては，交雑育種法では育種に時間がかかる．これをガンマーフィールド（図3-2参照）内で生育期間生体照射を行えば，枝変わりの発見によって，原品種の食味等の特性を維持したまま，欠点のみを改良した新品種を短期間で育成することも可能である．このように，放射線育種法の利点は農業上重要な全く新しい特性を作り出せることであるが，自然界に存在する特性であっても，交雑育種法よりも短期間で品種を作り出せることは特筆すべき点である．

一方，遺伝子資源に改良したい特性を持った系統が全く存在しない場合がある．また，有性生殖によって種子ができるのではなく，花が咲かず，種子もできず，茎や根などの栄養体によってのみ繁殖する作物があり，この場合は，たとえ遺伝子資源の中に有用特性を持つ系統が存在しても，交配によって改良したい元品種にその有用特性を導入することができない．これは，交雑育種法の限界と言える．このようなときには，まさしく原品種に放射線を照射して突然変異を引き起こす放射線育種法が有効な手段となる．

1.2 世界で育成された突然変異品種

　放射線を用いた突然変異育種は，原子力の平和利用として，国際原子力機関（IAEA）と国連食糧農業機関（FAO）の共同研究部門が発展途上国を中心に推進を図っている．2007年9月の時点でIAEAのデータベース（http://www-mvd.iaea.org/MVD/default.htm）には，全世界の突然変異品種，2,543品種が登録されている．

　しかし，この突然変異品種は放射線のみならず，化学変異原や培養による突然変異も含んでおり，また，直接利用品種（誘発した突然変異体をそのまま品種にしたもの）と間接利用品種（突然変異体と他の系統を交配して作り出した品種）の両方が含まれている．

　このデータから突然変異品種数の多い上位10カ国を表3-1に示した．放射線の中にはガンマ線以外にX線，イオンビームおよび中性子などがあるが，表中にはガンマ線による突然変異品種の数も入れた．表3-1によると，世界で最も突然変異品種の多い国は中国で638品種，次いでインドが278品種，そして第3位が日本となっており，ガンマ線利

表 3-1　各国の突然変異品種数（IAEA 突然変異品種データベースより）

国　名	全品種数	イネ	小麦	大麦	トウモロコシ	大豆	鑑賞*	その他	ガンマ線のみ**
中　国	638	222	125	7	42	54	67	121	380
インド	272	40	4	14	0	0	103	111	141
日　本	233	70	4	8	0	20	80	51	115
旧ソ連	214	6	36	32	12	9	24	95	51
オランダ	176	0	0	1	0	0	173	2	16
ドイツ	176	0	2	70	0	1	85	18	29
アメリカ	128	23	3	13	0	0	28	61	26
ベトナム	43	28	0	0	2	9	0	4	17
フランス	42	5	0	15	0	0	14	8	24
パキスタン	42	10	6	0	0	0	0	26	31

＊：花卉，観葉植物等すべての鑑賞用作物を含む．＊＊：ガンマ線（IAEA データベースの中で gamma ray とあるもの）の急照射と緩照射（同 chronic）のみによる品種で，ガンマ線と化学物質，培養，他の放射線等を組み合わせた突然変異品種は含まない．

(1) ガンマ線の利用

用突然変異品種の数もこの順番である．このことから，アジアの国々でガンマ線による突然変異育種が盛んに利用されていることが推察できる．

実際に日本で登録された突然変異の数はIAEAデータベースよりも多く，2007年時点で直接利用品種は237で，放射線照射によるものは全体の約8割を占め，さらにその約8割がガンマ線照射によるものである（表3-2）．年度の違いで表3-2とは数字が異なるが，全突然変異直接利用品種の内訳を図3-1に示した．ここでは，培養と放射線照射を併用した変異誘発は放射線に加えた．図によると，ガンマ線利用が全突然変異の60％，X線が9％，イオンビームが6％，組織培養によるものが16％，および化学変異原が9％であり，わが国の突然変異品種育成においてガンマ線の貢献が大きいことがわかる．しかし，近年では，花卉の育種を中心にイオンビーム照射により生まれた品種が増加傾向にあることを特記しておく．

一方，突然変異間接利用品種の数は228で，そのうちの193（84.6％）はイネの品種である（表3-3）．2005年の時点では，大半が間接利用品

表3-2　わが国で育成された突然変異直接利用品種の内訳とガンマ線利用による品種の内訳（2007年）

60作物	突然変異品種*	放射線利用	ガンマ線利用	IRB**
	237	186	148	100
イ　ネ	31	14	12	11
コムギ	2	2	2	0
オオムギ	4	4	3	0
ダイズ	16	16	15	9
キ　ク	48	45	31	29
バ　ラ	10	5	5	4
スターチス	6	6	6	0
エニシダ	8	8	8	8
リンゴ	2	2	2	2
ナ　シ	3	3	3	3
その他	107	81	61	34

*：放射線，化学変異原（コルヒチン処理は除く），培養変異を利用したすべての突然変異品種．
**：放射線育種場のガンマ線照射施設を利用した突然変異品種．

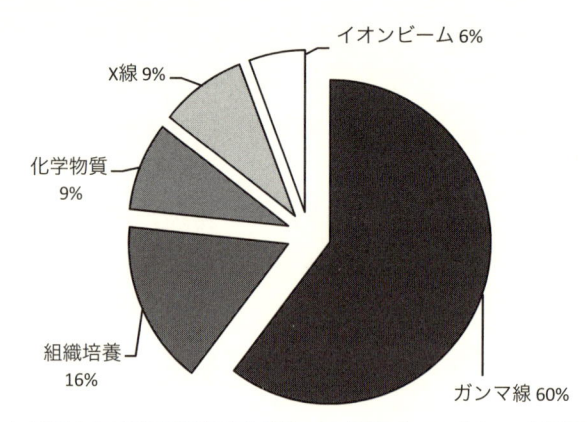

第3章 放射線を利用した品種改良

図3-1 わが国の突然変異直接利用品種227品種（2006年）の変異原別内訳
（ガンマ線60%、組織培養16%、化学物質9%、X線9%、イオンビーム6%）

表3-3 わが国で育成された突然変異間接利用品種の内訳（2007, 中川未報告）

イネ	コムギ	オオムギ	ダイズ	トマト	その他	計
193	3	7	10	3	12	228

種である99品種のイネが実際に栽培され，その合計栽培面積はイネ全栽培面積の約12.4％であった．

また，2001年から2005年の5年間の合計栽培面積が1,000 ha以上の放射線突然変異由来のイネ43品種を表3-4に示した．「キヌヒカリ」が1位で，5年間合計26万ha，2位が「はえぬき」で約22万ha，3位が「つがるロマン」で10万ha以上になっている．間接利用品種の約半数は，「フジミノリ」へのガンマ線照射で草丈を低くした「レイメイ」の半矮性遺伝子（草丈が低くなる遺伝子）を受け継ぐ子孫であり，有用形質を持つ突然変異品種を育成すると，交配によって何世代も利用可能であり，間接利用品種として突然変異遺伝子が自己増殖的に広がっていくことは，まさしく，作物の進化そのものと言える．

ダイズでもガンマ線照射による突然変異品種が多く，直接利用品種は1966年に育成された「ライデン」と「ライコウ」にはじまり，16品種が登録されている．その中で，「むらゆたか」がX線利用である以外はすべてガンマ線照射による突然変異である．その改良特性は，以下にも

(1) ガンマ線の利用

表 3-4 2001〜2005 年の 5 年間に栽培面積が上位の突然変異イネ品種

品種名	用途	栽培面積(ha)	品種名	用途	栽培面積(ha)
キヌヒカリ		263,223	どまんなか		3,207
はえぬき		219,734	ゆめおうみ		3,104
つがるロマン		106,423	みえのえみ		2,747
ゆめあかり		66,491	あわみのり		2,697
夢つくし		58,893	ほほえみ		2,686
あいちのかおり		53,697	ナツヒカリ		2,665
あさひの夢		51,049	きぬのはだ	糯性	2,465
むつほまれ		46,959	大地の風		2,257
祭り晴		35,410	アキヒカリ		2,211
どんとこい		17,008	つくし早生		2,120
夢しずく		14,076	はたじるし		1,954
ミネアサヒ		10,698	こいもみじ		1,889
ゆめひたち		10,440	バンバンザイ		1,882
ゆめみのり		9,957	でわひかり		1,726
あきげしき		7,510	みえのゆめ		1,442
あきろまん		7,450	彩		1,432
美山錦*	酒造用	7,242	むつかおり		1,353
つくしろまん		5,533	はなぶさ		1,268
まいひめ		4,514	カグヤモチ	糯性	1,100
ふくみらい		4,458	いただき		1,075
あいちのかおり SBL		3,662	出羽燦々	酒造用	1,009
たつこもち	糯性	3,322			

＊：突然変異直接利用品種.

述べるが，早熟化，晩熟化，白目化，種皮色変異，短稈化と耐倒伏性，着粒密度，リポキシゲナーゼ欠失，低アレルゲン化などである．また，間接利用品種数は 9 品種で，X 線突然変異品種由来の「エルスター」と，化学変異原突然変異系統由来の「関東 100 号」を除き，すべてがガンマ線利用である．

わが国で栽培されたダイズ品種の上位 73 品種に含まれる放射線突然変異品種について，1997，2001 および 2005 年の全栽培面積を表 3-5 に示した．直接利用品種では，育成年次が古い「ライデン」と「ワセスズナリ」は 2005 年時点では栽培されておらず，それに代わって「むらゆ

131

表 3-5　1997，2001 および 2005 年度のダイズ突然変異品種の栽培面積（ha）

品種名	1997 年	2001 年	2005 年
ライデン*	80	8	—
ワセスズナリ*	120	—	—
むらゆたか*	3,507	5,910	2,466
コスズ*	498	863	576
いちひめ*	—	35	130
あきたみどり*	—	8	87
ナンブシロメ**	1,246	1,550	1,534
ともゆたか**	2	—	—
鈴の音**	10	50	—
エルスター**	—	—	447
すずさやか**	—	—	10
リュウホウ**	1,150	7,050	8,033
栽培面積合計	6,613	15,474	13,283

*：突然変異直接利用品種．
**：突然変異間接利用品種．

たか」や「コスズ」が広く栽培され，「いちひめ」と「あきたみどり」の栽培面積が増加傾向にある．

また，間接利用品種では，「ライデン」由来の「ナンブシロメ」と「リュウホウ」や「いちひめ」と「むらゆたか」由来の「エルスター」が広く栽培され，「ライデン」の貢献度が高いことがわかる．その結果，2005 年時点で，直接利用 4 品種，間接利用 4 品種が栽培され，その合計栽培面積はダイズ全栽培面積の約 9.4％となっている．

コムギやオオムギでもガンマ線を利用した突然変異品種が利用されている．2006 年度のガンマ線利用によるコムギ突然変異品種は，2002 年に育成された間接利用品種「タマイズミ」1 品種であるが，その栽培面積は 1,289 ha となっている．オオムギもすべて間接利用品種の「とね二条」，「マサカドコムギ」，「サヤカゼ」および「さきたま二条」の 4 品種が栽培され，2006 年度の合計栽培面積が 306 ha となっている．

これらの作物について見ただけでも，放射線突然変異品種のわが国の農業に与える経済的な貢献度は非常に高いことがわかる．

(1) ガンマ線の利用

1.3 放射線育種場のガンマ線照射施設

放射線育種場は，1960年，農林省の単独研究機関として放射線を用いた突然変異を作物育種に利用する目的で設立され，現在は農林水産省所轄の独立行政法人農業生物資源研究所に属している．照射施設としては以下のものがある．

1) ガンマーフィールド（図3-2）

東京ドームとほぼ同様の大きさで，果樹を含むあらゆる作物に対して，生育期間緩照射（成長している植物に弱い放射線を長期間照射すること）が可能な世界最大の野外照射施設で，線源は88.8テラベクレル（Tbq）のコバルト-60である．

ガンマーフィールドでは，1日に8時間，土日と休日を除く毎日，照射を行っており，線源から10 mの地点で栽培した場合，1日当たり約2グレイ（Gy），1年に換算すると自然界の約30万倍の放射線照射量で，

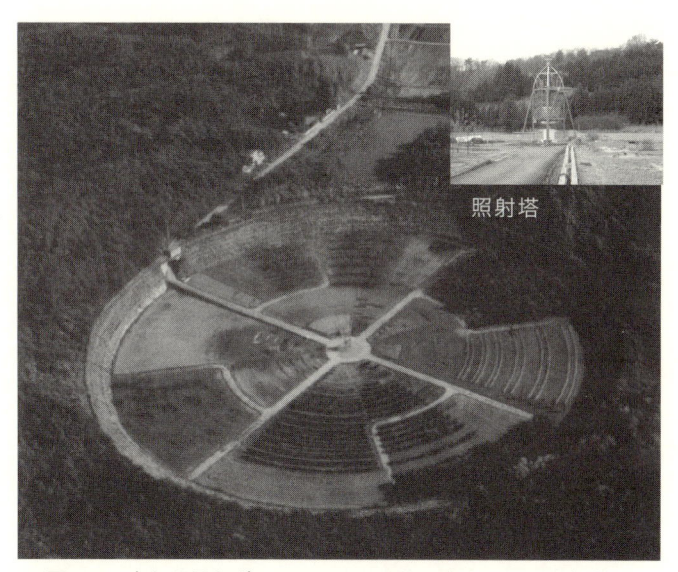

図3-2　空から見たガンマーフィールドと中心にある照射塔

照射塔を中心にした半径100mの畑で，高さ8mの土手で囲まれている．線源から10mの地点で自然界の約30万倍，100mの地点で約2,000倍の放射線を成育中の植物に照射することができる．（写真提供：（独）農業生物資源研究所放射線育種場）

1日当たり約1,000年分の放射線量ということになる[2]．

　植物にとっての1,000年間という期間は，種子植物では1,000世代の交配が行われることから，進化の速度を単純に比較することは難しいが，ガンマーフィールドを用いた突然変異育種は，人為的に植物の浴びる放射線量を増やして突然変異率を高めることで進化速度を加速し，誘発した突然変異体から有用なものを選抜していく技術であると言える．このことは，ガンマーフィールドで出現する突然変異体は，すでに地球のどこかに出現している，あるいは今後どこかに出現する可能性のあるものであり，非常に低い頻度で自然界の植物に生じる自然突然変異となんら変わりがないものであることが理解してもらえると思う．

2）ガンマールーム

　建物全体を遮蔽した施設であり，44.4テラベクレルのコバルト-60線源を持つ照射装置である．照射中は内部に入れないが，施設周辺に管理区域を設ける必要がない．主に種子，球根，樹木の枝，試験管等に入った培養物やポット栽培した植物体にガンマ線の急照射（強い放射線の短時間照射）を行うことができる施設である．線量は線源からの距離と照射時間によって変えることができる．

3）ガンマーグリーンハウス

　加温設備を備えた温室で，パイナップルやサトウキビのような熱帯，亜熱帯作物に対して冬季にも継続して生育期間緩照射を行うことが可能な半径7mの八角形の照射温室であり，中心にある線源はセシウム-137である．

1.4　放射線育種場のガンマ線照射施設を利用して育成された品種

　放射線育種場ではこれまでに依頼照射や共同研究も含め，24作物で100の直接利用品種が育成された（既出，表3-2）．さらに，間接利用品種の数もイネを中心に加速度的に増加している．その中で特記すべき

ものをいくつか以下に示す．

1）ナ シ

日本でのナシ栽培は，1975年ころまではいわゆる赤ナシの「長十郎」と青ナシの「二十世紀」の2大品種の栽培が行われていた．「二十世紀」は千葉県松戸市で発見された偶発実生に由来し，1898年に命名された古い品種である[3]．その後，赤ナシは「幸水」，「新水」，「豊水」等の新品種に置き換わった．しかし，青ナシの「二十世紀」はナシ黒斑病（*Altanaria altanata* (Fr.) Keissier）に弱いため[4,5]，袋かけや薬剤散布などの防除に多大な労力が必要であったにもかかわらず，優良品種がなかったことから，1990年当時でも生産量の約28％を占めていた[6]．

一方，黒斑病抵抗性の遺伝解析により，抵抗性は1対の主動遺伝子に支配され，劣性ホモ（劣性遺伝子のみを2つ持つこと）が抵抗性，ヘテロ（劣性遺伝子と優性遺伝を1つずつ持つ）が罹病性で優性ホモ（優性遺伝子を2つ持つ）が自然界に存在しないことが明らかにされていた[7]．そこで，ガンマ線照射によって劣性ホモの枝変わりを誘発することが有効と想定され，ガンマーフィールドにおいてこれが試みられた．その経緯は，真田，他[6]，Sanada *et al.*[8]および壽，他[3]に詳しい．

ガンマーフィールド建設直後の1962年に「二十世紀」の株を線源から37〜93 m地点まで約4 m間隔で定植し，緩照射を開始した．その後，線源に近いものが枯死したために53 mの地点（すなわち15 R/日（= 0.13 Gy/日）が線源直近となった．そして，1981年に殺菌剤散布を控えたところ，黒斑病が蔓延して多くの枝が落葉した．ところが，線源から53 mの株に黒斑病の全く認められない1枝（γ-1-1）が発見された．この枝を繁殖し，そのときに開発された黒斑病が生産する毒素を用いた人工接種による抵抗性検定試験や交配試験によって，この抵抗性は自然に存在する抵抗性よりも弱い中位の抵抗性を示し，周縁キメラに由来することが示唆された[9]．黒斑病抵抗性を確認後，果樹試験場や27都府県試験場の協力を得てその優秀性が立証され，1990年に「ゴールド二十世紀」と命名登録された．「ゴールド二十世紀」は海外においても品種

登録が行われ,オーストラリアにおいて 2004 年 7 月 29 日付けで 25 年間の品種登録(Gold Nijisseiki: Application No. 1997/056; Certificate No. 2533)が認められた.定植後 20 年での枝変わりの発見,命名登録まで約 30 年かかった成果であるが,放射線育種の金字塔となっている.

さらに特記すべき成果として,菌が産生する毒素を用いた簡易検定法の確立がある.黒斑病菌は「AK-トキシン I」という毒素を生産し,この毒素が表皮を破壊して菌が細胞内に侵入することが知られており,京都大学農薬研究施設において,この毒素の単離とその構造決定が行われた[10, 11].放射線育種場では,この研究グループの協力を得て,合成毒素や菌培養から抽出した毒素水溶液を含ませた濾紙上に,枝の第 1 葉(最も若い葉)から第 5 葉までリーフパンチで切り取った直径約 8 mmの葉片を並べ,1〜2 日後に黒変する(罹病性)か否(抵抗性)かによって抵抗性を検定できる簡易検定法(図 3-3)を開発した[8].

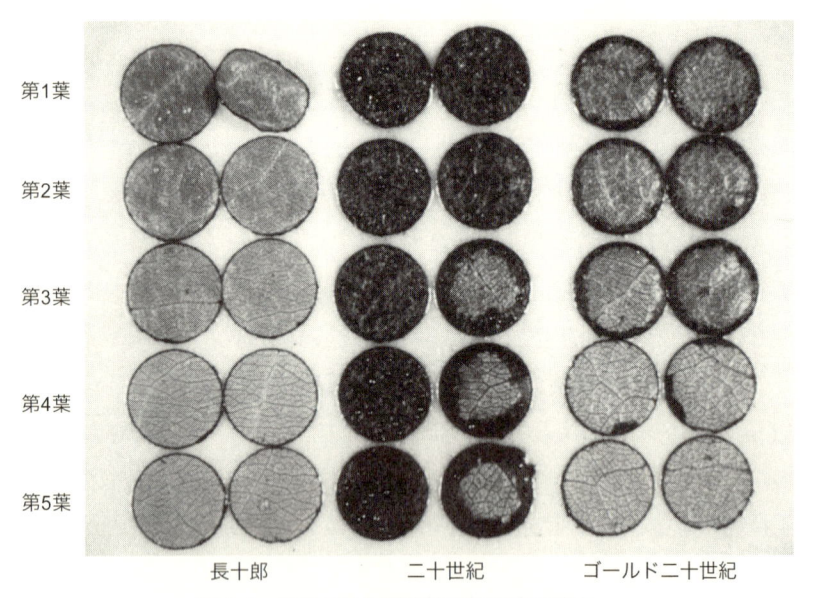

図 3-3 葉を用いた耐病性の検定法の確立
シャーレ内に病原菌が作り出す毒性物質を浸ませた濾紙をしき,その上に葉を置いた 2 日後(抵抗性の「長十郎」は変化なく,罹病性の「二十世紀」は黒変する).(写真提供:(独)農業生物資源研究所放射線育種場)

(1) ガンマ線の利用

　この検定法が，以下に述べる抵抗性ナシ品種を短期間に育成することを可能にしたと言っても過言ではない．その品種の1つが，鳥取県園芸試験場との共同研究による「おさゴールド」の育成である[12, 13]．1986年，黒斑病に弱い「おさ二十世紀」の株を，ガンマーフィールド内で線源から40～70 mに移植した．1988年からAK-トキシンによる簡易検定法を用いた突然変異枝選抜により，1991年に「おさ二十世紀」よりも明らかに抵抗性が強い枝「IRB502-13T」が発見され，これを基に「おさゴールド」が育成された．

　もう1つは，鳥取県園芸試験場との共同研究による，黒斑病に弱い「新水」の穂木にガンマールームでのガンマ線急照射によって育成した「寿新水」である[14]．急照射60 Gyで1,088本，80 Gyで926本，合計2,114本の穂木を鳥取県園芸試験場内の試験供試樹に高接ぎし，これらから生じた5,736本の発芽枝に対してAK-トキシンを用いた黒斑病検定を1987年から実施した．その結果，線量率2.5 Gy/h，総線量80 Gy急照射した穂木から黒斑病に強い1枝を発見し，これを基にして育成された．

　上記の一連の成果は，果樹の突然変異育種において2つの重要な点を示唆している．それは，果樹において突然変異を育成するためには根気強い努力を要するということと，放射線育種においては簡易な検定法あるいは選抜法が必要不可欠であるということである．

2）リンゴ

　放射線育種場で特徴的な2品種が育成された．1つは赤く熟すように「ふじ」を改良した「盛放ふ3A」であり，もう1つは斑点落葉病抵抗性品種「放育印度」である．

① 盛放ふ3A

　「ふじ」は，1962年に「国光」×「デリシャス」の交配から育成され，現在，わが国で最も有名なリンゴ品種となっているが，育成当初は，果皮が縞状に着色し，色調も赤みが乏しかったために，果皮形質の改良が望まれていた．そこで，1962年以来，ガンマーフィールドでガンマ線

137

生体緩照射技術が試みられた．その結果，着色が「ふじ」より約1カ月早まり，果皮が赤色に改良された「IRB50013」と「IRB50018」が選抜された[15]．「IRB50018」から育成された着色の良い「ふじ」が「盛放ふ3A」である．

② 放育印度

ナシ黒斑病と同じ種 *Alternaria altanata* の亜種が病原菌となるリンゴ斑点落葉病はリンゴの重要病害であり，「印度（通称，インドリンゴ）」はこの菌に弱いために抵抗性品種の育成が望まれていた．そこで，茎頂培養由来の培養体に線量率5 Gy/hで総線量80 Gyのガンマ線急照射を行って培養器内で葉を形成させ，この葉片にAM-トキシン（リンゴ斑点落葉病菌の産生する毒素）を用いたナシと同様の簡易検定法で抵抗性株を選抜した．抵抗性株について，キメラ性[*1]解消のために増殖と選抜を繰り返し，1個体の突然変異個体を選抜した[16, 17]．この個体を培養器から出して馴化させた後，高接ぎにして原木とした．特性評価試験等を経て，原品種よりも耐病性が強く，果実の形，品質および熟期などの特性は変化していないことが確認され，2004年に「放育印度」として品種登録申請が行われた[18]．

3）花卉類

Micke *et al.*[19] によると，世界で育成された栄養繁殖性[*2]の花卉類や観葉植物は間接利用品種を含めた全突然変異品種の約30％を占めるが，脚注にこれは最低に見積もった数であると但し書きがある（表3-6）．

表3-6　1990年までに世界で品種登録された突然変異品種の数
(Micke *et al.*, 1990)[19]

種子繁殖性作物			栄養繁殖性作物			合計
直接利用品種	間接利用品種[*]	計	鑑賞植物[**]	果樹その他	計	
567	285	852	409[*]	69	478	1,330

[*]：突然変異系統と他の系統の交雑によって育成された品種．[**]：最低の推定数をとったが，実際にはこれよりもかなり多いと推定される．

[*1] 同一個体内に遺伝子型の違う組織が互いに接触して存在する現象をいう．
[*2] 胚・種子を経由せずに，根・茎・葉などの栄養器官から次の世代の植物が繁殖する無性生殖．

(1) ガンマ線の利用

　栄養繁殖性鑑賞植物の突然変異品種が多い理由は明らかである．種子繁殖性の穀類では，突然変異で有用特性が備わったとしても，その個体の生産性や種子稔性が劣る場合は品種にはならないが，栄養繁殖性の場合は増殖に影響を与えない．

　また，育種目標が花の色や形などであるため，肉眼で比較的容易に変異を選抜できるという利点がある．ただし，栄養繁殖性の作物の場合は，原細胞と突然変異細胞がキメラになっていることが多く，キメラの解消が問題となる場合も多い．それを解消する技術として，キクについてガンマーフィールドでの緩照射と，花弁などの培養を併用した育種技術が構築された．

① キ ク

　Nagatomi et al.[20] は，組織培養による脱分化と再分化によって作出した突然変異体は，外見上キメラを持たないという報告[21]を受け，放射線照射と培養を併用した技術構築を試み，最終的にキメラ性が極めて少ない効率的なキクの育種技術を確立した．

　キク原品種「大平」苗にガンマ線照射を行い，その後に開花する花弁，つぼみおよび葉片を外植片として再分化させた場合，ガンマーフィールドでの緩照射とガンマールームでの急照射ともに，高率で花色や形態変異が誘発された．しかし，緩照射によって開花したキメラの花弁を培養する複合法が，最も高い花色変異率と変異の幅を示した．この複合法で得られた変異体から6品種が育成された（図3-4）．これら「南風の初雪（はえのはつゆき）」，「南風の燦（はえのきらめき）」，「南風の紅（はえのくれない）」，「南風の美童（はえのみやらび）」，「南風の夕暮（はえのゆうぐれ）」，「南風の輝（はえのかがやき）」のうち3品種は花弁由来，2品種はつぼみ由来，1品種は葉片由来であった[22]．また，同様の方法で，「南風の明星（はえのみょうじょう）」，「南風の永光（はえのえいこう）」，「南風の夢車（はえのゆめぐるま）」，「南風の淡紅（はえのあわべに）」が育成された[22]．

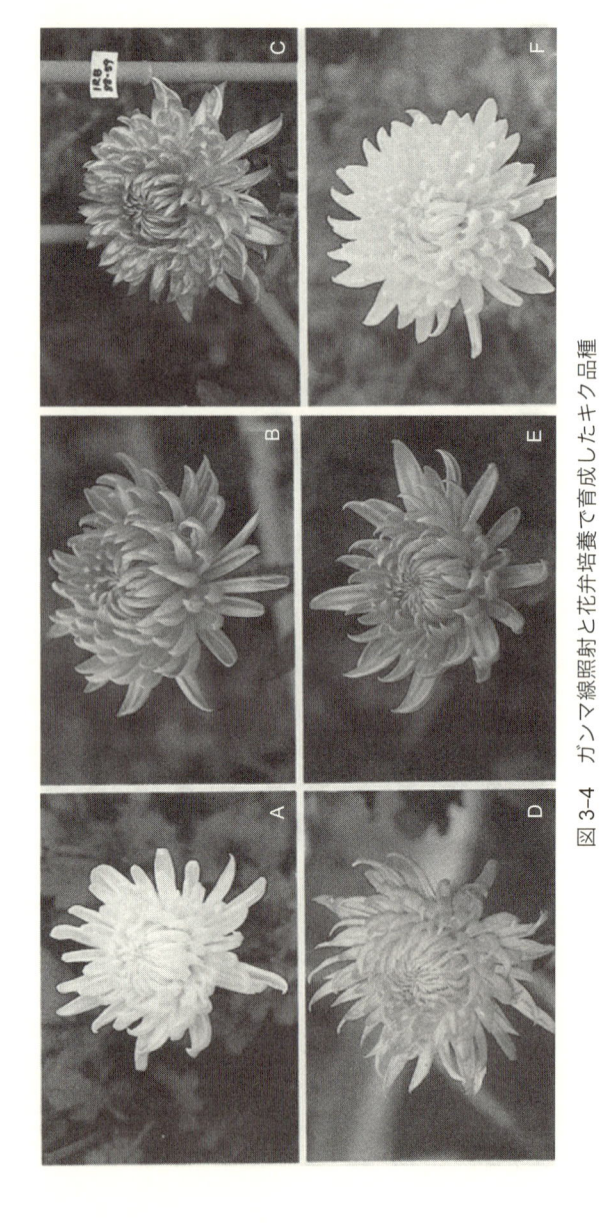

第3章 放射線を利用した品種改良

図3-4 ガンマ線照射と花弁培養で育成したキク品種
A：南風の初雪，B：南風の燦，C：南風の紅，D：南風の美童，E：南風の夕暮，F：南風の輝．（写真提供：(独) 農業生物資源研究所放射線育種場）

② バ　ラ

バラも栄養体で繁殖する花卉であり，組織へのガンマ線照射によって変異を誘発する育種法が有効である．バラ切り花品種「サマンサ」の幼苗をガンマーフィールドに植え付け，1日当たり 0.25～1.50 Gy 線量を 16 カ月間（総線量 98.4～590.6 Gy）照射した．そして，花の形質で選抜した変異枝を挿し木によって増殖し，変異形質を固定する方法が確立された[23]．その結果，花の色と形に変異を持つ 5 系統が選抜され[24]，2007 年にその中から，「ひたちスマイル」と「ひたちポエニー」が品種登録された（http://www.hinsyu.maff.go.jp/）．

4) イ　ネ

① 低アレルゲン米

コメアレルギー患者を対象とした製品である「アレルゲン低減米」は酵素処理によって作られているが，この処理に必要な酵素が高価なために生産コストが高くなるのが問題である．このアレルゲン（アレルギーの原因となる物質）の 1 つは，16 kDa タンパク質であると推定されている[25]．

Nishio and Iida[26] はこの点に着目し，コシヒカリへのガンマ線照射によって 16 kDa アレルゲンタンパク質含量を低下させ，胚乳が粉質の 4 突然変異体を作出した．このうちの「85KG-4」と「86RG-18」は 16 kDa と 26 kDa ポリペプチド含量が低く，6 kDa ポリペプチド含量は元系統の約半分であり，純系系統にすることができた．さらにこの遺伝子解析によって 16 kDa ポリペプチド含量は 1 劣性遺伝子に支配されることがわかった．

その後さらに，16 kDa ポリペプチド含量と粉質胚乳形質を分離させるために戻し交雑を行った結果，連鎖が強いか，あるいは遺伝子の多面的発現（pleiotropy）が原因で，最終的に両形質を分離させることができなかった．しかし，この系統にアレルゲン低減化米と同様の酵素処理法を行った結果，酵素処理時間が短く，減圧処理後そのまま流水洗浄することで 16 kDa タンパク質酵素量を減少でき，また，酵素量がもとの

1/5で同様の効果があり,生産コストを削減できることが明らかになった[27].この研究は,その後の低タンパク質米品種育成に発展した.

胚乳の品質を選抜指標として突然変異体を選抜する手法には,半粒法が必要不可欠である.半粒法とは,種子を中央部で切断し,胚のある側は番号を付けて保存し,胚のない部分を分析に用いる手法である.分析で胚乳の突然変異が見つかれば,胚のある片方の種子を圃場で栽培して自殖種子を得ることができる.

この手法の利点は,M_2 突然変異体を,M_1 種子を栽培した植物上で発見でき,M_2 種子を圃場で栽培することなく突然変異体を選抜できることである.もう1つの利点は,種子不稔で次世代が残せない場合でも遺伝解析ができることである.この材料を育種素材に利用することは困難であるが,遺伝子の機能解析等においては有効な材料となる.

これら一連の研究の成果として,低アレルゲン米品種「家族だんらん」や「フラワーホープ」が育成された.

② 低タンパク質米

近年,わが国では腎臓病患者が増加傾向にあり[28],この腎臓病患者への治療法の1つにタンパク質の摂取量制限がある.白米中には約7%のタンパク質が含まれるため,タンパク質摂取量制限を受けている腎臓病患者は白米を主食として利用することができない.そこで,タンパク質含量の低い品種が求められていた.

一方,米のタンパク質には人が消化しにくいPB-Iと消化しやすいPB-IIが存在し,前者は主にプロラミン,後者は主にグルテリンとグロブリンであることが明らかになった[29].

そして,「ニホンマサリ」への化学変異原のエチレンイミン(EI)処理によって,低グルテリン突然変異体の「NM67」が選抜された[30].さらに,「ニホンマサリ」を「NM67」に戻し交雑し,低グルテリン含量の「LGC-1」が育成された.この「LGC-1」では通常品種の種子胚乳の約60%を占める易消化性のグルテリン含量が低下し,難消化性のプロラミンなど他のタンパク質が増加していることから,人にとって実質

上の「低タンパク質」品種となった．

さらに，「LGC-1」は，臨床試験と患者の嗜好調査の結果，その有用性が明らかになった[31]．ただ，食味が元品種の「ニホンマサリ」よりもやや劣り，長期間摂取する必要のある患者用主食としては食味を改善する必要性が課題として残った[28]．

一方，「LGC-1」の低グルテリン形質は育種事業で注目され，以下に述べる「エルジーシー潤」と「エルジーシー活」のほかに，極大粒系統「北陸153号」と交配して酒米利用されている「春陽」[32]や，「ニホンマサリ」にガンマ線処理で作出した低アミロース（粘りが増す）突然変異体「NM391」と交配した良食味低グルテリン品種「LGCソフト」[33]が育成された．

放射線育種場では，「LGC-1」の特性をさらに高め，食味を改善するために，「LGC-1」で低下していないタンパク質の26 kDaグロブリンに着目し，「コシヒカリ」種子へのガンマ線照射によって26 kDaグロブリンが欠失した突然変異系統「89WPKG30-2-433」を作出した．この系統と「LGC-1」の交配によって，出穂反応の異なる5系統が育成された．

これらの系統は，グルテリン含量が通常イネ品種の30％程度に低下し，逆に，消化しにくいプロラミンが2.5倍程度になっており，さらに26 kDaグロブリンは全く存在せず，その結果，消化しやすい全タンパク質含量が，医療関係者が求めていた50％程度となった．

これらの中から，早生の「エルジーシー活（放育2号）」と中生の早「エルジーシー潤（放育3号）」が品種登録された[34, 35]．両品種は「コシヒカリ」よりも草高が低く，栽培しやすい．

一方，分子遺伝学的解析によってこの低タンパク質の原因が，塩基欠失によって「RNA干渉」が起こり，タンパク質合成が抑制されていることを明らかにするという突然変異育種研究における画期的な研究も行われた[36]．この欠失は3,500塩基対と大きく，これは世界初の植物での事象として科学雑誌『Nature』に紹介され，高い評価を受けた．

5) ダイズ

わが国では，ガンマ線照射がダイズ育種において大きな役割を果たしている．早生化や機械化適性等を目指した草型改変も重要な育種目標であったが，加工原料用として種子成分が重要視される作物であるため，特に成分改変を目指してガンマ線照射による突然変異育種が試みられ，成果が得られてきた．

① 早生化と短茎化

線虫抵抗性品種の「ネマシラズ」が晩生であったことから，1960 年に東北農業試験場において早生突然変異体の作出が試みられた．この「ネマシラズ」2 万 5,000 種子に 100 Gy あるいは 200 Gy でガンマ線照射を行って育成したのが，早生の新品種「ライデン」と「ライコウ」である．

これらの成熟期は原品種より各々 25 日および 15 日早くなり，両品種の草高は明らかに低くなったが，有用特性は原品種のままであった．この「ライデン」と「ライコウ」は，東北地域で広く栽培された日本で最初のダイズ突然変異品種である．

また，「ワセスズナリ」は，東北農業試験場において，原品種「オクシロメ」を用いて同様の方法で育成された品種である．「コスズ」も納豆向きの小粒品種元品種「納豆小粒」から同様の方法で育成され，原品種より開花が 2 週間早くなり，草高も低くなった品種である．

② リポキシゲナーゼ欠失

リポキシゲナーゼは，ダイズ製品のマメ臭さに関係する酵素であり，ダイズ粉を水に混ぜるとこの酵素がダイズに豊富な不飽和脂肪酸を酸化し，アルデヒドに変化させる．一方，リポゲナーゼは熱で容易に不活性化するが，一度臭いが生じると，熱を加えてもこの臭いを消すことはできないため，多くの加工技術の研究がなされてきた．

ダイズ種子には，L-1，L-2 および L-3 と呼ばれる 3 種のリポキシゲナーゼが存在する[37]．1980 年代にリポキシゲナーゼのない突然変異体が遺伝資源の中から発見され，交配育種によって L-1 と L-3 を欠失す

る系統とL-2とL-3を欠失する系統が育成された[38-40]. しかし, 交配育種ではL-1とL-3を欠失する系統や全リポキシゲナーゼを欠失する系統が得られなかったため, 九州農業試験場(現九州沖縄農業研究センター)でガンマ線を用いた突然変異育種によってリポキシゲナーゼをすべて欠失する系統の育成が試みられた.

1989年に, 放射線育種場で「関系2(後の関東102)」と「関系1(後の「ゆめゆたか」)」のF_2種子へのガンマ線照射(100 Gyおよび150 Gy)が行われ, このM_2種子1,818粒についてSDSポリアクリルアミドゲル電気泳動によって種子貯蔵タンパク質を解析した結果, リポキシゲナーゼを全く欠失した種子が1粒発見された. これを正常系統と交配することにより, 形態的に全く異常のないL-1・L-2欠失系統が得られた.

この研究によって, リポキシゲナーゼ全欠失は遺伝的特性であり, 座位と座位の連鎖が強いために, 交配で両座位の連鎖を切ることが難しいことが明らかになった[41]. このリポキシゲナーゼ全欠失系統は, 1995年に「いちひめ」として品種登録された. 「いちひめ」の特性は「関系1号」と「関系2号」の反復親である「スズユタカ」とほぼ同様である.

わが国でこのリポキシゲナーゼ全欠失との交配によって, 多くのリポキシゲナーゼ全欠失品種が育成されただけではなく, 海外においても品種育成に利用された.

③ 高11Sグロブリン(低アレルゲン)ダイズ

ダイズ種子の主要な貯蔵タンパク質は, 約70%を占める11Sグロブリンと7Sグロブリンであり, 11Sグロブリンがダイズの加工特性に重要なタンパク質である. Ogawa et al.[42]は自然突然変異の中からいくつかの系統を育成し, 7Sグロブリン含量を減少させることによって11Sグロブリン含量を上げることが可能であることを示した. この7Sグロブリンはα-, α'-およびβ-サブユニットからなるタンパク質である.

まず, 高11Sグロブリンダイズとして, 7Sグロブリンのα'-サブユニットが欠失し, α-およびβ-サブユニット含量が低下した「刈系

434」が育成された．しかし，遺伝子資源の中には α-サブユニットや β-サブユニット含量がさらに低い系統が見いだされなかった．そこで，この系統にガンマ線を照射し，α-サブユニット欠失個体を誘発し，11S グロブリン含量をさらに高くする試みが行われた．

1991 年から放射線育種場において，「刈系 434」種子にガンマ線照射を行い，東北農試の刈和野で栽培し，9,334 粒の M_2 種子の SDS ポリアクリルアミドゲル電気泳動法解析によって，7S グロブリンの α-および β-サブユニットを欠失した 1 粒が単離された．その後，この突然変異体に由来する「刈系 552 号（「東北 124 号」）」は有用性が認められて，2001 年に「ゆめみのり」として品種登録された[43]．ダイズのアレルゲンとして，Gly m Bd 30K，7S グロブリン α-サブユニットおよび Gly m Bd 28K が同定されているが[44]，「ゆめみのり」はそのうちの 7S グロブリン α-サブユニットおよび Gly m Bd 28K を欠失しており[45,46]，これは低アレルゲン化したダイズと言え，ダイズアレルギーリスクの少ない豆乳原料として注目されている．

その後，この α-サブユニットの欠失は劣性 1 遺伝子に支配され，この遺伝子座は α'-サブユニットとは独立して存在することが交配試験によって証明された[45]．最近，この α-サブユニットの欠失は，コードする CG-2 遺伝子に 4 塩基が挿入されることによって転写をストップさせる終止コドンになることが明らかになった[47]．

6) シ　バ

現在，わが国のゴルフ場，園地およびスポーツグラウンドではノシバ（種名はシバ）やコウライシバ（種名はコウシュンシバ）が利用されている．これらのシバは，通称「西洋芝」と呼ばれる，寒さに強いペレニアルライグラスやケンタッキーブルーグラスと比較すると，夏枯れや病気には強いが，秋が深まると地上部が枯れ，緑が失われるという欠点がある．

そこで，放射線育種場は住友金属工業（株）との共同研究で，コウライシバ「筑波系」のマットを，ガンマーフィールドの数地点で生体緩照

射を行い，突然変異を誘発した．その結果，緑度が原品種よりも長く維持されるものや，茎が短くなり芝の管理が容易になった突然変異体が得られた．これを選抜した品種が「ウインターカーペット」[48]と「ウインターフィールド」であり[49]，現在も広く利用されている．

　ガンマ線照射の利点を一言で言うと，透過性が強いので一度に多量の種子や比較的大きい球根や茎などへの照射処理が容易であることや，ガンマーフィールドを用いれば，樹木のような大きな植物体でも生体緩照射が行えることであり，数千個体の大きな集団から選抜を行う育種事業において有効である．このことは，すでに述べたようにわが国で育成されたガンマ線照射突然変異品種の数が示している（既出，表3-2）．
　一方，ゲノム研究や代謝物質の解析技術の発展によって，ガンマ線が遺伝子に引き起こす欠失や塩基置換を，分子レベルで解析する技術が開発されつつあり，逆遺伝学的手法によって，これまで見つけられなかった多くの突然変異体の選抜が可能になり，さらに放射線育種法の有用性が明らかになることを期待している．

参考・引用文献

1) 鵜飼保雄：植物育種学，東京大学出版会，pp. 455 (2003)
2) 森下敏和：放射線と産業，No. 111, 25-30 (2006)
3) 壽　和夫, 他：生物研報, 7, 105-120 (1992)
4) S. Nishimura, M. Sugihara and K. Kohmoto：*J. Fac. Agr. Tottori Univ.*, **13**, 1-13 (1978)
5) S. Tanaka：*Mem. Coll. Agr., Kyoto Imp. Univ.*, **28**, 1-31 (1933)
6) 真田哲朗, 他：育雑, **43**, 455-461 (1993)
7) 小崎　格：園試報, **A12**:17-27 (1973)
8) T. Sanada：*Japan J. Breed.*, **38**, 198-204 (1988)
9) T. Sanada, *et al.*：*J. Japan Soc. Hort. Soc.*, **62** (4), 689-693 (1994)
10) T. Nakashima, T. Ueno and H. Fukami：*Tetrahedron Lett.*, **23**, 4469-4472 (1982)
11) T. Nakashima, *et al.*：*Agr. Biol. Chem.*, **49**, 807-815 (1985)

12) 増田哲男, 他：生物研報, **12**, 1-11 (1998)
13) T. Masuda, *et al.*：*J. Japan. Soc. Hort. Sci.*, **66** (1), 85-92 (1997)
14) 北川健一, 他：鳥取県園試報, 第3号, 1-13 (1999)
15) 放射線育種場：テクニカルニュース, No.15 (1974) http://www.nias.affrc.go.jp/newsletter/tech_news/pdf/TechnicalNews15.pdf.
16) 増田哲男, 吉岡藤治：園芸学会誌, **65** (別1), 84-85 (1996)
17) T. Yoshioka, Y. Ito and T. Masuda：*Gamma Field Symposia*, **39**, 69-79 (2001)
18) 伊藤祐司, 増田哲男, 吉岡藤治：（独）農業生物資源研究所「平成16年度の主要な研究成果」, 50-51 (2005)
19) A. Micke, B. Donini and M. Muluszynski：*Mutation Breeding Review*, **7**, 1-41 (1990)
20) S. Nagatomi, E. Miyashita and K. Degi：*Gamma Field Symposia*, **35**, 51-69 (1996)
21) J. de Jong and J. B. M. Custers：*Euphytica*, **25**, 11-19 (1986)
22) 永冨成紀, 他：（独）農業生物資源研究所「平成14年度の主要な研究成果」, 82-85 (2003)
23) National Institute of Agrobiological Sciences：*Annual Report* 2004, 104-105 (2004)
24) 山口博康, 永冨成紀, 川勝正夫, 出花幸之介：（独）農業生物資源研究所「平成15年度の主要な研究成果」, 52-53 (2004)
25) T. Matsuda, *et al.*：*Agric. Biol. Chem.*, **52**, 1465-1470 (1988)
26) T. Nishio and S. Iida：*Theol. Appl. Genet.*, **86**, 317-321 (1993)
27) S. Iida, *et al.*：*Japan J. Breed.*, **43**, 389-394 (1993)
28) 西村　実：農業技術, **55** (10), 466-469 (2000)
29) K. Tanaka *et al.*：*Agric. Biol. Chem.*, **44** (7), 1633-1639 (1987)
30) S. Iida, E. Amano and T. Nishio：*Theol. Appl. Genet.*, **87**, 374-378 (1993)
31) 望月隆弘, 原　茂子：日腎会誌 **42** (1), 24-29 (2000)
32) 上原泰樹, 他：中央農業総合研究センター研究報告, **1**, 1-21 (2002)
33) 飯田修一, 他：近中四農研報, **3**, 57-74 (2004)
34) 西村　実：農業技術, **59** (9), 385-388 (2004)
35) M. Nishimura, *et al.*：*Breeding Science*, **55**, 103-105 (2005)
36) M. Kusaba, *et al.*：*The Plant Cell*, **15**, 1455-1467 (2003)
37) S. Arai, *et al.*：*Agric.Biol.Chem.*, **34**:1420-1423 (1970)
38) D.F. Hildebrand and Hymowitz：*J. Am. Oil Chem. Soc.*, **58**, 583-586 (1981)
39) K. Kitamura, *et al.*：*Crop Sci.*, **23**, 924-927 (1983)
40) K. Kitamura, *et al.*：*Jpn. J. Breed.*, **35**, 413-420 (1985)

41) M. Hajika, *et al.*：*Jpn. J. Breed.*, **41**, 507-509 (1991)
42) T. Ogawa, *et al.*：*Jpn. J. Breed.*, **39**, 137-147 (1989)
43) 高橋浩司，他：東北農研研報 102 号, 23-39 (2004)
44) T. Ogawa, *et al.*：*J. Nutr. Sci. Vitaminol.*, **37**, 555-565 (1991)
45) K. Takahashi, *et al.*：*Breeding Science*, **46**, 251-255 (1996)
46) M. Samoto, *et al.*：*Biosci. Biotech. Biochem.* **61**: 2148-2150 (1997)
47) G. Ishikawa, Y. Takada and T. Nakamura：*Mol. Breeding*, **17**, 365-374 (2006)
48) 放射線育種場：テクニカルニュース No.44 (1993)　http://www.nias.affrc.go.jp/newsletter/tech_news/pdf/TechnicalNews44.pdf.
49) 放射線育種場：テクニカルニュース No.63 (1993)　http://www.nias.affrc.go.jp/newsletter/tech_news/pdf/TechnicalNews63.pdf

（中川　仁）

(2) イオンビームの利用

2.1 はじめに

　植物の品種改良はいつ頃からはじめられたのだろうか．現在では，何万何千という品種が身の回りにあふれている．それにもかかわらず，まだまだ新しい品種の創出が続けられている．例えば，新しい花を創るには，異なった種類の花を交配してその後代で広がるバラエティの中から良いものを選ぶ方法が取られてきた．一方で，栽培の中から自然に突然変異が起きて，色や形の異なるもの，また背丈が異なるものなどが現在の品種につながったものも多い．

　人工的に植物の突然変異を起こしたのは，1920年代にStadler[1]がX線を用いてトウモロコシやオオムギで突然変異を示したことによる．それ以来，80年近く放射線による植物の品種改良が進められており，IAEA（国際原子力機関）の発表によれば，今までに世界で約2,500の品種がガンマ線やX線などを用いて改良されている[2]．しかし，品種改良へのイオンビームの利用は，ようやく始まったばかりである．

　イオンビームとは，原子から電子を剥ぎ取った原子核（イオン）を，加速器を用いて高速に加速したものである．前章で記載されているガンマ線とは同じ放射線の仲間であるが，その特徴が異なっており，品種改良への利用もそれぞれ特徴がある．

　生物へのイオンビーム照射は，1960年代頃から，主として宇宙放射線の影響解析などに用いられてきた．もちろん，当時も植物の突然変異誘発にイオンビームが有効であるという研究はかなり進められていた．しかし，誘発される突然変異体にガンマ線などによるものと違いがあるかどうかについては，ほとんどわかっていなかった．

　1987年に，当時の日本原子力研究所（原研）が中心となって放射線

高度利用研究計画が策定され，その中で，イオンビームを植物の突然変異誘発に利用するための計画が立案された．また，1991年には，世界最初の材料・バイオ研究のための専用施設としてイオン照射研究施設（TIARA）の利用が開始され，本格的に変異原としてのイオンビームの特徴解明が進められた．

現在，理化学研究所（理研）や若狭湾エネルギー研究センター，また放射線医学総合研究所（放医研）でもイオンビーム照射が行われ，国内では，民間や大学，公的研究機関で数多くのプロジェクトが進められており，また海外からも注目を集めだした．

2.2 イオンビームの特徴と照射方法

ガンマ線やX線などと比べて，イオンビームは線エネルギー付与（Linear Energy Transfer；LET）が高く，局所的に大きなエネルギーを付与するという特徴がある．例えば220 MeVの炭素イオンでは，炭素イオンの飛跡に沿って，物質に与えるエネルギー，いわゆる線エネルギー付与（LET）が初めは約100 keV/μm程度であり，飛程に沿って次第にLETが増大し，イオンが止まる寸前には，ブラッグピークと呼ばれる莫大なエネルギーを付与する（図3-5）．

このようなエネルギー付与の特徴は，ガンマ線や電子線などでは見られず，LETは概ね0.2keV/μm程度である．すなわち，イオンビームは，ガンマ線などと比べて，エネルギー付与が数百倍以上も大きいことになる．

日本原子力研究開発機構（原子力機構）高崎量子応用研究所のイオン照射研究施設（TIARA）では，AVFサイクロトロンを用いて，陽子からキセノンくらいまでのイオンビームを作り出している．植物への照射では，主にヘリウムイオンや炭素イオンなどが利用されている（図3-6）．

TIARAの深度制御種子照射装置では，サイクロトロンで光速の何分の1かに加速された炭素イオンなどのイオンビームが，均一に照射野

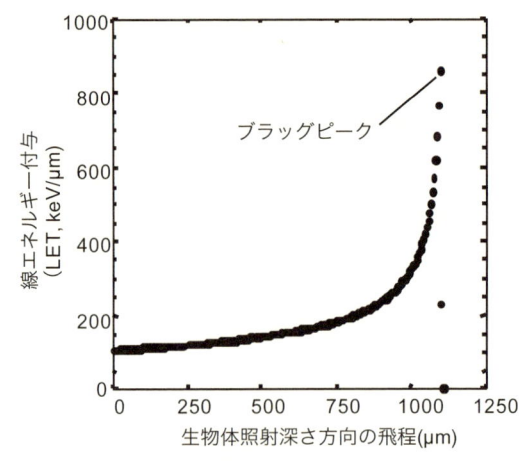

第3章　放射線を利用した品種改良

図 3-5　炭素イオンビーム（220Mev）の線エネルギー付与（LET）の変化

イオン	エネルギー(MeV)	LET(keV/μm)	飛程(mm)
e	2	0.20	9
He	50	19	1.7
He	100	9.1	6.2
C	220	120	1.2
C	320	86	2.3
Ne	260	504	0.3

AVFサイクロトロン

イオンビーム50-80mm角スキャニング：均一拡大照射

チタン薄膜30μm：真空から大気へ

ヘリウムガス10cm：放射化抑制

カプトン膜7.5μm：均質イオン照射

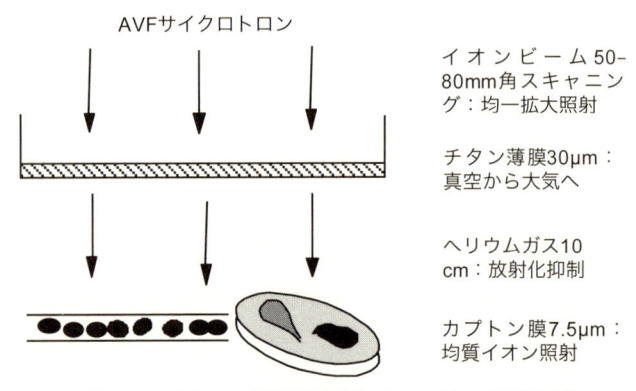

図 3-6　イオンの物理的特性とイオンビーム照射方法

を広げるために照射窓直前にスキャニングされる．大気中に飛び出したイオンビームは，放射化を抑えるためにヘリウムガス中を通過して，試料に照射される．種子や無菌培養体などの照射試料には，イオンのエネルギー損失を防ぎ，均質な照射を行うために，カプトン膜などの薄膜でカバーされ，30秒から2分程度かけて照射されている．

2.3 イオンビームの生物効果

イオンビームの植物突然変異誘発の特徴を明らかにするためには，まずイオンビームの植物に対する生物効果を知る必要がある．種子への照射による致死や葉緑素変異などは，古くから多くのデータが得られており，イオンビームの生物効果はガンマ線に対して最大100くらいまでに達することが知られていた[3,4]が，イオン種やLETを変えて統一的に調査した結果はほとんどなかった．そこで，原研のグループでは，シロイヌナズナの発芽率や生存率への影響を解析し，概ねLETが250 keV/μmで効果が最大となることがわかった[5]．

さらに詳細にその特徴を調べるため，同一のイオン種でエネルギーの異なる照射を行い，LETを変化させた実験を行った結果，炭素イオンでは，シロイヌナズナとタバコでLETが約200 keV/μmで致死効果がピークに達した（図3-7）[6,7]．しかし，用いるイオンの原子番号が大きくなるにつれてLETのピークはより高いほうにシフトし，アルゴンではピークが400 keV/μmを超えた．これは，おおよそ200〜400 keV/μmのLETを持つイオンが効果的であるが，最適なLETは，イオン種によって異なることを意味している．また，致死の生物効果比＊（RBE）はシロイヌナズナよりもタバコが数倍以上高く，イオンビームはタバコの種子でより効果的である．このRBEの値は，用いる植物種だけでな

＊：生物学的効果比とも言う．放射線が生物に与える効果は放射線の種類によって異なるため，着目している放射線と標準となる放射線が同じ生物効果を与えるのに必要な吸収線量比の値．通常はガンマ線等を1とする．

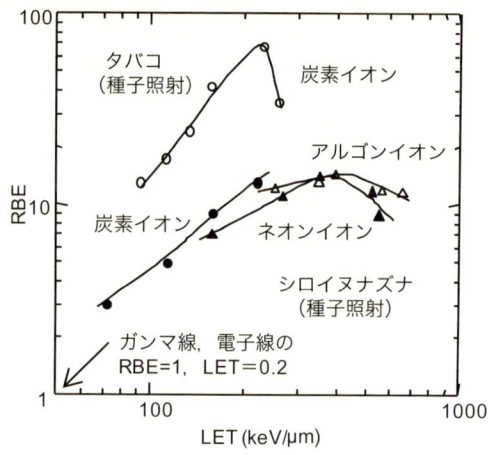

第3章　放射線を利用した品種改良

図3-7　イオンビームのLETの違いによる致死の生物効果（RBE）[6,7]

く，組織やそのステージによっても大きく異なる．

　一方，突然変異を得るための適正線量について，染色体異常や不稔率について調査された．不稔率は，電子線では生存率曲線の肩*ではほぼ100％に達するのに対して，炭素イオンビームでは，肩の半分の線量でほとんど不稔に近い状態になった[6]．タバコへの種子照射では，ガンマ線とイオンビームで大きな差はないものの，根端の染色体異常は，生存率曲線の肩付近でほぼ80％以上に達していた[7]．以上から，イオンビームによる突然変異の誘発は，生存率が低下しない領域が望ましいと考えられる．

2.4　イオンビーム誘発突然変異の特徴

2.4.1　突然変異誘発率

　従来，植物の突然変異率といえば，葉緑素変異や矮性などの形質レベルでの比較が主であった．しかし，突然変異率を正しく得るためには，遺伝子レベルでの突然変異率が必要である．イオンビームによる突然変

---

*：生存率はある程度の照射線量まで低下しない場合があり，その領域を生存率曲線の肩と呼ぶ．

(2) イオンビームの利用

表3-7 炭素イオンと電子線による突然変異率の比較[8]

変異原 (線量)	調査個体数 (M_2)	調査遺伝子座	変異体数	突然変異率 (遺伝子座/細胞/Gy) ($\times 10^{-6}$)
炭素イオン (150Gy)	104,088	tt3, tt4, tt5, tt6, tt7, tt18, tt19 gl1, gl2, gl3, ttg1, ttg2	88	1.9
電子線 (750Gy)	44,026	tt3, tt4, tt5, tt6, tt7, tt18, tt19 gl1, gl2, gl3, ttg1, ttg2	11	0.11

異率を明らかにするため，形質が明確でかつ遺伝子座がわかっているシロイヌナズナのttとgl変異について，実験が行われた．

数万以上にも及ぶ個体が調査された結果，種子への炭素イオン照射による突然変異率は，対象とした電子線照射に比べて，線量当たり始原細胞（2倍体）当たり遺伝子座当たりで，平均約17倍高いことがわかった（表3-7）[8]．

育種としての実際の変異体獲得では，炭素イオンでは150 Gyの照射に対して，電子線では750 Gyと5倍多く照射されているため[5]，炭素イオンビームが3.5倍多く変異体が得られる．なお，炭素イオンビーム150 Gy照射による突然変異誘発率は，線量当たり染色体対当たり遺伝子座当たり，1.9×10^{-6}であることから，シロイヌナズナの遺伝子の数を25,000と仮定すると，概ねゲノムに平均7カ所の変異が生じている計算になる．

2.4.2 突然変異誘発スペクトル

イオンビームが新規の変異原として有効かどうかを明らかにするためには，誘発される変異体の変異スペクトルをガンマ線などと比較することが重要である．

そこで，農業生物資源研究所の永冨らは，桃色花弁の輪ギク品種「大平」の花弁や葉片の組織培養系にイオンビームならびにガンマ線を照射し，それから得られた再分化個体の花色を指標とした変異スペクトル解析を行った[9]．ガンマ線では，桃色から薄い桃色と濃い桃色への花色が

高頻度で得られているのに対して，イオンビームでは白や黄，橙色など，ガンマ線照射では得にくい花色が比較的容易に誘発された（表3-8）．

また，従来では全く得ることのできなかった，花の中心部が黄色，周辺部がピンクなどといった複色や，花弁が2色のストライプになる条斑が新たに誘発された．このように，イオンビームで誘発される突然変異のスペクトルは，ガンマ線などで得られるものと異なることが明らかになった．このスペクトルの特徴は，カーネーションの花色・花形でもさらに詳細に示されている[10]（表3-9）．

キリンビール（株）の岡村らは，カーネーションの1品種である「ビタル」の葉片培養系に炭素イオンビームを照射したのち，その再分化したカーネーションの花色を調査した．対照の変異原として，従来最もよく用いられるエチルメタンスルフォン酸（EMS），軟X線やガンマ線が

表3-8 炭素イオンとガンマ線によるキクの花色変異スペクトル[9]

変異原	変異体誘発率（%）					
	薄桃	濃桃	橙	白	黄	複色/条斑
非照射	0.3	0	0	0	0	0
ガンマ線	27.7	2.1	0	0	0	0
炭素イオン	4.6	0.3	0.3	0.3	0.2	10.2

表3-9 カーネーションの花色・花形変異スペクトル[10]

変異原	変異体誘発率（$\times 10^{-1}$ %）									
	花　色									
	薄桃	桃	濃桃	赤	サーモン	黄	クリーム	条斑	微細斑	複色
EMS	0	5.2	0	1	0	0	0	3.1	0	0
軟X線	1.7	8.4	0	3.4	0	0	0	0	0	0
ガンマ線	1.7	2.6	0	1.7	0	0	0	0	11.3	0
炭素イオン	2.4	4.7	2.4	3.5	2.4	2.4	1.2	3.5	0	2.4

変異原	花　形	
	丸弁	ナデシコ弁
EMS	0	0
軟X線	0	0
ガンマ線	0.9	0
炭素イオン	4.7	2.4

用いられた．チェリー色から異なった単一色への変異では，EMSやガンマ線では，薄桃，桃や赤色への変異を誘発するのに対して，炭素イオンではサーモンや黄，クリームなど，様々な花色変異が誘発された．

また，キクで見られた条斑や複色は，カーネーションでも高頻度で誘発され，ガンマ線では誘発されないものであった．ただし，微細斑と呼ぶ変異はガンマ線で特有に高頻度に誘発された．このような誘発変異の違いがガンマ線等とイオンビームの特徴の違いを表しているものと考えられる．

一方，花形についても，ガンマ線で花弁が剣弁から丸弁状になったものがわずかに得られたが，多くは炭素イオンで丸弁やナデシコ形花弁などの変異が誘発された．またその変異も，例えば，「剣弁」「やや剣弁」「やや丸弁」「丸弁」などと連続した変異が得られた．

上述のシロイヌナズナの *tt* と *gl* 変異についても，電子線では *gl2* など2，3の特定遺伝子座で高頻度に変異体が誘発されているのに対して，炭素イオンビームでは，平均的にどの遺伝子座も変異が誘発されていることも明らかとなった．なお，この研究では従来の *tt* 変異に加えて炭素イオンによって2つの新規な遺伝子座が見つかっており[8]，変異率の上昇によって新規遺伝子の発見が可能になったものと思われる．

これらの研究から，イオンビームによる突然変異の形質は，ガンマ線などによるものとは異なること，またその変異スペクトルは広いことが明らかとなった．

2.4.3 突然変異誘発の分子レベルの特徴

イオンビームによる誘発変異の特徴は，とりもなおさずその変異がDNAの塩基配列としてどのように変化したかによる．突然変異の分子レベルでの解明は始まったばかりであるが，鹿園らは，シロイヌナズナで誘発された *tt* や *gl* の突然変異をDNAレベルで詳細に解析した[11,12]．

その結果，電子線では遺伝子内の点様突然変異が9個，染色体レベルで引き起こされるような大きな構造変化が3個と，点様突然変異が

表 3-10　イオンビーム誘発変異の分子レベルの特徴[12]

tt,gl 遺伝子座	炭素イオン		電子線	
	点様突然変異	大きなDNA構造変化	点様突然変異	大きなDNA構造変化
変異の種類	48%	52%	75%	25%
欠　失	79%		44%	
塩基置換	14%		44%	
挿　入	7%		11%	
切断点				
欠　失		65%		13%
重　複		24%		75%

多く生じていたのに対して，炭素イオンでは点様突然変異が 14 個，大きな構造変化が 15 個と，ほぼ 1：1 の割合で生じており，炭素イオンは電子線に比べ大きな構造変化を生じやすい傾向があることがわかった（表 3-10）．また，上記変異の塩基配列を調べたところ，大きな構造変化の解析では，炭素イオンでは逆位，転座，欠失，電子線では逆位，転座が起こりやすいという特徴が見出された．

一方，点様突然変異では，炭素イオンは電子線に比べて短い欠失を誘発しやすいという特徴が見られている．さらに，切断端の配列を詳しく解析したところ，炭素イオンは短い欠失を伴って切断が再結合されているのに対して，電子線では欠失ではなく，末端配列が重複する特徴が見られた[12]．従って，イオンビームでは切断末端で多重の損傷が起きやすく，イオンビームとガンマ線などの低 LET 放射線では，誘発される突然変異が質的に異なるのではないかと思われる．

2.5　イオンビームを用いて作出された新品種

2.5.1　花卉・作物

1）花卉品種の創成

イオンビームを用いて実用的な品種が初めて作出されたのは，前節の

桃色のキク品種「大平」から得られた数種の突然変異系統である．その後，これらの突然変異系統の試験栽培による適正検査などが行われ，2002年秋に品種登録出願された．これに先んじて，世界で初めて商品化されたのは，サントリー（株）のバーベナである．理研とサントリーとの研究協力により，「不稔花手毬コーラルピンク」として，2002年3月から発売が開始された．

さらに同年には，キリンビール（株）と原研が共同で作り出したカーネーションの「ビタルイオンシリーズ」3品種が市販された．最近では，「ビームチェリー」も育成され，親品種の耐病性，花持ち，生産性は受け継ぎつつ，茎質が改良された．

2003年には，理研で照射され，花色変異以外は親品種の特性を受け継ぐペチュニアの新品種が，サントリーフラワーズから販売された．

2007年，群馬県農業技術センターと原子力機構は，オステオスペルマムの世界的品種にイオンビームを照射し，今までにないパステル調の花弁にピンクのストライプが入った新品種「ヴィエントフラミンゴ」の作出に成功した．最近では，理研がJFC石井農場と共同で，淡い黄色のサクラ品種「仁科蔵王」を開発している．

現在までに，品種登録もしくは登録出願されている品種の一覧を表3-11に示した．イオンビーム育種により開発されたこれらの花々は，国内だけでなく，世界市場での生産販売が期待されている．

同じ花卉の品種でも，花色や花型とは異なる品種改良もイオンビームを用いて行われている．鹿児島県バイオテクノロジー研究所の永吉，上野らは，原研との研究協力で，無側枝性の輪ギクの創成に成功した[13]（図3-8）．

花の中でも日本一の生産量を誇る白いキクの主要品種は「神馬（ジンバ）」というが，このキクは，白色の程度や生育特性などにおいてとても優れており，ここ数年急速に全国で栽培されてきた．しかし，側枝の着蕾数が多く，芽摘みする労力が必要であった．芽摘みは，少なくとも全労力の1/4以上を占めるといわれ，無側枝性品種の育成は，輪キクの

第3章 放射線を利用した品種改良

表3-11 国内で品種登録および品種登録出願されたイオンビーム育種による品種（2007年11月末まで）

品種名称	植物の種類
サンマリコラピ	バーベナ
ミスティピンクビタルイオン	カーネーション
ダークピンクビタルイオン	カーネーション
レッドビタルイオン	カーネーション
イオンの光明	きく
イオンの成宏	きく
イオンの初音	きく
イオンの光輝	きく
イオンの魔法	きく
イオンの黎明	きく
サンロベイン	ペチュニア
新　神	きく
今　神	きく
ヴィエントフラミンゴ	オステオスペルマム
KNOX	ヒメイタビ
新神2	きく
仁科蔵王	さくら

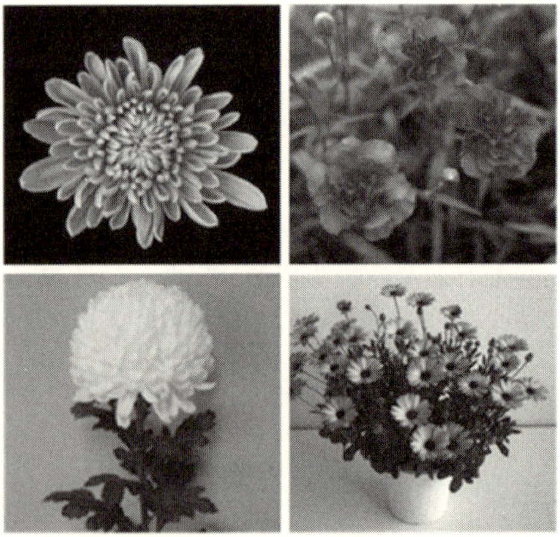

図3-8 イオンビームによって得られた新品種例

左上：原品種「大平」から得られた複色花弁の「イオンの光明」，右上：原品種「ビタル」から花色と茎質が改良された「ビームチェリー」，左下：原品種「神馬」から得られた半無側枝性の「新神」，右下：オステオスペルマム品種「マザーシンフォニー」から得られたパステルカラー調ストライプの入った花弁の「ヴィエントフラミンゴ」．

最大の育種目標といっても過言ではなかった．

そこで，「神馬」の葉片培養にイオンビームを照射し，再生した個体の1万を超える系統を調査した結果，花や葉の形質を変えず，側枝のみが減少した系統を得ることに初めて成功した．その中から良好な2系統を選び，「今神（イマジン）」「新神（アラジン）」と名付けて2003年に品種登録された．とくに「新神」は優良品種で，2006年では2千万本が出荷され，いまや全国20県において栽培される品種となった．

最近，「新神」に再びイオンビームを照射し，開花がやや遅れる「新神」の欠点を克服して，暖房コストを削減できる品種「新神2」も育成された．

2）イネ，オオムギ，タバコ等の耐病性

日本におけるイオンビーム育種利用のさきがけ的研究は，イネを用いて始められた．静岡大学の中井教授と原研の渡辺らは，イネ品種コシヒカリに窒素イオンやヘリウムイオンを照射して，白葉枯病やいもち病の抵抗性突然変異株の作出に成功している．一連の実験では，熱中性子やガンマ線との誘発頻度の違いも調査され，白葉枯病抵抗性では，イオンビームが最も有効な変異原であることを見出している[14]．

葉緑素変異や出穂期などの可視的な変異では，イオンビームによる誘発突然変異がガンマ線による変異スペクトルとあまり異なっていなかったという別の報告もある[15]．

オオムギでは，主要病害である縞萎縮病の抵抗性が，イオンビームを用いることによって高頻度で得られている．低アミロース米やもち性コムギなど，食味についての品種改良にもイオンビームが期待されている．

タバコにおいては，葯培養*とイオンビームを組み合わせて処理することによって，高頻度でポテトウイルスYの耐病性系統が得られた[16]．葯培養は半数体であるため，劣性形質も当代で発現する．照射葯由来の半数性植物では，実に3.5％という高頻度で耐性変異株が獲得され，こ

---

*：葯（やく）とは，雄しべの先についている花粉の詰まった袋を指し，雄しべから植物体を作り出すことをいう．

れらの染色体倍加個体の自殖次代においても耐性が維持されている．

3）蔬菜（野菜）

今までに，イチゴ，メロン，トマト，ナス，ニンニク，サツマイモなど多種多様な植物において新品種の育成が試みられている．これらの植物では成分育種が狙いの1つである．いまだ新品種として実用化には至っていないものの，短節茎トマトや低温肥大性のメロンのように，省力化や省エネ化を目指した品種改良も進められている．

4）樹木，その他の品種改良

樹木では，変異が固定される後代を得るのに数年以上を要するうえに，個体が大きいために選抜もままならないという問題点がある．そこで，苗条原基などの幼植物体にイオンビームを照射し，当代での変異固定と幼植物体での選抜に工夫が必要である．ヒノキやスギでは，紫外線耐性や花粉の少ない品種の開発を目指して研究が進められており，さらにスギでは，アルビノやワックスリッチなどといった形質が，当代で確認されている．

広島大学の森川教授や高橋助教らは，原子力機構との協力研究により，二酸化窒素（NO_2）吸収能力が1.5倍程度高くなったヒメイタビの開発に成功し，「KNOX」と命名した．イオンビームのみならず，突然変異を利用して環境浄化に役立つ品種の育成は，これが初めての例ではないかと思われる．また，ツツジやツバキなどの花木は地方特有の品種があり，これらの改良にもイオンビーム育種が期待されている．

最近では，キノコや微生物への利用も進んできた．ヒラタケやハタケシメジの胞子や菌糸にイオンビームを照射し，変異体の選抜が行われており，菌傘が濾斗状になるものや生育の方向が一定でないものなど，形が変わったキノコも見出されている．

2.5.2 新しい遺伝子資源

シロイヌナズナはアブラナ科の雑草であるが，モデル材料として国際的なゲノムプロジェクトにより植物で初めて2000年12月に全塩基配

列が決定された．ゲノムには約2万6,000個の遺伝子が存在し，高等植物に必要な，基本的な遺伝子が揃っている．このことは，シロイヌナズナの遺伝子の機能を解析すると，他の植物での同様な遺伝子も明らかになることを意味する．そこで，原子力機構では，イオンビームを用いることによって新規で重要な植物遺伝子の探索が行われてきた．

1) 紫外線耐性突然変異体と耐性遺伝子群

植物は可視光とともに常に紫外線を浴び，成長抑制や葉焼けを起こす原因となっている．近年ではオゾン層の破壊によって紫外線は増加の傾向にあるが，紫外線に負けない植物を育成するには，紫外線に関与する遺伝子を同定し，紫外線への耐性メカニズムを解明する必要がある．

そこでシロイヌナズナをモデル材料として用い，炭素イオンビームを照射した1,280粒の種子の後代で生育の良い個体を選抜することによって，最終的に日本の春や秋の野外に相当する紫外線量の下で，野生株に比べて1.5～2倍程度生育量が大きい4系統の紫外線耐性変異体 (*uvi1～uvi4*) が得られた[17]．

さらに，*uvi4*突然変異体の解析が進められて責任遺伝子UVI4が単離され，細胞核内のDNA量を増やすこと（核内倍加）が植物の紫外線耐性の重要なしくみであることがはじめて明らかになった[18]．すなわち，*uvi4*突然変異体では，葉や茎の細胞の核内倍加により遺伝情報を持つDNAのスペアが増え，強い紫外線下でも傷つくDNAを補って生長を続け，通常より2倍以上生育が良くなるというものである．

この結果は，植物が紫外線に対して，どのように適応してきたかを理解する上で重要な手がかりを与えるとともに，ムギやダイズなどの作物増産や園芸植物の葉焼けの防止などに役立つと期待される．

一方，全く新しい変異体として見出された紫外線感受性変異体*rev3*[19]と，これに関連した*rev1*変異体などの解析[20]から，哺乳動物や酵母に存在する損傷乗り越え複製（TLS）機構が植物にも存在し，DNA損傷からの回復として，DNA修復以外の主要な機能を果たしていることが明らかとなった．これらの結果は，シロイヌナズナの紫外線耐性機構が

想像されていたよりもはるかに複雑であり，植物の成長段階や各組織，また細胞周期などと密接に関連していることを示しており，その全容解明には，今後さらなる変異体の獲得と遺伝子の解析が必要であると言えよう．

2）花の色や形など，植物の形態や機能に重要な遺伝子

カーネーションやチューリップなど，花びらの先端がフリル状になっている花の仕組みについては，ほとんど明らかにされていなかった．しかし，シロイヌナズナの種子に炭素イオンビームを照射して育成し，次世代の約1万2千個体の花を観察したところ，花びらの先端がフリル状に変化したものが発見された[21]．このフリル変異は，フリル遺伝子(*frill*)と名付けられた1つの遺伝子の劣性変異によるものであった．

フリル遺伝子は，花弁における細胞分裂や伸長を制御して，整った花びらの形にするために働いていると考えられ，フリル遺伝子が働かなくなると，花弁の先端部分の細胞数が減少するとともに，個々の細胞が最大10倍程度まで肥大して不均一な並びとなっているため，花弁がフリル状になることがわかった[22]．この，フリル遺伝子の発見を皮切りとして，関与する遺伝子の機能を調べることによって，植物の形や花びらの形がどのように決められていくのかが今後明らかになっていくものと思われる．

花の色については，ペチュニアやシロイヌナズナを中心として研究が進められ，どのような成分で花の色が青くなるか赤くなるかがかなりわかってきている．しかし，花の色素が細胞内でどのように輸送され，液胞と呼ばれる細胞内器官に蓄積されるのかについてはほとんどわかっていない．

ところが，炭素イオンビームを用いることによって，2つの新しい突然変異体（*tt18*, *tt19*）が発見され[8]，そのうち*TT19*遺伝子は，花の色素であるアントシアニンと，カテキンやタンニンの総称であるプロアントシアニジンの両方の液胞への輸送・蓄積に関与していることがわかった[23]．*TT19*遺伝子の制御によって，花色の濃淡や抗酸化作用を持つフ

ラボノイドの植物生産系の開発などが,今後期待されよう.

そのほかに,植物の形態にかかわる主要な遺伝子として,植物ホルモンであるオーキシンにかかわるシロイヌナズナの突然変異体が,イオンビームを用いて単離されている.変異の原因となる遺伝子から作られるタンパク質は,分子量が小さく,酸性アミノ酸残基が豊富であるので,small acidic protein 1 の意から SMAP1 と命名された[24].SMAP 類似遺伝子は,データベースから動植物に広く存在し進化的に保存されていることから,重要な生物学的機能を持っていることが推測される.

マメ科のモデル植物であるミヤコグサでも,イオンビームを用いて植物の窒素固定にかかわる変異遺伝子の探索が進められ,根粒菌による窒素固定を行う器官である根粒が野生株に比べて,変異体では最大10倍多く形成された[25].この変異体は,根粒形成が多い以外に,めしべが二股になることや開花が遅く,異常な葉脈形成を示すなど,多くの形質に変化が見られたが,遺伝分析の結果,1つの遺伝子の変異が原因であ

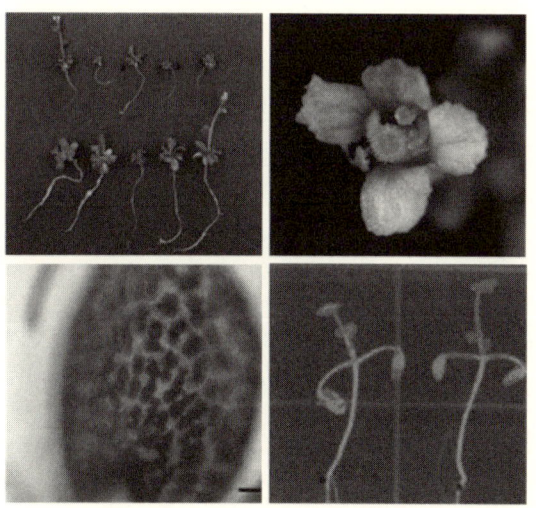

図3-9 イオンビームによって得られた新しい遺伝子資源
イオンビーム照射により得られたシロイヌナズナ:突然変異体の解析により,植物で初めて得られた紫外線耐性にかかわる遺伝子 UVI4 と REV3(左上),花びらの形態にかかわる遺伝子 FRILL1(右上),色素の蓄積にかかわる遺伝子 TT19(左下),植物ホルモンオーキシンにかかわる遺伝子 SMAP1(右下).

ることがわかり，この遺伝子は *klavier* と命名された．

このように，マメ科の遺伝子資源創成においてもイオンビーム育種技術が有効であることが示されている．

図3-9に，イオンビームによって得られた新しい遺伝子資源を示した．

2.6 イオンビームによって誘発される突然変異以外の興味深い現象

放射線を利用した品種改良というと，突然変異育種のみが思い浮かぶであろうし，実際，突然変異による品種改良がほとんどである．以下では，イオンビームを植物の育種に利用する研究開発の過程で，遺伝子の突然変異だけでは説明できない，いくつかの新しい現象について記述する．

2.6.1 交雑不親和性の打破

植物の遠縁種間では，成熟雑種を作ることが困難であるか，不可能であったりする．京都府立大学の井上教授らは，タバコで，種間雑種でできた種子が幼苗致死を起こしてしまう交雑不親和性について，花粉へのイオンビーム照射で打破し，雑種植物を効率よく獲得できることを見出した[26]．

また，モモアカアブラムシなどに対する抵抗性を持つ野生種と栽培種との交雑で得られる種子は，発芽後に幼苗が致死する．ところが，イオンビームを照射した栽培種の花粉を用いた交雑では成熟雑種を得ることができ，その獲得率は 1×10^{-3} であった．これによって，野生種由来のモモアカアブラムシ耐性やタバコモザイクウイルス耐性を在来種に導入することに成功している．

2.6.2 性決定の制御

ホウレンソウは雌雄異株であるが,すべてが雌株になるように育種した系統にイオンビームを照射したところ,雌花から葯が形成されたり,ほとんどが雄花を咲かせるといった個体が照射した当代で出現し,後代においても固定されていた[27].これは,雌株中の雄花形成の抑制状態がイオンビームによって解除されたのではないかと考えられている.

2.6.3 トランスポゾンの活性化

動く遺伝子トランスポゾンは,変異誘発処理によって活性化することがトウモロコシやショウジョウバエで見出されている.そこで,イネにおいても不活性状態にあるトランスポゾンをイオンビームによって可動化し,遺伝子資源の開発に役立てようと試みられ,長年の研究の末,ようやくトランスポゾンが動いた痕跡が見出された[28].イオンビームがゲノムDNAの構造変化を誘発することによって,不活性であったトランスポゾンを動かしたのではないかと推測される.

2.7 日本および世界の動向

これまで述べてきたように,品種改良へのイオンビーム利用は,現在,原子力機構,理研,若狭湾エネルギー研究センター,また放医研の各施設でイオン照射が行われており,さらに100をはるかに超える民間や大学,公的研究機関のグループが研究開発を行っている.

そこで,イオンビームの生物影響に関する基礎研究をさらに充実し,学術振興を図るとともに先進的な応用技術の開発を進め,バイオ産業の振興を図ることを目指したオールジャパン体制として,「イオンビーム育種研究会」[29]が2004年4月に発足された.イオンビーム育種研究会では,年に1回大会を開催して,関係者の発表と熱い議論が行われている.

第3章　放射線を利用した品種改良

　一方，世界では，昨今の"突然変異ルネッサンス"に象徴されるように，アジアを中心に放射線を利用した突然変異育種研究が非常に活発になってきている．中国では，以前から，上海応用物理研究所や蘭州近代物理研究所など，中国科学院傘下で独立的にイオンビームを用いた品種改良が進められている．また，韓国では，韓国原子力研究所で陽子線などを用いた育種研究が開始されている．

　品種改良に使用される照射施設としては，世界的にまだまだ少ないものの，原子力機構や理研，放医研の施設を用いて，マレーシア，中国などの東南アジアを中心にアフリカや南米など世界の研究者がイオン照射を行っている．

2.8　まとめ―品種改良へのイオンビーム利用の特徴―

　以上，イオンビームによる植物の誘発突然変異は，①変異率が高い，②誘発される変異の種類の幅（変異スペクトル）が広い，③欠失などの決定的な変異が誘発されやすく，低線量照射でも十分に変異の誘発を期待できる，④ワンポイント変異の誘発が期待でき，繰り返し照射による品種改良も可能である，などを特徴としてあげることができる．事実，鹿児島県をはじめとした農業試験場などでは，獲得した突然変異体にイオンビームを繰り返し照射することによって，品種改良を進めている．

　さらに基礎研究面では，⑤として，欠失等の大きな誘発変異を利用して変異の原因となる遺伝子を単離することができる，ことも大きなイオンビーム利用の特徴の1つであろう．

　ゲルブロットやPCR法を活用して，シロイヌナズナ変異体から紫外線耐性や花弁の形態形成，また色素蓄積に関与する遺伝子が単離されてきている．将来，作物においても変異の原因が明らかになっていけば，効率的で計画的な品種改良ができるようになるかもしれない．

2.9 おわりに

研究開始当初は，"イオンビームによって誘発される突然変異体は，ガンマ線など，従来の放射線によるものと異なるのかどうか"が研究の中心的課題であり，イオンビーム育種と名付けられるほどに実用化研究が多く行われることになるとは容易には想像できなかった．現在のイオンビームよる品種改良は花卉が中心であるが，イオンビーム育種の特徴を考えると，作物の成分改良や耐病性，また環境耐性や環境浄化といった課題の解決にも大いに役立つと思われる．微生物へのイオンビーム育種も以前から行われてきており，最近では，イオンビーム照射はDNA塩基の欠失が多いという報告も得られてきていることから，産業微生物へのイオンビーム利用も急速に発展すると思われる．

謝　辞
　ここに記載させていただいた内容は，イオンビーム照射施設の設立にはじまり，イオンビームによる植物の突然変異誘発機構の解析や実用化を目指した研究開発に携わられた，数え切れないほどの多くの方々の努力と成果を紹介させていただきました．この場をお借りしてお礼申し上げます．

参 考 文 献

1) L. J. Stadler：Genetic effects of X-rays in maize, *Proc.N.A.S.*, **14**, 69-75 (1928)
2) FAO/IAEA：Mutant Varieties Database, http://www-mvd.iaea.org/MVD/default.htm
3) Y. Hirono, H. H. Smith, J. T. Lyman, K. H. Thompson and J. W. Baum：Relative biological effectiveness of heavy ions in producing mutations, tumors, and growth inhibition in the crucifer plant, Arabidopsis, *Radiation Research*, **44**, 204-223 (1970)
4) H. H. Smith：Comparative Genetic Effects of Different Physical Mutagens in Higher Plants, pp.75-93 of Induced Mutations and Plant Improvement, Vienna, International Atomic Energy Agency (1972)
5) A. Tanaka , N. Shikazono, Y. Yokota, H. Watanabe and S. Tano：Effects of heavy ions on the germination and survival of *Arabidopsis thaliana*, *Int. J. Radiat. Biol.* **72**, 121-127 (1972)

6) N. Shikazono, A. Tanaka, S. Kitayama, H. Watanabe and S. Tano : LET dependence of lethality in *Arabidopsis thaliana* irradiated by heavy ions, *Radiat Environ Biophys*, **41**, 159–162 (2002)

7) Y. Hase, M. Yamaguchi, M. Inoue and A. Tanaka : Reduction of survival and induction of chromosome aberrations in tobacco irradiated by carbon ions with different linear energy transfers, *Int. J. Radiat. Biol.*, **78**, 799–806 (2002)

8) N. Shikazono, Y. Yokota, S. Kitamura, C. Suzuki, H. Watanabe, S. Tano and A. Tanaka : Mutation rate and novel *tt* mutants of *Arabidopsis thaliana* induced by carbon ions, *Genetics*, **163**, 1449–1455 (2003)

9) S. Nagatomi, A.Tanaka, A. Kato, H. Watanabe and S. Tano : Mutation induction on chrysanthemum plants regenerated from in vitro cultured explants irradiated with $^{12}C^{5+}$ ion beam, *JAERI-Review*, **96–017**, 50–52 (1997)

10) M. Okamura, N. Yasuno, M. Ohtsuka, A. Tanaka, N. Shikazono and Y. Hase : Wide variety of flower-color and -shape mutants regenerated from leaf cultures irradiated with ion beams, *Nuclear Instruments and Methods in Physics Research B*, **206**, 574–578 (2003)

11) N. Shikazono, A. Tanaka, H. Watanabe and S. Tano : Rearrangements of the DNA in carbon ion-induced mutants of *Arabidopsis thaliana, Genetics* **157**, 379–387 (2001)

12) N. Shikazono, C. Suzuki, S. Kitamura, H. Watanabe, S. Tano and A. Tanaka : Analysis of mutations induced by carbon ions in *Arabidopsis thaliana*, *Journal of Experimental Botany*, **56**, 587–596 (2005)

13) K. Ueno, S. Nagayoshi, K. Shimonishi, Y. Hase, N. Shikazono and A. Tanaka : Effects of ion beam irradiation on chrysanthemum leaf discs and sweetpotato callus, *JAERI-Review*, **2002–035**, 44–46 (2002)

14) H. Nakai, *et al.* : Studies on induced mutations by ion beam in plants, *JAERI-Review*, **95–019**, 34–36 (1995)

15) H. Yamaguchi, *et al.* : Mutation induction with ion beam irradiation in rice, *JAERI-Review*, **99–025**, 42–45 (1999)

16) K. Hamada, M. Inoue, A. Tanaka and H. Watanabe : Potato virus Y-resistant mutation induced by the combination treatment of ion beam exposure and anther culture in *Nicotiana tabacum* L. *Plant Biotechnology*, **16**, 285–289 (1999)

17) A. Tanaka, *et al.* : An ultraviolet-B-resistant mutant with enhanced DNA repair in Arabidopsis, *Plant Physiology*, **129**, 64–71 (2002)

18) Y. Hase, K. H. Trung, T. Matsunaga and A. Tanaka : A mutation in the *uvi4* gene promotes progression of endo-reduplication and confers increased tolerance towards ultraviolet B light, *Plant Journal* **46**, 317-326 (2006)

19) A. Sakamoto, V. T. T. Lan, Y. Hase, N. Shikazono, T. Matsunaga and A. Tanaka : Disruption of the *AtREV3* gene causes hypersensitivity to ultraviolet B light and gamma-rays in Arabidopsis: Implication of the presence of a translesion synthesis mechanism in plants, *Plant Cell*, **15**, 2042-2057 (2003)

20) S. Takahashi, A. Sakamoto, S. Sato, T. Kato, S. Tabata and A. Tanaka : Roles of Arabidopsis *AtREV1* and *AtREV7* in translesion synthesis, *Plant Physiology*, **138**, 870-881 (2005)

21) Y. Hase, A. Tanaka, T. Baba and H. Watanabe : *FRL1* is required for petal and sepal development in *Arabidopsis*, *Plant Journal*, **24**, 21-32 (2000)

22) Y. Hase, S. Fujioka, S. Yoshida, G. Sun, M. Umeda and A. Tanaka : Ectopic endoreduplication caused by sterol alteration results in serrated petals in *Arabiopsis*, *Journal of Experimental Botany*, **56**, 1263-1268 (2005)

23) S. Kitamura, N. Shikazono and A. Tanaka : *TRANSPARENT TESTA 19* is involved in the accumulation of both anthocyanins and proanthocyanidins in *Arabidopsis*, *Plant Journal*, **37**, 104-114 (2004)

24) A. Rahman, *et al.* : A small acidic protein 1 (SMAP1) mediates responses of the Arabidopsis root to the synthetic auxin 2,4-dichlorophenoxyacetic acid, *Plant Journal*, **47**, 788-801 (2006)

25) E. Oka-Kira, *et al.* : Klavier (klv), a novel hypernodulation mutant of Lotus japonicus affected in vascular tissue organization and floral induction., *Plant Journal*, **44**, 505-515 (2005)

26) M. Inoue, H. Watanabe, A. Tanaka and A. Nakamura : Interspecific hybridization between *Nicotiana gossei* Domin and *N.tabacum* L., using $^4He^{2+}$-irradiated pollen, *TIARA annual report*, **3**, 44-45 (1993)

27) F. Komai, N. Shikazono and A. Tanaka : Sexual modification of female spinach seeds (*Spinacia oleracea L.*) by irradiation with ion particles, *Plant Cell Rep.* **21**, 713-717 (2003)

28) M. Maekawa, Y. Hase, N. Shikazono and A. Tanaka : Induction of somatic instability in stable yellow leaf mutant of rice by ion beam irradiation, *Nuclear Instruments and Methods in Physics Research B*, **206**, 579-585 (2003)

29) イオンビーム育種研究会：http://wwwsoc.nii.ac.jp/ibbs/

（田中　淳）

第4章　放射線を利用した植物の診断

(1)　ポジトロンイメージング技術の概要

1.1　植物ポジトロンイメージング技術の概要

　ポジトロンイメージング技術は，放射性核種であるポジトロン放出核種をトレーサとし，生体内を移行するトレーサが発する放射線を生体外から非侵襲で画像化計測する技術である．医学分野においては，PET（positron emission tomography；ポジトロン断層診断）として癌の画像診断などに利用されており，CTなどでは見つけにくい癌の発見に威力を発揮している．この技術を植物を対象とした研究に応用するために，(独) 日本原子力研究開発機構（原子力機構，旧・日本原子力研究所）は浜松ホトニクスと協力して，植物ポジトロンイメージング装置（positron emitting tracer imaging system；PETIS）を開発した．

　植物ポジトロンイメージング技術は，植物の機能解明のための研究を行う上で，以下の利点を有している．

　①生物の主要な構成要素である炭素，窒素，酸素のポジトロン放出核種が存在する
　②非破壊，非接触の検出法であり，生きた植物内の情報を取り出せる
　③半減期が短い核種（^{11}C：20分，^{13}N：10分，^{15}O：2分）では，同一個体を用いた繰り返し実験が可能である

　1990年代に開発された植物ポジトロンイメージング技術は，さらに改良が加えられ，生きた植物の機能を探る新しい研究手法として活用されている．

1.1.1 植物ポジトロンイメージング装置（PETIS）

ポジトロンイメージング計測に用いるポジトロン放出核種は，β^+壊変する放射性同位元素の総称である．β^+壊変では，原子核内の陽子1個が中性子に変わる．このとき陽子と中性子の電荷の差としてポジトロン（positron；陽電子）が放出される．ポジトロンとは，名前の通りプラスの電荷を持った電子であり，電子の反粒子である．

原子核から放出されるポジトロンは，エネルギーがなくなるまで迷走しながら飛び，最終的には1個の電子とともに対消滅する．この対消滅で発生した1対の511 keVのガンマ線（消滅ガンマ線）は，互いにほぼ180°反対方向へと進む．従って，ガンマ線の入射位置を検知できる検出器を対向するように配置し，それぞれの検出器に同時に入射したガンマ線の位置を求めれば，その両点を結んだ線上のポジトロン消滅位置がわかる．

この原理を利用して開発したのがPETISであり，2台の2次元位置検出型ガンマ線検出器の中心位置に，対象とする植物を設置するシステ

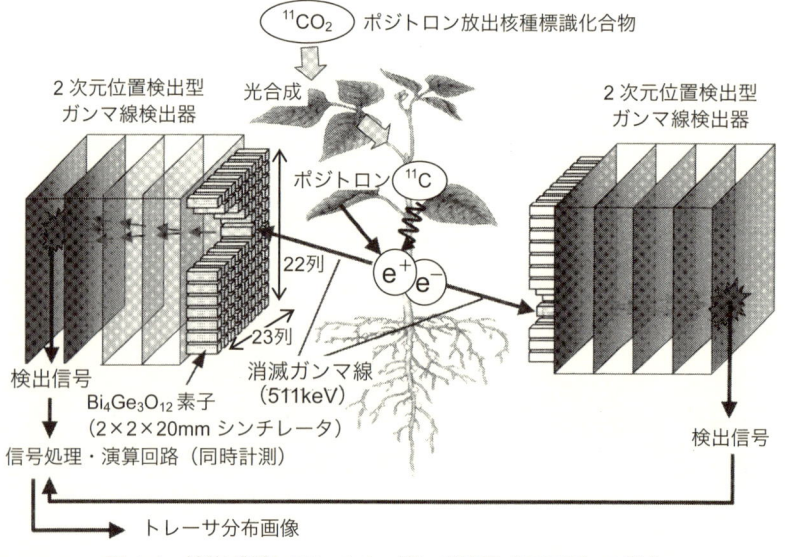

図4-1 植物ポジトロンイメージング装置（PETIS）の概念

ムとなっている（図 4-1）．例えば，光合成産物の移行計測の場合，$^{11}CO_2$ ガスを葉に供給して光合成を行い，検出器の中間平面上を移行する ^{11}C の位置と強度を経時的に積算することにより，画像化することができる．

PETIS の検出器は，ガンマ線の入射位置を 2 次元で検出できるもので，断面が 2×2 mm，長さが 20 mm の BGO（$Bi_4Ge_3O_{12}$）シンチレータを縦 22 列，横 23 列に 2.2 mm のピッチに配置したシンチレータアレイと，角形 2 次元位置検出型光電子増倍管により構成されている．植物試料が対向配置した検出器の中間となる平面上にあることを前提とした 2 次元イメージング計測であるため，3 次元でのイメージングを目的とした PET で行う画像再構築を必要としない．このため PET に比べ高い S/N 比が得られる特徴を持つ．

開発した PETIS の主な計測性能は，空間分解能が 2.4 mm と，同時期に市販されていた PET の 3〜4 mm に比べ，優れた解像度を有している．PETIS は画像再構築の必要がないため，計測を行いながら逐次最新のイメージを表示することが可能であり，このための最短データ収集時間は 5 秒である．すなわち，植物内のトレーサー動態を 5 秒ごとに画像化することができる，まさにリアルタイムイメージングを可能とする装置である[1]．

最初に完成した装置は，計測視野が 4.8（H）×5.0（W）cm であり，ダイズの切断した茎から $^{18}F^-$ 水溶液を吸収させ，葉への移行・蓄積の様子の逐次画像化に成功した[2]．その後，順次改良が加えられ，現時点では 120.8（W）×186.8（H）mm の視野に拡大され，解像度（空間分離能 1.6mm）も上がっている．

1.1.2 ポジトロン放出核種およびその標識化合物

放射性核種（radionuclide）は，生物研究分野において有力な手段として用いられており，植物の機能を探る研究においても利用されてきている．よく利用される核種としては，トリチウム（^3H），炭素-14（^{14}C），

リン-32 (^{32}P), イオウ-35 (^{35}S), ヨウ素-125 (^{125}I) などがある. ^3H, ^{14}C, ^{32}P, ^{35}S などはベータ (β) 線放出核種であり, 一般的には透過力は弱い. このため, 核種を取り込ませた生体試料を磨砕, 成分を抽出, 薄切片を作成するなどの操作を行った後, 液体シンチレータやオートラジオグラフなどにより計測する.

一方, 生体を生きたままの状態で計測するためには, 透過力の強いガンマ線を放出する核種の利用が必然となる. ガンマ線を発生する核種には, ^{125}I のように崩壊に伴い直接ガンマ線を放出するものだけでなく, 崩壊で放出した陽電子が消滅する際にガンマ線が発生するポジトロン放出核種がある.

植物ポジトロンイメージング計測に有効なポジトロン放出核種とその標識化合物を表 4-1 に示す[3]. ポジトロン放出核種には前出の炭素 (^{11}C) や窒素 (^{13}N) といった植物の主栄養元素だけでなく, マンガン (^{52}Mn), 鉄 (^{52}Fe), 銅 (^{64}Cu), 亜鉛 (^{62}Zn) といった微量必須元素核種も存在する. また, 近年, 食糧資源の安全確保などで問題となっているカドミウム (^{105}Cd, ^{107}Cd), バナジウム (^{48}V) などの環境汚染物質の核種もあり, 多様な研究目的に対応することができる.

ポジトロン放出核種の半減期は, ^{22}Na の2.6年を除くといずれも比較

表 4-1 植物研究用ポジトロン放出核種標識化合物 [3]

核種	半減期	化合物
^{11}C	20 分	$^{11}CO_2$, ^{11}C-メチオニン, ^{11}C-ホルムアルデヒド
^{13}N	10 分	$^{13}NO_3^-$, $^{13}NH_4^+$, $^{13}N_2$
^{15}O	2 分	$H_2{}^{15}O$
^{18}F	110 分	$^{18}F^-$, ^{18}FDG, ^{18}F-プロリン
^{22}Na	2.6 年	$^{22}Na^+Cl^-$
^{48}V	16 日	$^{48}H_2VO_4^-$
^{52}Mn	5.6 日	$^{52}Mn^{2+}$
^{52}Fe	8.3 時間	$^{52}Fe^{3+}$
^{62}Zn	9.3 時間	$^{62}Zn^{2+}$
^{105}Cd	56 分	$^{105}Cd^{2+}$
^{107}Cd	6.5 時間	$^{107}Cd^{2+}$

(1) ポジトロンイメージング技術の概要

的短く，特に PET4 核種（^{11}C：20分，^{13}N：10分，^{15}O：2分，^{18}F：110分）の半減期は短い．半減期の短さは，複雑な反応過程を要する化合物の標識合成や長時間にわたるイメージング計測には適さない．しかし，生物を対象とした計測で必ずつきまとう個体差の問題を回避することが可能である．

例えば，^{11}C の半減期は20分なので，放射能量は1時間で1/8に，2時間で1/64 に減衰する．従って，植物イメージング計測に用いる放射能は，数時間でバックグラウンドレベルまで減衰する．この減衰の早さを利用することにより，同じ植物個体を用いて複数回の計測を実施することができる．

製造したポジトロン放出核種を出発物質とした標識化合物として，^{18}FDG（^{18}F で標識したグルコース）や ^{11}C-メチオニンの開発が行われており，糖輸送とシグナル伝達との関係の解明研究や，土壌中からの金属元素吸収機構の解明研究に利用されている．

1.1.3 イメージング計測技術と画像データ解析技術

植物ポジトロンイメージングでは，植物内のトレーサー動態をリアルタイム計測するためのイメージング装置 PETIS，ポジトロン放出核種，およびその標識化合物の製造技術のほかに，生理的に意味のあるデータを取得するための計測技術や，イメージングデータの解析技術が重要な要素である．

植物は，光，温度，湿度といった環境変化，風や接触による振動などに対して敏感に反応する．従って，植物ポジトロンイメージング計測では，計測に供する植物の状態を一定に保つことが正確なデータを取得するために不可欠となる．このため，原子力機構には，照度，温度，湿度をプログラム制御でき，かつ庫内ガス組成を自由に変化させることができる大型の植物育成庫（庫内寸法1（W）×1（H）×1（D）m）が整備されており，植物試料と PETIS の検出器部のみを庫内に入れ，外部から完全に独立した環境下での計測が可能である．

PETIS 計測データの解析法としては，まず複数の計測画像に現れるトレーサーの移行や分布の違いを定性的に比較する方法や，画像上の観察したい領域における TAC (time activity curve) より到達時間を求める方法などが用いられた．PETIS による計測技術や得られる画像データの質が向上するにつれ，「量的な比較」に対するニーズが高まり，PETIS 画像データの定量的な解析技術の開発が試みられるようになった[4]．

より高度なポジトロンイメージング計測技術，データ解析技術の開発によって，単なるトレーサー濃度の分布ではなく，植物の生理機能強度を指標とした画像の構築が可能になりつつあり，今後さらに分子レベルの機能をイメージングする技術への展開が期待される．

これらの技術を用いた植物の機能解析の例については，次節で詳細に紹介する．

引用文献

1) 内田　博，他：植物計測用ポジトロンイメージング装置，放射線と産業，**80**, 6-10 (1998)
2) T. Kume, et al.：Uptake and transport of positron-emitting tracer (^{18}F) in plants, *Appl. Radiat. Isot.*, **48** (8), 1035–1043 (1997)
3) N. S. Ishioka, et al.：Production of positron emitters and application of their labeled compounds to plant studies, *J. Radioanal. Nucl. Chem.*, **239** (2), 417–421 (1999)
4) S. Matsuhashi, S. Fujimaki, et al.：Quantitative modeling of photoassimilate flow in an intact plant using the positron emitting tracer imaging system (PETIS), *Soil Sci. Plant Nutr.*, **51** (3), 417–423 (2005)

〔久米民和〕

(2) ポジトロンイメージング技術の植物研究への応用

2.1　はじめに

　植物ポジトロンイメージング技術の最も重要な特徴は，一般的な医療用ポジトロンイメージング技術と異なり，時間に伴った変化を追跡できる点にある[1]．つまり，1枚の「診断写真」としての静止画像の撮影をするのではなく，植物体内で栄養物質などが輸送される様子を時間を追ってじっと観測するのが主な用途である．実験で得られる計測データは，シグナルの強さ，位置，時刻という情報を含む数十メガバイトのデジタルデータであるので，そこから植物研究者が必要とする生理的情報を引き出すためには，どのようなデータ解析を行うかが大きな鍵となる（もちろん，放射線計測に伴うノイズの補正なども必要である）．

　データ解析の基本的な考え方は次のようなものである．まず，観測した視野の中から適当な部位（例えば注目したい芽や根，節など）をいくつか選び，それらの部位でのシグナルの強さが時間とともにどのように変化していたのかを示すグラフを計測データから作成する．すると，植物体内を移動するトレーサーがその部位に届いた時刻をグラフから読み取ることができるので，隣りあういくつかの部位についてその時刻を比べれば，トレーサーの移動速度を求めることができる．さらに，伝達関数法，コンパートメントモデル法などの数理的な方法を用いると，植物体内における栄養物質の分配の割合や蓄積の速度などの生理的な情報も定量的に得ることができる．

　これらの技術を用いた植物の機能解析の具体例について，以下に紹介する．

2.2 炭素の固定と輸送

　植物は，固有の栄養獲得機能である光合成により炭素栄養を獲得する．炭素は，糖類やアミノ酸の骨格を形成する元素であると同時に，エネルギー源としても重要な役割を果たす．ポジトロン放出核種である ^{11}C で標識した二酸化炭素（$^{11}CO_2$）を用いたポジトロンイメージング技術により，葉で光合成により獲得した炭素が成熟中のコムギの穂へ輸送・蓄積される様子の可視化に成功した（図4-2）[2]．PETIS（植物ポジトロンイメージング装置）を用いることにより，光合成の場である葉の光環境だけでなく，輸送先である穂の光環境も光合成産物の輸送に影響を与え

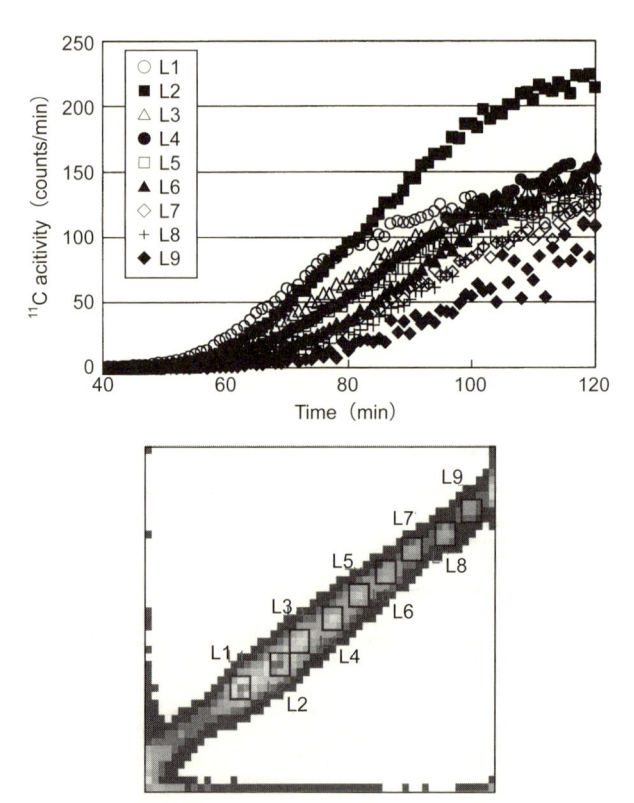

図4-2　成熟途中のコムギの穂への光合成産物の流入・蓄積の可視化と解析 [2]
上図：PETIS画像上に現れた各種子に設定した関心領域（region of interest；ROI）．
下図：各種子への ^{11}C-光合成産物の流入・蓄積のプロファイル．

ていることが明らかとなった．この結果は，PETISによるポジトロンイメージング計測が，同一個体に対して複数回の繰り返し計測が可能であり，従来の研究手法では実施できなかった同じ穂についた種子の1粒1粒が，互いにどのような関係を保ちながら成熟していくのか，などの研究において威力を発揮することを示している．

また，高濃度炭酸ガス環境が光合成産物輸送に与える影響を明らかにするために，ソラマメの同一個体に対し，炭酸ガス濃度を変えて $^{11}CO_2$ を投与し，茎中での光合成産物の輸送をPETISで計測した．1本のソラマメについて条件を変えて複数回の計測を行い，得られた画像データを伝達関数法により解析し，茎の各位置での光合成産物の輸送速度と，輸送の経路となっている茎に積みおろされる比率を算出した[3]．ポジトロンイメージング技術を用いることにより，二酸化炭素濃度などの環境条件が変わったときに，植物がどのように応答するか調べることが可能になった．

光合成により固定された炭素は，植物が生きていくために必要な糖類やアミノ酸など様々な化合物の出発物質として，生合成に利用される．アミノ酸の一種であるメチオニンも，植物の生合成の中間物質として利用される．オオムギなどの単子葉植物では，必須元素の鉄が欠乏すると，土壌中の鉄を獲得するために，メチオニンからムギネ酸を合成する．ムギネ酸が植物のどの組織で作られるのかを明らかにするために，^{11}C で標識した ^{11}C-メチオニンをオオムギに吸収させた後の動きをポジトロンイメージング技術で観察した．葉の先端を切って ^{11}C-メチオニンを与えると，最も若い葉へ移行するが，成熟した葉や根へはほとんど移動しないことが明らかとなった[4]．また，鉄が欠乏したオオムギでは根から吸収させた ^{11}C-メチオニンが地上部へ輸送されないことなどから，ムギネ酸の合成には根で作られたメチオニンだけが使われることを明らかにした[5]．

このように，炭素のポジトロン放出核種である ^{11}C は，光合成産物の植物体内における移行の可視化や，植物内における代謝生理機能の解析

などに応用され，新たな知見の獲得に貢献している．また，植物内における炭素動態については，単に可視化するにとどまらず，数理的な解析手法を用いたデータ処理により，輸送過程における詳細な光合成産物移動速度や積み下ろしの算出[3]，コンパートメントモデル法による葉面上の光合成機能の強弱分布を示す画像の作成も可能になり[6]，植物分野における分子イメージングへの展開も図られつつある．

2.3　窒素の吸収と輸送

窒素は，炭素と同様に重要な栄養素で，植物は硝酸イオン（NO_3^-）あるいはアンモニウムイオン（NH_4^+）として根から吸収する．マメ科植物は，根に根粒菌が共生するため，窒素ガス（N_2）も利用することができる．PETIS はこれら植物体内での窒素の動きを見ることにも利用できる．

イネなどの単子葉植物における窒素栄養の吸収・輸送については，窒素のポジトロン放出核種である ^{13}N で標識した $^{13}NO_3^-$ と $^{13}NH_4^+$ を用いて，植物体内での輸送の可視化が試みられている．これまでに，若いイネの根から $^{13}NH_4^+$ を吸収させた窒素は，吸収からわずか 2 分で葉の付け根に輸送されていること[7]，ダイズの根から吸収させた硝酸イオン（$^{13}NO_3^-$）は根粒の有無にかかわらず 4 分後には ^{13}N が第一本葉で検出されること[8]，ダイズとインゲンの根の先端付近に硝酸が強く集積する部位があること（図 4-3）[9]，などが PETIS 計測法により明らかにされている．さらに，窒素栄養の状態が，ダイズのさやへの窒素移行に与える影響を調べ，窒素が欠乏した植物では 20 分以降に明瞭なさやの画像が得られたのに対し，窒素が十分な植物では 40 分後でもさやへの移行がほとんど見られないことを見出し，ダイズでは窒素が欠乏するとさやへの窒素輸送が促進されることを確認している[10]．

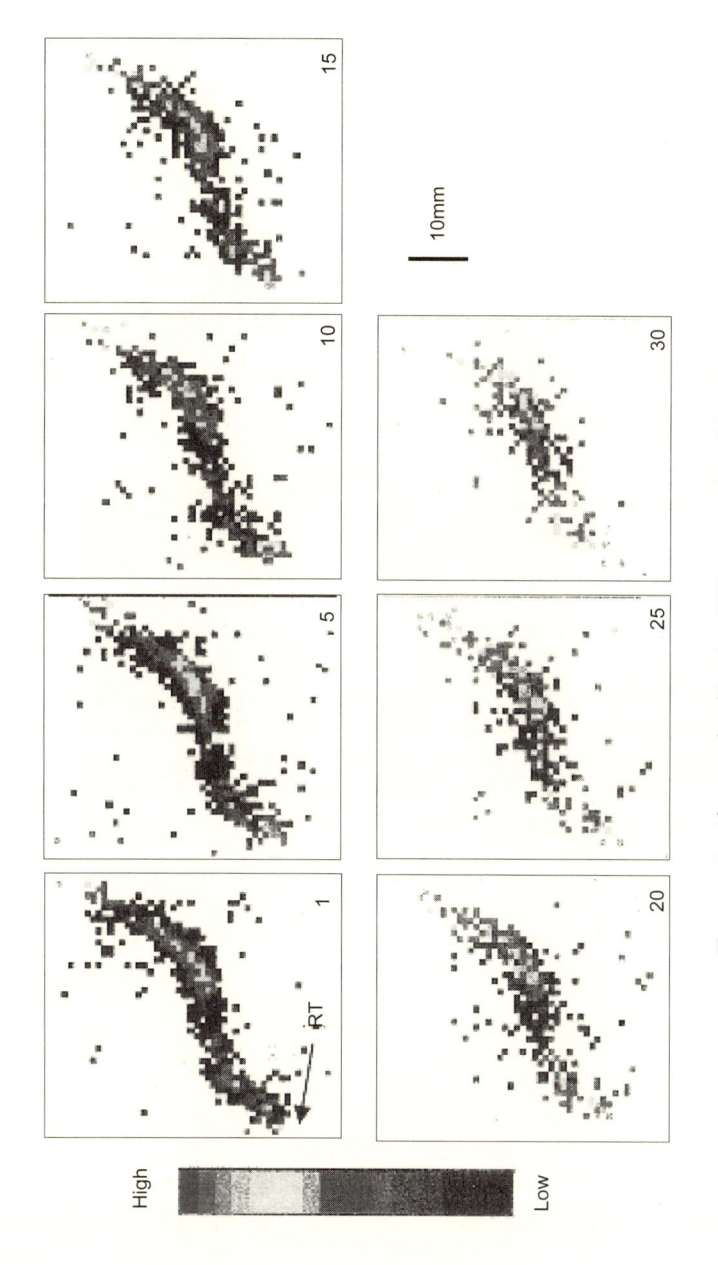

(2) ポジトロンイメージング技術の応用

図4-3 インゲンの1本の根による硝酸イオン吸収と移行の可視化[9]
2分間だけ $^{13}NO_3^-$ を吸収させ，3分以内にポジトロンイメージング計測を開始．RTは根の先端を示す．

183

2.4 水の植物体内動態

　水は，植物が土壌中から吸収した養分の輸送や，光合成の原料に利用され，植物の成育に不可欠であるが，これまで，生きた植物の中で水がどのように動いているのかよくわかっていなかった．

　トマトの若い植物体の根から ^{15}O で標識した水（$H_2^{15}O$）を吸収させて PETIS 計測を行うことにより，生きた植物内での水の動きを可視化することに世界で初めて成功している．トマトの根から吸収された $H_2^{15}O$ はわずか 3 分で茎に到達し，光が十分に当たっているときだけ水が地上部へ輸送されることがわかった（図 4-4）[11]．

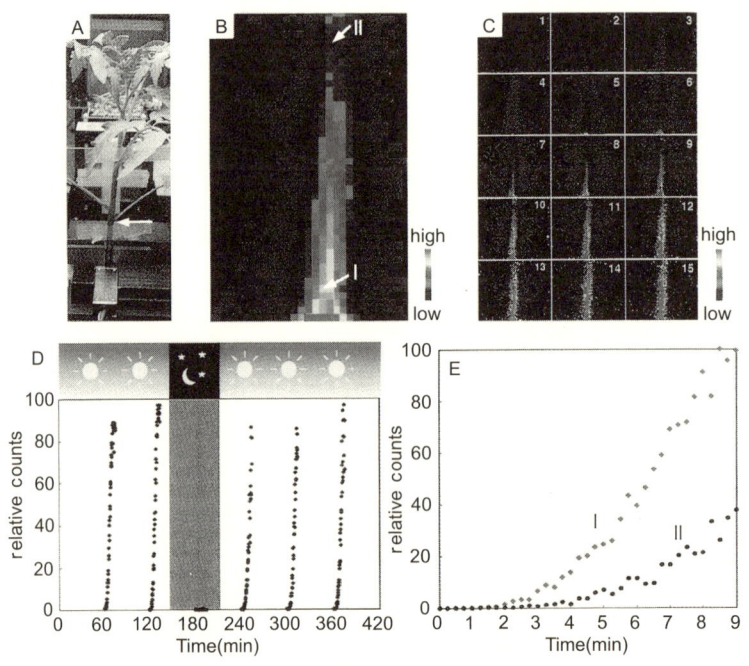

図 4-4　トマト幼植物体内における $H_2^{15}O$ 動態の可視化 [11]

A：PETIS 計測に供したトマト植物．B：$H_2^{15}O$ 供給 15 分間の積算画像．C：1 分ごとの PETIS 画像．データは 15 秒ごとに収集．D：明条件および暗条件下における ^{15}O 放射活性．計測位置は写真 A の白矢印．E：画像 B の I および II の位置での $H_2^{15}O$ 移行量の経時変化．

(2) ポジトロンイメージング技術の応用

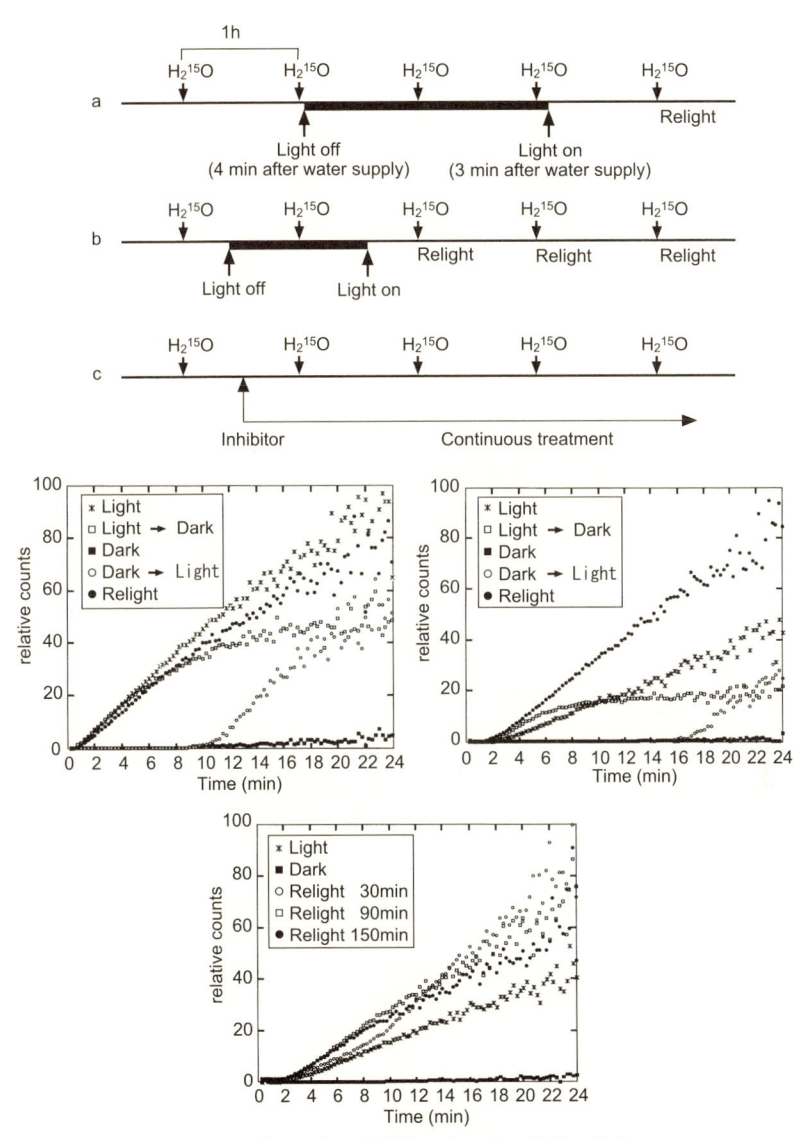

図 4-5 若いイネの光環境による水の輸送の変化
上：実験条件．中左：パターン a，強光（1,500 μmol photon/m^2/s）での水の輸送．
中右：パターン a，弱光（500 μmol photon/m^2/s）．下：パターン b，弱光（500 μmol photon/m^2/s）．

また，水の輸送速度が 1.9 cm/分と算出されている．さらに，光を十分に与えた植物では，水を根に与えてからわずか1分で葉の付け根に水が到達すること，光を与えていなかった植物に光を与えると約8分後に水が葉の付け根に到達すること，水の投与と同時に消灯すると葉の付け根へ輸送される水の量は徐々に低下し 12 分後には完全に停止すること，などの結果から，若いイネでは光に応答した気孔の開閉が約 10 分程度で行われるという知見が得られている（図 4-5）[12]．

2.5 糖の動き

糖類は，植物の細胞壁の主成分として植物体の構築・維持や，エネルギー源として重要なだけでなく，情報の伝達に関与する物質としての働きを持つことがわかってきた．糖のポジトロン放出核種標識化合物である FDG（^{18}F で標識したグルコース，^{18}F-フルオロデオキシグルコース，^{18}FDG）は，PET（ポジトロン断層撮影）によるがんの診断に利用されている．この ^{18}FDG を用いて，シロイヌナズナの中で行われている情報伝達の仕組みを調べるために，^{18}FDG の動きと，その動きによって発生する細胞内カルシウムイオン濃度の上昇とを，同時計測する手法を開発し，植物内での情報伝達の様子を個体レベルで調べることに成功している[13]．

2.6 金属元素の吸収と輸送

鉄やマンガン，亜鉛などの金属元素は，植物が成育するために，微量ではあるが欠かすことができない元素である．金属元素の欠乏は，栄養障害の原因となることから，植物が必須金属元素の吸収や輸送をどのように行っているかを調べることは，農業の生産性を確保する上でも重要である．しかし，植物体内でどのように輸送されているかは，よくわからない点が多い．

先にも述べたが，イネ科植物は，土壌中に容易に吸収できる鉄が少なくなると，根からムギネ酸を分泌し，通常では溶けにくい状態にある鉄を吸収できるようにする仕組みを持っている．鉄のポジトロン放出核種である ^{52}Fe を用いて，トウモロコシやオオムギにおける鉄の吸収とその後の輸送を観察し，植物内を動く鉄の画像化に初めて成功している[14]．

ムギネ酸を使って鉄を吸収する仕組みをなくしたトウモロコシでは，通常のトウモロコシに比べ，鉄の輸送量が著しく減少することを明らかにした．また，鉄を十分に与えたオオムギと鉄を与えずに育てたオオムギでの違いを調べ，鉄が欠乏したオオムギでは，鉄を吸収しはじめた後の輸送速度が，鉄を十分に与えたオオムギに比べ速くなっており，ムギネ酸を使った鉄の吸収機構が鉄の欠乏で誘導されると推察している．さらに，光がない状態の鉄欠乏のオオムギでは，^{52}Fe が最も若い葉へ多く移行するが，古い葉への移行は抑制されることを明らかにした．さらに，同じ植物での水の動きとの比較から，成育のために多くの鉄を必要とする最も若い葉への輸送は，導管中の水の流れによってだけでなく，根の付近で導管から篩管に鉄を積み替えてそのまま若い葉まで輸送する仕組みがあることを示す知見を得ている（図4-6）．このほかにも，ポジトロンイメージング技術による観察と分子生物学的な手法とを組み合わせることにより，植物による鉄の吸収・輸送機構を解明するための研究も進められている[14]．

マンガン（^{52}Mn）を用いた観察[15]では，マンガンが欠乏したオオムギの根から葉へのマンガン移行量が大幅に増加し，マンガンの欠乏が土壌中からのマンガンの吸収を促進する効果があり（図4-7），その一方で，マンガンを過剰に与えたオオムギでは，根からのマンガン輸送が抑制されることを見出している．また，マンガンを十分に与えたオオムギでは，光がない条件下でも，最も若い葉へのマンガンの輸送が抑制されないことを見出し，鉄の場合と同様に，若い葉へのマンガンの輸送が導管を経由せずに行われる可能性を示した（図4-8）．

亜鉛（^{62}Zn）を用いた観察として，亜鉛が欠乏したオオムギに，^{62}Zn

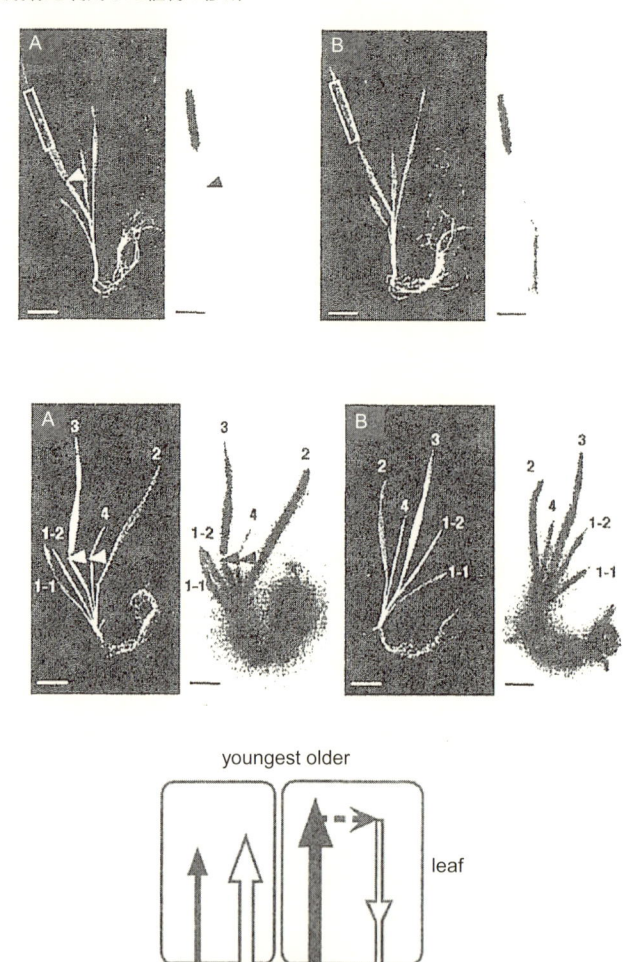

第4章　放射線を利用した植物の診断

図 4-6　オオムギ最新葉への鉄輸送機構の解析
上段：オオムギ第 2 新葉（白枠）からの ^{11}C-光合成産物の移行（A：白矢印の位置で蒸気処理，B：対照区）．中段：蒸気処理が鉄欠乏オオムギにおける根から葉鞘への移行に与える影響（A：白矢印の位置で蒸気処理，B：対照区）．下段：DC または/および根からシンク組織への鉄の直接輸送モデル（黒矢印：導管輸送，白矢印：篩管輸送）．

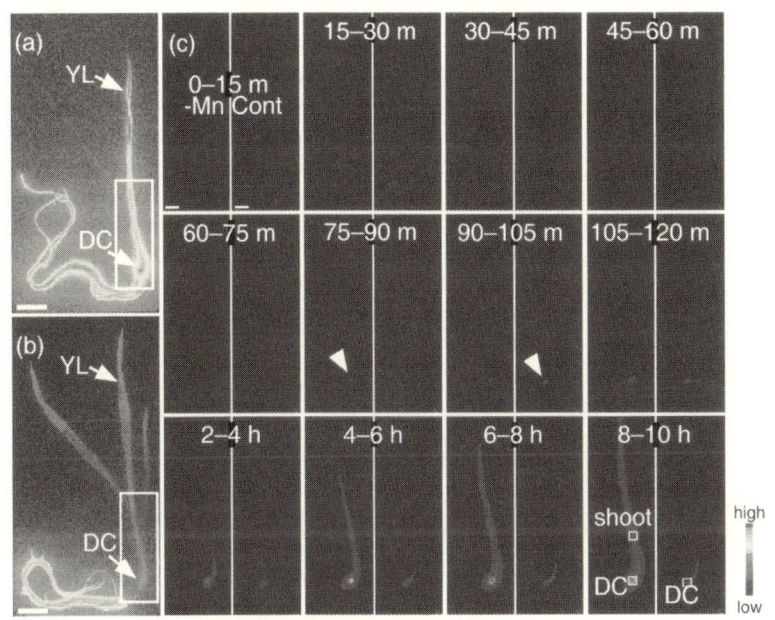

図 4-7 マンガンの栄養状態が異なるオオムギにおける ^{52}Mn の吸収・移行
(a) マンガンが欠乏したオオムギにおける根からの ^{52}Mn 移行．(b) マンガンが十分なオオムギにおける根からの ^{52}Mn 移行．(c) マンガンが欠乏したオオムギ（左側）とマンガンが十分なオオムギ（右側）が根から吸収した ^{52}Mn 輸送の経時変化．

を無機イオンのままで与えた場合と，ムギネ酸に結合させた状態で与えた場合との吸収を比較し，ムギネ酸と結合させることにより，金属元素を吸収しやすくなることを明らかにした[16]．さらに，亜鉛の欠乏により誘導されるムギネ酸の生合成と分泌は，鉄欠乏では誘導されないことも示している．

2.7 有害汚染物質の吸収と動き

環境中の有害汚染物質の植物による吸収は，食糧の安全性を確保するための課題であり，有害汚染物質を植物がどのように吸収し，輸送するかを正確に把握する必要がある．

バナジウム（V）は，化石燃料の使用により発生する汚染物質である．

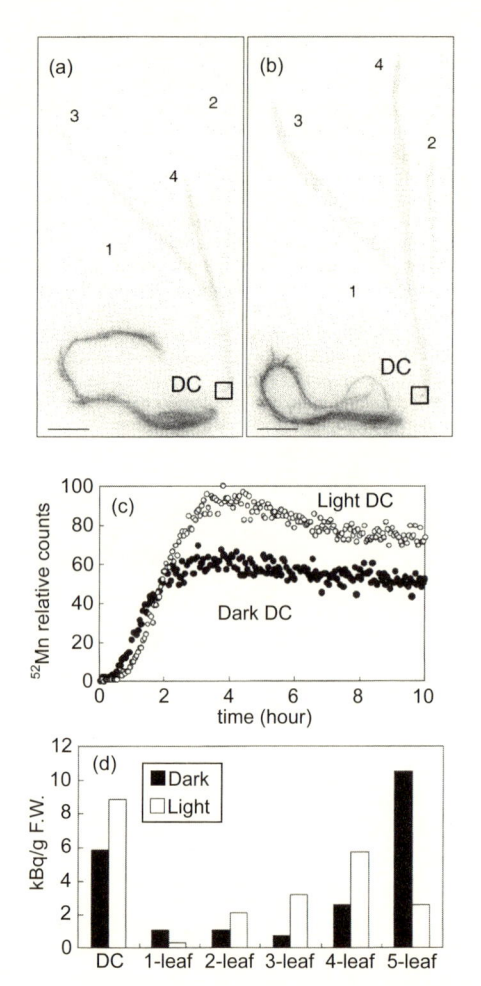

図 4-8　オオムギの最も若い葉へのマンガン輸送の解析

(a) 暗条件下のオオムギにおける根からの ^{52}Mn 移行．(b) 明条件下のオオムギにおける根からの ^{52}Mn 移行．(a)(b) とも図中の番号は，1；第 1 展開葉，2；第 2 展開葉，3；第 3 展開葉，4；第 2 最新葉．(c) 葉の付け根における ^{52}Mn 移行量の経時変化．(d) 葉の付け根および各葉における ^{52}Mn 含有量．

^{48}V を用いて，抗菌作用などの生理活性を持つキトサンの照射分解物が，イネの生育に対するバナジウムストレスを緩和する作用があることを明らかにしている[17]．また，バナジウムの吸収がササゲに与える影響の解析を行い，植物体内に取り込まれたバナジウムが根からの水の吸収を阻害することを示唆する知見を得ている[18]．

カドミウムはイタイイタイ病の原因物質であり，わが国においては食品衛生法でコメの濃度基準が設定されている．現在，農水産物が含有してよいカドミウムの国際基準値作りが，コーデックス委員会により進められており，農作物によるカドミウムの汚染を防ぐ技術の開発が急務となっている．カドミウムのポジトロン放出核種 ^{107}Cd を用いた観察がすでに試みられており，若いイネによるカドミウムの吸収・移行の動画が取得されている[19]．動画像からは，根で吸収したカドミウムが 1 時間後には葉の付け根に到達し，蓄積する一方，葉身への移行は極めて少ないことが示されている（図 4-9）．ポジトロンイメージング技術を用いた植物によるカドミウムの吸収や輸送の計測は，安全な食糧の確保だけでなく，植物を用いた環境浄化技術（ファイトレメデーション）の開発を目指した研究へも応用されつつある．

引用文献

1) S. Fujimaki : The positron emitting tracer imaging system (PETIS), a most-advanced imaging tool for plant physiology, *ITE Letters on Batteries, New Technologies & Medicine*, **8** (4), C1-C10 (2007)

2) S. Matsuhashi, *et al.* : A new visualizaiton technique for the study of accumulation of photoassimilates in wheat grains using [^{11}C]-CO_2, *Appl. Radiat. Isot.*, **64**, 435-440 (2006)

3) S. Matsuhashi and S. Fujimaki, *et al.* : Quantitative modeling of photoassimilate flow in an intact plant using the positron emitting tracer imaging system (PETIS), *Soil Sci. Plant Nutr.*, **51** (3), 417-423 (2005)

4) H. Nakanishi, *et al.* : Visualizing real time [^{11}C]methionine translocation in Fe-sufficient and Fe-deficient barley using a Positron Emitting Tracer Imaging System (PETIS), *J. Exp. Bot.*, **50**, 637-643 (1999)

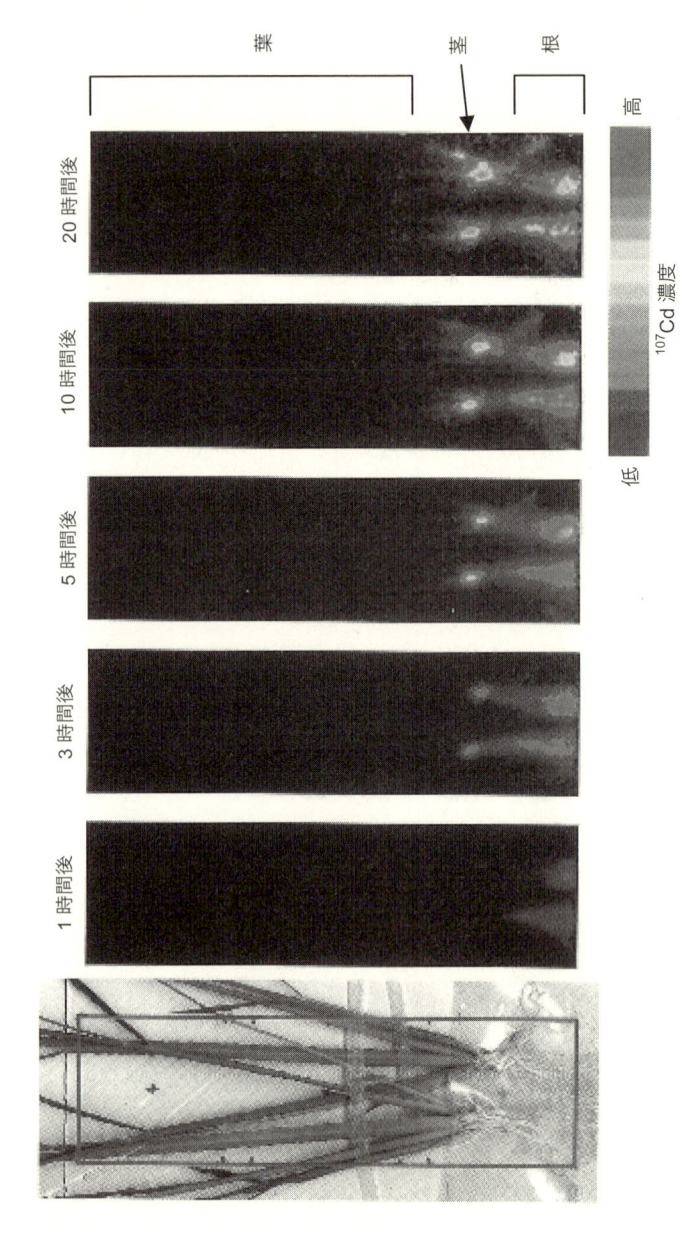

第4章　放射線を利用した植物の診断

図4-9　若いイネによるカドミウムの吸収・輸送の可視化[19]

5) N. Bughio, et al. : Real-time [^{11}C]methionine translocation in barley in relation to mugineic acid phytosiderophore biosynthesis, Planta., **213**, 708-715 (2001)

6) N. Kawachi, et al. : Kinetic analysis of carbon-11-labeled carbon dioxide for studying photosynthesis in a leaf using positron emitting tracer imaging system. IEEE Transact. Nucl. Sci., **53** (5), 2991-2997 (2006)

7) S. Kiyomiya, et al. : Real time visualization of ^{13}N-translocation in rice under different environmental conditions using positron emitting tracer imaging system, Plant Physiol., **125**, 1743-1754 (2001)

8) T. Sato, et al. : Analysis of nitrate absorption and transport in non-nodulated and nodulated soybean plants with $^{13}NO_3^-$ and $^{15}NO_3^-$, RADIOISOTOPES, **48**, 450-458 (1999)

9) H. Matsunami, et al. : ^{13}N-Nitrate uptake sites and rhizobium-infected region in a single root of common bean and soybean, Soil Sci. Plant Nutr., **45**, 955-962 (1999)

10) N. Ohtake, et al. : Rapid N transport to pods and seeds in N-deficient soybean plnats. J. Exp. Bot., **52**, 277-283 (2001)

11) S. Mori, et al. : Visualization of ^{15}O-water flow in tomato and rice in the light and dark using a positron-emitting tracer imaging system (PETIS). Soil Sci. Plant Nutr., **46**, 975-979 (2000)

12) S. Kiyomiya, et al. : Light activates $H_2^{15}O$ flow in rice: Detailed monitoring using a positron-emitting tracer imaging system (PETIS), Physiol. Plant., **113**, 359-367 (2001)

13) T. Furuichi, et al. : Reao time-monitoring for translocation and perception of signal molecules in Arabidopsis thaliana mature plant, JAERI-Review, **2003-033**, 129-131 (2003)

14) Y. Ishimaru, et al. : Mutational reconstructed ferric chelate reductase confers enhanced tolerance in rice to iron deficiency in calcareous soil, PNAS, **104**, 7373-7378 (2007)

15) T. Tsukamoto, et al. : ^{52}Mn translocation in barley monitored using a positron-emitting tracer imaging system. Soil Sci. Plant Nutr., **52**, 717-725 (2006)

16) M. Suzuki, et al. : Biosynthesis and secretion of mugineic acid family phytosiderophores in zinc-deficient barley, Plant J., **48**, 85-97 (2006)

17) L. X. Tham : Effect of radiation-degaraded chitosan on plant stressed with vanadium, Radiat. Phys. Chem., **61**, 171-175 (2001)

18) J. Furukawa, *et al.* : Vanadium uptake and an effect of vanadium treatment on ^{18}F-labeled water movement in a cowpea plant by positron emitting tracer imaging system (PETIS), *J. Radioanal. Nucl. Chem.*, **249**, 495-498 (2001)
19) S. Fujimaki, *et al.* : Non-invasive imaging of cadmium transport in crop plants, *JAEA-Review*, **2006-042**, 127 (2007)

(松橋信平)

(3) ポジトロンイメージングの研究成果

3.1 はじめに

　ポジトロン放出核種を用いた研究では，いわゆる「ポジトロンの抜け」と呼ばれる現象のため，定量的なイメージング画像を得ることができない．陽電子であるポジトロンは，電子対消滅により2本のガンマ線となるが，放出されるポジトロン自身がエネルギーを持つため，植物中で崩壊する核種より離れた位置で消滅する．そのため植物に焦点を絞った測定系では，植物外に出たポジトロンはカウントしないことになる．人間のように大きな塊を持つものは，試料の中でポジトロンが完全に消滅するため問題にはならないものの，植物の葉のような薄い組織では大きな問題となる．

　薄い組織からは，ポジトロンが多量に抜け出るため，植物に焦点をおき，植物を挟む形で検出器を置いても，組織の厚さにより計測値が異なる．表4-2で示された最大飛程の厚さがないと，試料中からのガンマ線をすべて計測したことにはならない．例えば0.1 mmの厚さの組織では ^{18}F の場合にはポジトロンの抜けは約70％にも達する．

　植物試料は組織によって厚さが異なるため，対面式のポジトロンイメージング装置では画像の定量性が得られないことになる．

表4-2　ポジトロンの抜け

核種	ポジトロンの最大エネルギー		水中での最大飛程	
^{11}C	0.960	MeV	4.18	mm
^{13}N	1.198	MeV	5.40	mm
^{15}O	1.732	MeV	8.19	mm
^{18}F	0.633	MeV	2.42	mm

http://www.jrias.or.jp/public/bukai/rlg/16/vol49-11.html#tab2

第4章 放射線を利用した植物の診断

そのためポジトロンイメージングでは，この問題を補うべく，必ずイメージングプレートでオートラジオグラフィを行い，その像から植物体全体における分布を知ることができる．

例としてマメ科植物のササゲを用いた ^{18}F-水吸収動態を図4-10に示した．1枚のフレームは150秒の積算画像で，30分間を12枚の画像として示したものである．これでは茎の像しかわからないが，測定後IP（イメージングプレート）で測定すると，葉のほうが茎よりも ^{18}F-水が多く蓄積していることが示される．

対面式の植物PET装置で得られる画像では，定量性は得られないものの，測定箇所を固定すれば，連続画像からその箇所の放射能変化が得

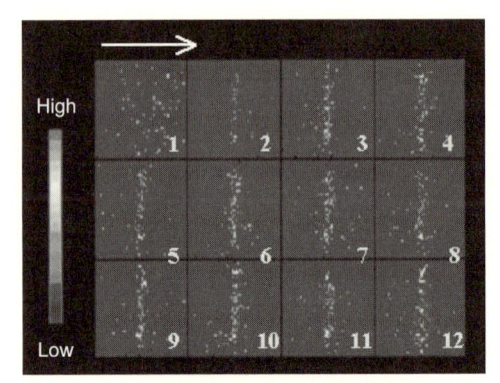

図4-10 ササゲの ^{18}F-水吸収像

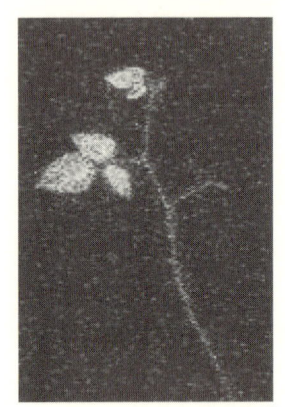

図4-11 IPによるササゲ中の ^{18}F-水

(3) ポジトロンイメージングの研究成果

られることになる．しかし，定量性のある画像を得るためには，IP を利用しなくてはならないことになる（図 4-11）．

3.2　^{15}O を用いた植物中の水動態 [3, 5, 6]

生体内の水については，その重要性は認識されているものの，リアルタイムイメージング技術は未開発である．酸性フクシンなどの色素を用いた研究は行われていたが，色素の動きと水そのものの動きは同一ではない．

水は水素と酸素で構成されているため，水素に着目したアイソトープ標識の水としては，トリチウム（^{3}H）水が利用されてきたが，トリチウムから放出されるベータ（β）線のエネルギーは非常に低いため，植物体の外まで突き抜けることはできない．リアルタイム測定を可能とするためには，植物体に取り込まれたアイソトープからの放射線を植物の外側で測定する必要がある．

酸素の放射性同位体としては，ポジトロン放出核種である ^{15}O が最も期待されるアイソトープである．しかし，^{15}O は半減期がわずか 2 分であるため実験時間が限られるので，^{15}O 生成装置の側近で実験が行うことが不可欠である．そこで放射性医学総合研究所内において，^{15}O で標識した水を用いて，植物における吸収・移行動態を調べる装置を組み立てた．

上述のように，ポジトロン放出核種により得られた画像からは，厚さが異なる箇所における放射能の差を読み取ることはできないが，測定場所を固定し，その箇所におけるガンマ（γ）線測定値からは，経時的なイオンの移動を知ることができる．

我々は定量的な水の動態の解析のため，原点に立ち返り，放射線計測システムを独自に組み立て直した（BGO シンチレーター＋同時計数回路系）．本装置を用いてダイズの茎の最下部における ^{15}O 標識水の量の変化を定量したので，次に紹介する．

197

3.2.1 ダイズ茎の ^{15}O 標識水を用いた定量 [1]

^{15}O 標識水を定量する計測部位を，子葉上部 20 mm±5 mm の茎部として組み立てた（図 4-12）．

^{15}O 標識水は根から供給したが，供給水および根からの放射線が地上部よりも強いため，鉛ブロックでの遮蔽が必要である．1 対の BGO 検出器（検出面：1 cm×1 cm）は，できる限り茎に密着させて設置した．また，植物体および検出器は植物育成装置内に設置し，湿度，温度，光強度が調整できるようにした．測定系の模式図を図 4-13 に，表 4-3 に BGO 検出器について示した．

植物に吸収される ^{15}O 標識水を定量的に測定するためには，検出器の計数効率を調べる必要がある．そのため，まず，図 4-14 に示すような茎のファントムを用い，計数効率を求めた．ファントムは二重構造となっており，外側のシリコンチューブの中に芯を組み込み，チューブと芯の間，つまり茎の導管に相当する位置で ^{15}O をゲルに吸収させ，測定を行った．その結果，計数効率は 0.14％であった．

次に，実際に植物に ^{15}O 標識水を吸収させ，計測した直後にこの 1 cm の茎を切り取り，Ge 検出器で 0.511 keV のガンマ線の放射能を測定

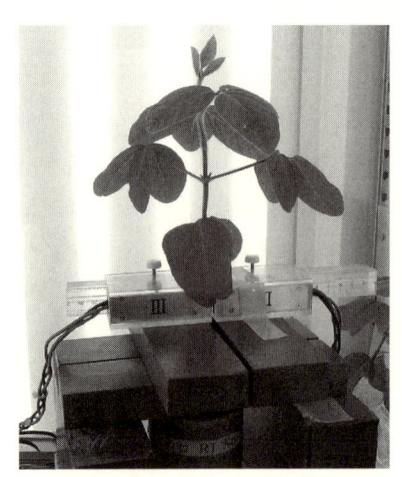

図 4-12 ダイズの測定箇所

(3) ポジトロンイメージングの研究成果

図4-13 測定系の模式図

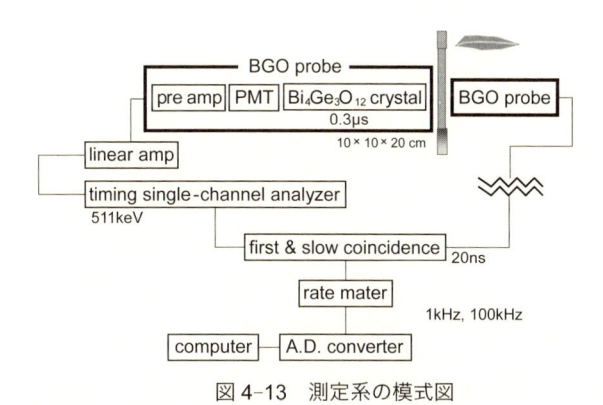

表4-3 BGO 検出器

直線性 (cps)	0.3-100 cps
計数効率 (%)	0.12 (n=10) %
B.G. (cps)	0.068 (±0.095) cps
検出限界 (Bq)	0.11 kBq

計数効率={(1cm 茎中の ^{15}O 放射能 (Bq))/cps}×100 (%).
ファントムチューブの計数効率：0.14%.

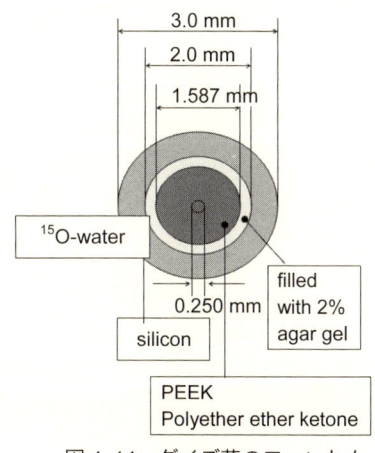

図4-14 ダイズ茎のファントム

199

した.その結果,計数効率は 0.12％となり,ファントムを用いた結果と近い値となった.実際の導管は円筒状に分布しているものの,微細構造があるため,本検出系の計数効率として 0.12％を用いることとした.また ^{15}O の減衰に伴う計測値の低下は測定開始時の値となるように補正を行った.

この測定系を用いて実際にダイズ植物に ^{15}O 標識水を吸収させたところ,吸収曲線は図 4-15 に示されるように,増加の一途をたどった.吸収開始から 800 秒後までの吸収速度は毎秒 0.052 μl であった.^{15}O の半減期がわずか 2 分であるため,測定できる放射能はすぐに減衰してしまい,測定時間は 1,000 秒ほどが限度である.

測定部位の 1 cm の茎がすべて水であると仮定すると,1 cm の茎には約 45～55 μl の水が存在することになる.また,測定開始後約 1,200 秒でその容量の約 80％までに ^{15}O 標識水の量が増加した.1 cm の茎に存在する導管の体積は 2 μl ほどであるため,導管の体積よりはるかに多い量の ^{15}O 水が 1 cm の茎で計測されたことになる.このことは,吸収された ^{15}O 水が大量に導管からあふれ出し,茎中の組織に浸透したことを意味する.

一方,植物全体の重さを測定することにより,求めた蒸散流の速度と総蒸散量から計算した茎 1 cm 当たりの水漏出量は,図 4-15 で示され

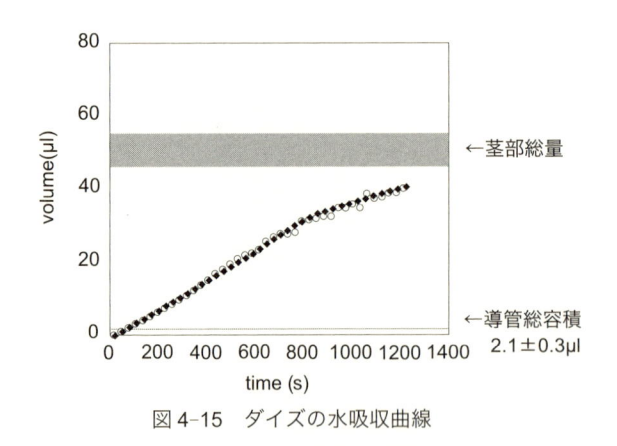

図 4-15 ダイズの水吸収曲線

た漏出速度とほぼ一致する値であり，蒸散量に匹敵するほどの水が導管から漏れ出ていることがわかった．

では，導管から漏出した水はどこに行くのであろうか．可能性としては，①茎から蒸散する，②篩管に入る，③導管以外の木部から上に移行する，④導管に再流入する，の4つが考えられる．

①の茎表面から蒸散するかどうかについては，ワセリンを塗布して調べたところ，^{15}O 水の吸収に変化がないことがわかった．また②については，篩部を削除して測定したところ，^{15}O 水吸収に差は見られなかった．③については，導管と比較して木部は細胞が詰まっていることから，水が大量に導管以外を伝わって上部へ移行することは考えにくい．茎の断面から木部と導管の面積比を求めて大量流出した水の速度を計算すると，導管以外の木部で導管と同様な水移行速度が確保できなければ，大量に流出した水の移行通路となり得ないこともわかった．

そこで，漏水した水の行き先として，④の導管から漏出した水は，再度導管に戻ることが予想された（図4-16）．漏出した水の量が多量であるため，導管から流出した水は各細胞に既に存在していた水と置き換わっていると思われる．

植物細胞のかなりの部分を占める液胞の水は置き換わっていくのか，水チャンネル（アクアポリン*）を通る水の速度はどのくらい速いのか，これらのメカニズムはまだ不明である．

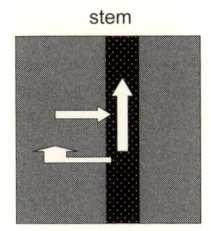

図4-16 導管からの漏水 [1]

導管による再回収
（交換流）

---

*：水を選択的に通す細胞膜の膜蛋白質の穴のこと．Peter Agre（2003年ノーベル化学賞を受賞）によって発見された．

第4章　放射線を利用した植物の診断

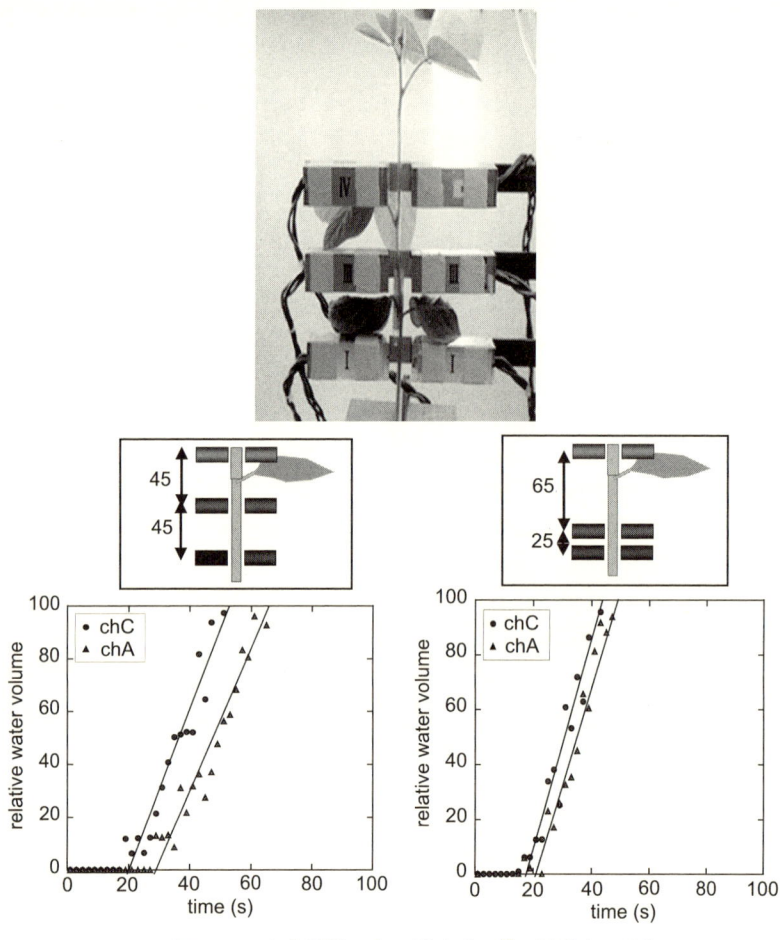

図4-17　多点計測によるダイズの ^{15}O 標識水の吸収

次に計測点を3箇所に増やし，ダイズの ^{15}O 水の吸収曲線を求めた．各々の BGO 検出器の間隔を 45 mm とした場合と，25 mm, 65 mm とした場合の吸収を図4-17に示した．根に ^{15}O 水を供給し，最初に最下位の BGO 検出器が ^{15}O を測定し始める時間と，真ん中の検出器が測定し始める時間の差が，茎中を移行する水の速度となる．

これらの測定の結果，茎中の水の移行速度は約 4 mm/s であることが求められた．測定箇所が上になるほど ^{15}O 水の吸収曲線の角度は低くな

(3) ポジトロンイメージングの研究成果

る．これは ^{15}O 水が上に行くほど希釈されるため，^{15}O 放射能が低くなるためである．

多点計測における吸収曲線の傾きの変化から希釈率を求めることが可能であるため，湿度が約50％および80％の場合の交換流量の比を求めたところ，図4-18のようになった[1]．その結果，導管から流出して交換される流量比は，湿度，つまり蒸散速度にかかわらず一定であることが示された．

植物における水そのものの動態についてはまだほとんど知られていない．これらの結果は，ポジトロン放出核種 ^{15}O を用いることにより初めて明らかになったことである．この結果を踏まえて，さらにトリチウム水を用いて漏出水がどのように導管の周りに浸出するかを調べたところ，拡散による可能性が高いことが示唆された．動けない植物中でダイナ

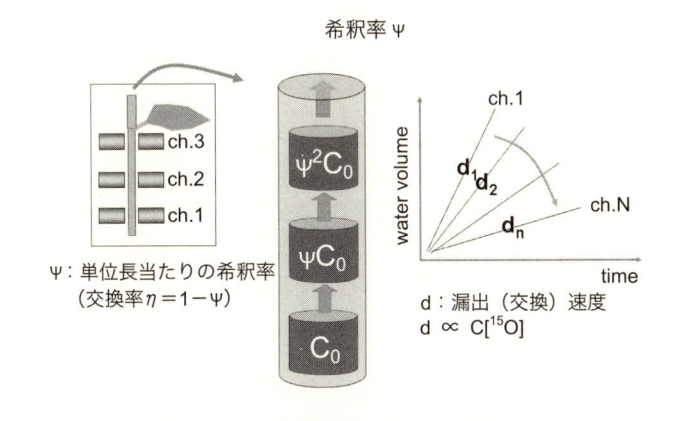

希釈率 ψ

ψ：単位長当たりの希釈率
（交換率 η＝1－ψ）

d：漏出（交換）速度
d ∝ $C[^{15}O]$

他のサンプルから求めた湿度と交換流量の関係

	交換流量比
ψ(RH55)＝0.92, ψ(RH79)＝0.90	1.0 : 0.79
ψ(RH54)＝0.91, ψ(RH80)＝0.84	1.0 : 0.95
ψ(RH55)＝0.95, ψ(RH77)＝0.93	1.0 : 1.0

導管より漏出し再回収される水量は，蒸散流速度にかかわらず一定である．

図4-18 湿度が変化した場合におけるダイズの導管流出水の交換量 [1]

第4章　放射線を利用した植物の診断

ミックな水の交換が行われていることは，植物生理学を進める上で参考になる知見と思われる．

文　　献

1) T. Ohya, *et al*. : *Plant Cell Physiol*., **49**, 718 (2008)
2) K. Tanoi, *et al*. : *Soil Sei. Plant Nutr*., **51**, 715 (2005)
3) K. Tanoi : *J. Radioanal. Nucl. Chem*. **263**, 547 (2005)
4) T. M. Nakanishi, *et al*. : *J. Radioanal. Nucl. Chem*., **249**, 503 (2001)
5) T. M. Nakanishi, *et al*. : *Radioisotopes*, **50**, 163 (2001)
6) T. M. Nakanishi, *et al*. : *Radioisotopes*, **50**, 265 (2001)
7) J. Furukawa, *et al*. : *J. Radioanal. Nucl. Chem*., **249**, 495 (2001)
8) T. Kume, *et al*. : *Appl. Radiat. Isot*., **48**, 1035 (1997)

〔中西友子〕

(4) 中性子線の利用

4.1 はじめに

　農学における中性子線の利用には，中性子線によるイメージングと，中性子線による元素分析が挙げられる．中性子源としては^{252}Cfなどのアイソトープ源の利用も考えられるが，最も利用しやすい中性子源は研究用の原子炉である．

　日本では，日本原子力研究開発機構の研究用原子炉が改造され，15年ほど前から中性子イメージング専用の中性子ビームポートが設置された．また放射化分析用には気送管が整備され，試料の入ったカプセルを原子炉中に自動輸送し，かつロボットでたくさんの照射試料を自動測定できる装置も利用可能となった．数年前からは，トライアルユースとして原子炉を利用することもできるようになり，中性子の利用に向けて広く門戸が開かれるようになった．

4.2 中性子線

　放射性同位元素（アイソトープ）を利用したイメージングでは，アイソトープを吸収した試料からの放射線をX線フィルムやイメージングプレート（IP）を用いて試料中のアイソトープの分布画像として取得する，いわゆるオートラジオグラフィ法が広く行われてきた．この手法に対し，中性子線やX線などの放射線を用いるイメージングでは，放射線の透過度の差を利用し，試料を通り抜けた放射線を用いてイメージを構築する．そのため，試料を回転させ異なる角度からの画像を基に，断面像（CT）や立体像などをコンピュータ処理により作成することができる．

特別な元素については，中性子線を照射してその放射性核種を生成させ，その核種を用いたイメージング・計測や元素量の定量も可能である．アイソトープを用いたイメージングはオートラジオグラフィとして広く行われてきており，X線フィルムの代わりにイメージングプレート（IP）が中性子線に対しても開発されてきた．

また，トレーサーとしてのアイソトープにもポジトロン放出核種の応用などが図られてきており，放射線を用いたイメージング手法として報告されてきている．そこで，ここではまず中性子線を用いたイメージング法の植物研究への応用について紹介したい．

4.3 中性子線イメージング [1-15]

中性子線を用いると，透過度の差からターゲット物質中の水素，ホウ素などの軽い元素，ならびに数種の希土類などの像を得ることができる．植物では，元素の存在比から水素の像となるが，生きている植物の80％以上が水であるため，水素の像とは水の像，すなわち組織の像とみなして差し支えないことがわかってきている [15]．そこで，植物の中性子線イメージングでは通常見ることができない植物中の水の分布，すなわち組織の像を高い分解能（約 $20\,\mu m$）で可視化し，種々の研究に応用してきた．時間ごと，あるいは日単位の中性子線イメージングにより，種子形成および種子の水分吸収過程，木口材の乾燥過程，ならびに土壌中の根の形態変化と，それに伴う土壌水分動態などの解析を行ってきた．

中性子線による植物のイメージングで，草本植物から樹木，種子と幅広く，特に今まで見ることができなかった乾燥過程，ならびに水分吸収過程における植物試料中の水動態の可視化が特徴である．現在，中性子線による植物のイメージングについての研究は，国の内外を通してほとんど行われてきていないので，以下に我々が得てきた結果を紹介する．

(4) 中性子線の利用

4.3.1 実験方法

1) X線フィルムを用いた中性子線によるイメージング

　植物試料は，アルミニウムのカセットに直接テープで貼りつける．カセットは垂直に立てて中性子照射を行うので，大きな試料には試料台を用意し，撮りたい部分のみ撮影することも可能である．カセットには，試料を通り抜けた中性子線を放射線に変換する，ガドリニウムコンバータ（Gd を 25 μm の厚さに蒸着したもの）と工業用 X 線フィルム（Kodak, SR）を減圧封入させた．この試料に中性子線の照射を19～20秒間行った．撮影は，日本原子力研究開発機構の研究炉 JRR3M を用い，熱中性子線束は 1.5×10^8 n/cm^2・s であった．

　試料中の水分量を定量したり，異なる X 線フィルム上の中性子線像を比較したりするため，試料と同時に標準試料もカセット上に固定して照射した．標準試料として，1，2，3，4および5 mm と階段状に厚さが異なるアルミニウム製の容器を作製し，この容器中に水を封入したものを用いた．

　照射後，カセットおよび植物育成容器などのアルミニウムから生成する ^{28}Al（半減期：2.3分）が減衰するまで約10分間待った後，カセット内の X 線フィルムを現像した．使用したフィルムは乳剤が片面のみ塗布されたものであり，現像ムラが出やすいため，細心の注意が必要であった．X 線フィルム上の中性子線像はスキャナーで取り込み，標準試料像と比較することにより，黒化度が水分量を示すように画像を再構築した．

2) CTイメージング

　CT像を得るためには，何枚もの画像を処理することから，X 線フィルムで 1 枚 1 枚像を得ていては，毎回セットするフィルムの試料に対する位置が少しずつずれ，各フィルムから取り出す像の正確な位置決め，ならびに得られた像の処理が非常に困難である．そこで，X 線フィルムの代わりに分解能が高い冷却型 CCD カメラを用いた．冷却型 CCD カ

メラを使用する場合には，ガドリニウムの n/γ コンバータでは像を得ることができないため，中性子線を光に変換する蛍光コンバータを用いた．

また，中性子照射チェインバー内は，散乱ガンマ（γ）線などが発生していることから，放射線に非常に敏感な冷却型 CCD カメラはできる限りビームから遠い所で，かつ十分な遮蔽体内に設置させなくてはならない．そのため，コンバータからの光は暗箱中，2 つの鏡を用いて反射させ，中性子ビーム軸とは離れた位置に設置した CCD カメラへ導入した．光路は約 90 cm となった．

植物試料は回転台に固定し，中性子線ビーム孔のシャッターは全開とした．試料台は 1 度ずつ回転させながら，各角度において 4 秒間シャッターを開け，像を冷却型 CCD カメラに取り込んだ．CCD カメラ（浜松ホトニクス製，C4880）にはニコン製 MicroNikkor f105mm レンズを取り付けた．蛍光コンバータ（NRC95）は 6LiF：ZnS(Ag)=4：6 となるように混合し，cellulose nitrate でアルミニウム板に直接 1 mm の厚さでコーティングしたものを用いた．1 つの試料で，画像は 180 度まで，合計 180 枚の画像を CCD カメラに取り込み，コンピュータ処理により CT 像を構築した．180 枚の画像を撮り終わるのに約 1 時間を要した．

取り込まれた各画像は，リアルタイムでコンピュータによりモニターした．蛍光コンバータ（面積：5 cm×6 cm）から取り込むことができた画像の大きさは，1,000×1,018 pixel であった．画像解析のアルゴリズムは Filtered Back Projection Method を，また Shepp & Logan Filter を用い CT 画像を再構成した．使用したソフトウェアは IP Lab Spectrum 3.1.1C であった．

4.3.2 植物試料の中性子線イメージング

1) 植物地上部

中性子線像ではより白い部分ほど水分量が多いところを示している．水分が多い箇所ほど中性子線の透過度が低くなり，X 線フィルムや IP の感光度が低くなるため，より白くなる．ここでは示さないが，ヒルガ

(4) 中性子線の利用

オではツボミの花弁の巻き方，おしべの生育度などがはっきり示されて，読み取る光量条件によって，ツボミの中をより鮮明に像として得ることも可能である．

シロイヌナズナでは，約 1 cm の花の根元の子房の生育状況を知ることにより，早い時期の不稔性植物スクリーニングにも適していることがわかった．枯れ始めた葉中の水分量は極端に減少しており，害を受けた葉の箇所を特定することにも応用できる．

次に，ササゲの例とカーネーションの切花の例を示す．

① ササゲ

ササゲ（マメ科植物）は耐乾性であることから，アジア・アフリカの半乾燥地において広く栽培されている重要な穀物である．ササゲは初葉節と第一本葉節間の肥大組織が水分貯蔵の役割を果たしているといわれているものの，まだ実験的には確かめられていない．

我々は中性子ラジオグラフィ法を用い，他のマメ科植物と比較して，ササゲではこの茎に特異的に水分が貯蔵されていること，また乾燥処理によりこの貯水組織から優先的に水分が他組織へ移行することなどを確かめた．

中性子線像を撮ると，ササゲは図 4-19 に示されるように，初葉節と第一本葉節間に水分量が多いため，より白く写っている貯水組織がみられる．この茎の断面像をみると柔組織がよく発達しており，他の茎の断面像と比較すると，1つ1つの細胞が水分を吸収して肥大していることが観察された．乾燥処理後にこの茎の中性子線像を撮り，他のマメ科植物と比較すると，本茎中の水分のみが減少することが示された（図 4-20）．図 4-20 の曲線は，各茎の中性子線像中に示された線に沿った黒化度のラインプロファイルを，乾燥前（実線）と乾燥後（破線）で見たものである．

ササゲの乾燥耐性については，さらに ^{18}F で標識した水を用いた吸収実験を行った．インゲンと比較して乾燥処理後でも水の吸収能が高く維持されること，また同じササゲでも，乾燥耐性と乾燥感受性品種を比較

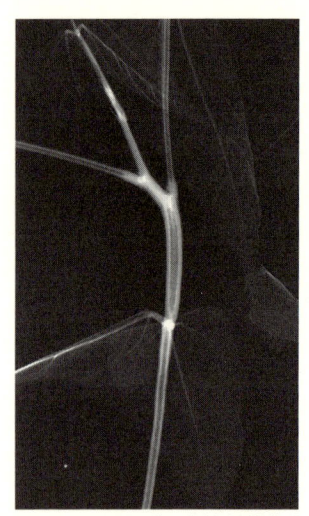

第4章　放射線を利用した植物の診断

図4-19　ササゲの中性子線像[9)] 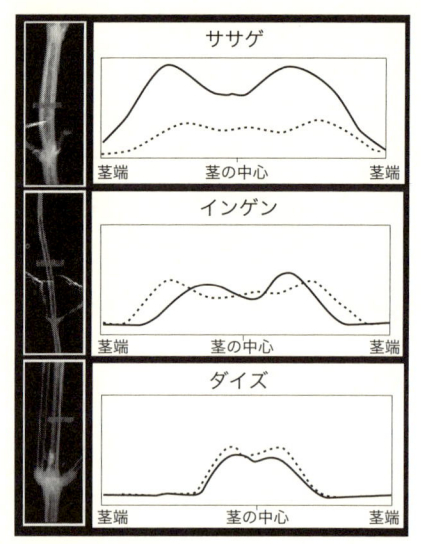　　図4-20　乾燥処理前後における水分量の変化[9)]

すると，通常耐性植物のほうが吸水量が低く抑えられているものの，乾燥状態になると吸水量が急増することなどが示された．

② 切　花[6, 10)]

切花では輸送方法も含め，いかに切花の開花期間を保持できるかが大きな問題となっている．開花の保持のためには，切花中での水分動態の解析が不可欠である．

バラの場合にはベントネックと呼ばれる現象があり，輸送中に花柄が曲がり，商品としての価値が無くなる場合がある．バラの花柄の花に近い部分は生きた細胞のみで構成されているが，少し下のほうは死細胞からなる芯ずいが茎の中心部に形成されている．

切りバラのベントネック現象は，生きた細胞からなる茎が曲がる現象であり，乾燥状態における水分減少部位と，水分を再供給した場合の水分保持部位が異なることが，中性子線イメージングから示された．

カーネーションの切花では，キセノンガスを加圧下で溶解させた水を供給すると，開花が長持ちすることが示された．カーネーションの中性子線像を図4-21に示す．左図は通常の写真であり，右図は中性子線像

(4) 中性子線の利用

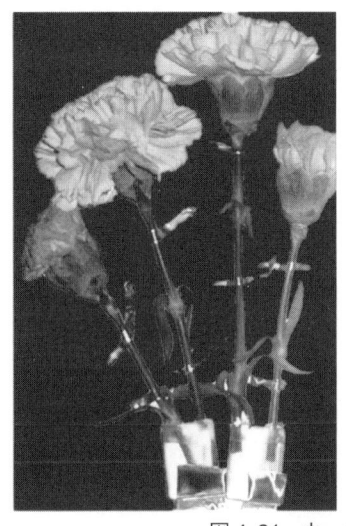

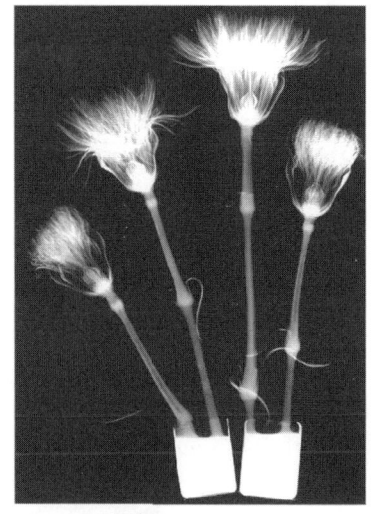

図4-21　カーネーションの切花
左図：通常の写真，右図：中性子線像．

である．両者とも内側の2本は通常の切花であり，外側の2本は2時間ほど水分を断ち，乾燥しはじめた花である．

中性子線像では水分が多いところほど中性子線が通り抜けにくいため，試料の後ろに設置したX線フィルムはあまり感光されずに白くなる．逆に水分が少ないところや試料がない箇所では，照射した中性子線によりフィルムが大きく感光するため画像は黒くなる．

前述したように，この黒化度を基に水分量を定量することができる．また，X線フィルムでの分解能は非常に高いので，タンポポの綿毛1つでも像として写すことができる．

次に，乾燥状態になると，切花のどこから水分が減少するかを調べるため，CT像の構築を行った．

図4-22はターゲット写真とプロジェクション像である．中性子線は，アルミニウムの像が植物と見分けられるほどの像は作らないので，花の部分をアルミフォイルで軽く包み，試料を1度ずつ回転させながら中性子線像を撮る．

このようなプロジェクション像を180枚撮影し，その画像から試料

211

のある高さにおける画像ラインを取り出して，その高さにおける断面像（CT像）を構築する．これらのCT像の高さを少しずつ変えて作成して重ね合わせていくことにより，立体像を得ることができる．

図4-22の右図のプロジェクション像に示された高さにおけるCT画像は，図4-23左図に示したようになる．右上から左下に，花の中央から茎までの断面像となっている．

花の部分では，外側および子房がある中央部分に水分が多いことがわかる．図4-23右図は，400枚のCT像を重ねた花の下方2 cmの立体像である[10]．花の立体像が構築されると，その像を基に好きな角度面や各箇所における水分像を解析することができる．

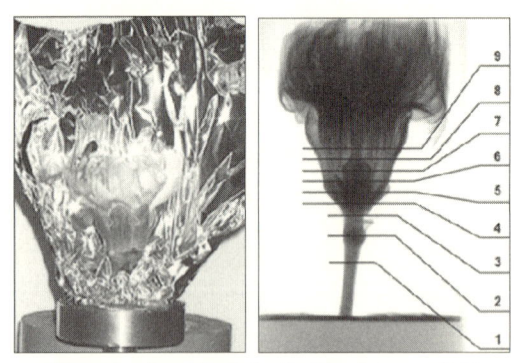

図4-22 ターゲットとプロジェクション像[10]

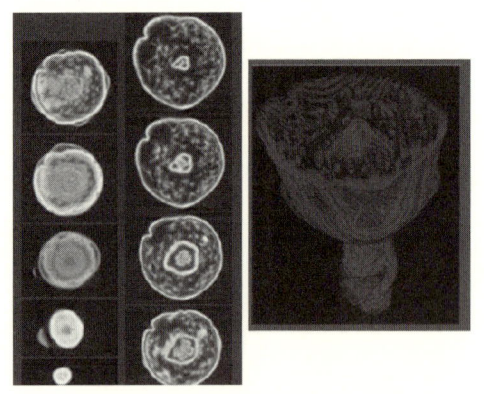

図4-23 図4-22右図の各高さにおけるCT像と立体像[10]

(4) 中性子線の利用

　これらの画像解析により，子房周辺の水の保持が，花の開花期間を長く保つために非常に重要であることが示された．特に，圧力下でキセノンガスを溶解させた水をカーネーションの切花に吸収させた実験からは，子房周辺の水が乾燥状態でもかなりよく保持されることがわかった．

③　樹木木口材 [11-13]

　樹木では，今までにヒノキ，アカシア，メタセコイア，スギ，クス，クロマツなど多種の幹中の水分像を撮る試みを行ってきた．試料の調製に当たっては，まず樹木を切り倒し，水分が抜けないよう 70～80 cm の材を切り出し，端に濡れた新聞紙などを巻きビニール袋に収納する．その材を丸ごと原子炉まで運び込み，中性子ラジオグラフィを撮る直前に約 1 cm 厚に切るという工夫が必要である．

　図 4-24 には，木口材の通常の写真の下に中性子線像を示した．この中性子線像は X 線フィルムで撮影し，白いところほど高くなるようにコンピュータで 2 次元像を 3 次元化させたものであり，高いところほど水分量が多いことを示している．

　この図でわかるように，ヒノキ木口材では水分は幹の外側に多量に分布し，かつ，よく見ると年輪を超えて波型を示していることがわかる．水が存在することは，その水に溶解したイオンが動くことを示す．イオンの動きとは情報の動きでもあり，年輪を超えた情報のやりとりがあるとすれば，年代測定の際の誤差にも関与するのかもしれない．

　一方，メタセコイアの場合には，図 4-24 の上の写真で見ると，まだ心材が形成されていない材であるにもかかわらず，中性子線像では，中心部には水分量が少なく，外側の広い部分に水分が多く分布している．しかし両木口材とも，水分量は各年輪ごとに規則正しく分布しており，ヒノキでは樹木の外側のみに水分量が多いことがわかる．

　樹木の場合には，水素を含むリグニン，セルロースなどの化合物の像が水分量と重なって写っており，これらの化合物がどの程度中性子ラジオグラフィ像に寄与しているかが問題である．そこでスギを用い，1 cm に切り出した木口材を加湿下で乾燥させ，その乾燥過程を追って黒

第4章　放射線を利用した植物の診断

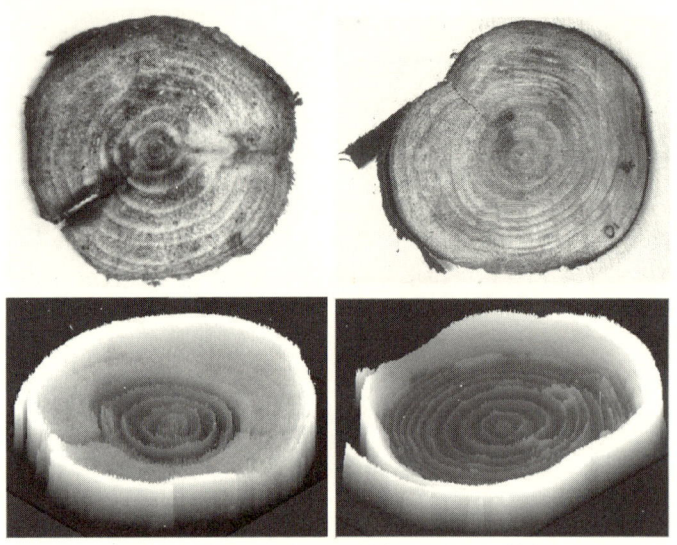

図4-24　メタセコイア（左）とヒノキ（右）
　上図：通常写真．下図：中性子線像．黒化度を縦軸にとり水分が多いところほど高くなっている．

化度の変化を調べた[12]．その結果，切り出したばかりの木口材に示された像は，ほとんどが水分分布を示し，乾燥が十分に行われた箇所はほとんど像を作らないことがわかった．従って，中性子線像は水分像と見て差し支えないと思われる．

　2) 種　　子

　種子の場合は，水分の吸収過程を像として得ることができる．図4-25は，ソラマメ (a)，トウモロコシ (b)，アサガオ (c)，ミノリムギ (d)，およびイネの品種である農林1号 (e) の各々の種子を吸水させた場合の種子中の水分量の変化を，上から下へ並べた図である[13]．左上の図は，通常の写真による各種子の像であり，横線は5 mm の長さを表している．(b) のトウモロコシでは，胚軸の上部から水分が吸収されはじめていることを知ることができる．(c) のアサガオの例でも，胚軸部が次第に膨らむ様子が示されている．

　同様の実験で，ルピナスの種子について保存方法を変化させて水分の

214

(4) 中性子線の利用

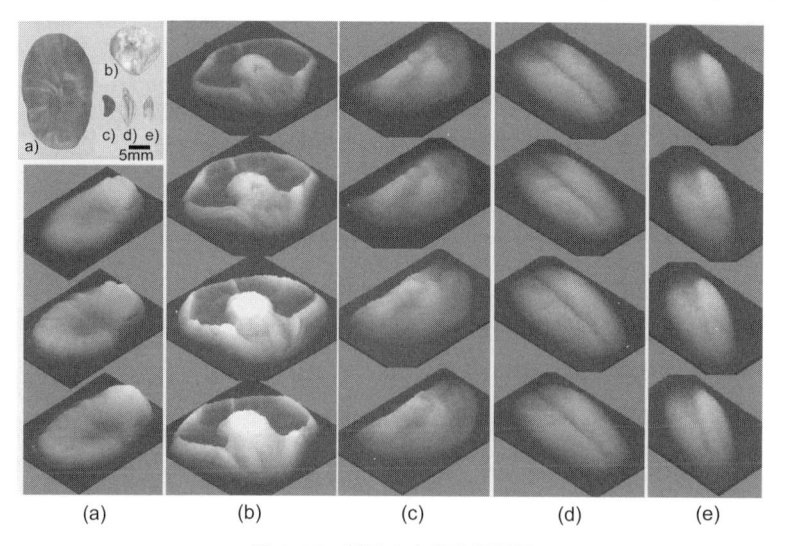

(a)　　　(b)　　　(c)　　　(d)　　　(e)

図 4-25　種子の水分吸収過程
中性子線像の黒化度を縦軸にとり 3 次元化した図 [13].

吸収実験を行ったところ，中性子ラジオグラフィ像を撮ることにより，早い時期での発芽率を知ることができた．種子の像は，さらに，種皮のどの部分が薄くなり，発根を促すかという動的な種子の活動を知ることにも役立つと思われる．また水分の吸収動態を早期に知ることができるため，種子の保存法の研究にも応用が可能である．

3) 根 [5, 7, 8, 14, 15]

土壌中に生育している根の形態，ならびに根周辺の水分動態を非破壊で調べることができる最良の手法は，中性子線によるイメージングである．そこで，ダイズを用いたイメージングの例を紹介する．

まず，2 次元の像の取得であるが，播種後，根の長さが約 3 cm に育成した段階で，水分を 18％添加した山口県豊浦の標準砂を充填させたアルミニウム製の薄い容器（70 mm×160 mm×3 mm，アルミニウム厚：1 mm）に移し変え，炉室内に設置した植物育成器中で育成させた．薄い容器は厚さが 3 mm となるよう，2 枚のアルミニウム板の間にスペーサーとなるアクリルの棒を挟んだ．アルミニウムの内面にはテフロンのシートを貼った．また，育成中，容器からの水分の蒸発を防ぐため，

第4章 放射線を利用した植物の診断

容器の周囲はアルミニウムテープで密閉した.

植物試料は，中性子線を照射する直前に育成器から取り出し，アルミニウム製カセット上に固定した．薄箱の厚さについては，ダイズを用いた場合は，約 2 cm の土壌（水分量約 15%）厚があっても土壌を通して主根の生育像を得ることができる．

立体像を得るための CT 像撮影に際しては，播種後 5 日目の幼植物を 35 mm のアルミニウム製の円筒容器（アルミニウム厚：1 mm）に移し変え，ファイトトロン*にて育成を行った．容器中には，X 線フィルム法の際と同様，水分 18% を含む豊浦の標準砂を充填し，シールした．容器中の植物をファイトトロンで 3 日間生育させた後，JRR3M で熱中性子線を照射した．

結果を図 4-26 に示した[4]．図で示されるように，根の生育のみならず，根近傍の土壌中の水分量の変化も読み取ることができる．根から 1 mm

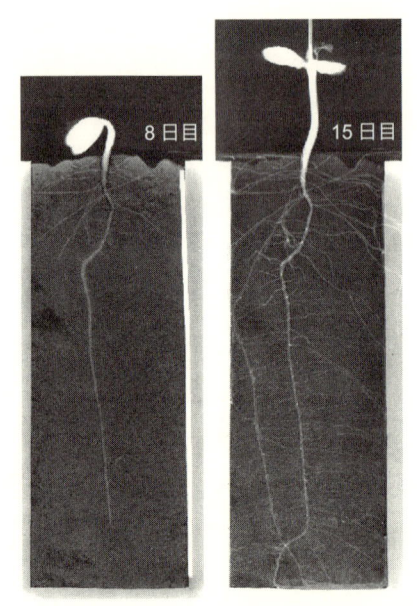

図 4-26　生育中のダイズの根[4]

*：人工気象機ともいい，室内の温度・湿度・炭酸ガスなどの気象条件を自動制御できる機器で，植物を対象とするものをいう．

(4) 中性子線の利用

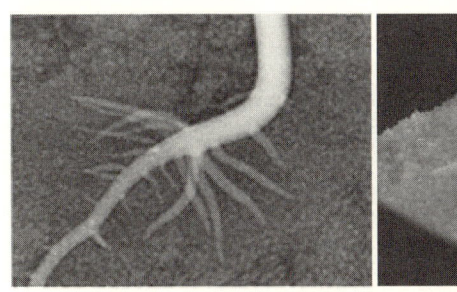

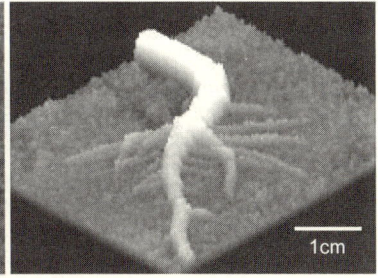

図 4-27 根の拡大像および左図を基に構築した立体像 [15]

ほど離れたところは，根圏と呼ばれ，根からはムシゲルと呼ばれている化合物が分泌されていることもあり，微生物の数が格段に多く特異的な環境が形成されている．

ここでの水分の吸収動態は，根の活性を調べる上でも非常に重要であるにもかかわらず，今までその分析手法がなかったため，モデルを用いた推測しか行うことができなかった．このように，中性子ラジオグラフィ像で根近傍の黒化度（水分量）の変化を読み取ることにより，生きた根の活性を調べることができる．

図 4-27 には，発根し始めたばかりの土壌中のダイズの根およびその立体像を示す [15]．根の中の水分量の変化のみならず，土壌中の水分量の変化を一目で知ることができる．

次に，円筒状の容器中で生育している根および根近傍の土壌水分変化を CT 法により調べた結果を示す．図 4-28 の上図は，CT 像および取り出した根に CT 像を重ねたものである．下図はこのような立体像を通して側根の生育ならびに主根に沿った水分量の変化が調べられることを示している．

図 4-28 下図の「主根に沿った土壌水分量の変化」のグラフからは，日にちを追った中性子線像の黒化度の差を見ることができる [7]．この変化を解析すると，根の水分吸収活性は上部から下部へと移っていくことが示された．土壌中にバナジウムを添加した場合には，主根よりも側根の水分吸収能が高くなること，側根が生育する直前の主根付近の水分吸

第4章 放射線を利用した植物の診断

収量は高くなることなどが示された．

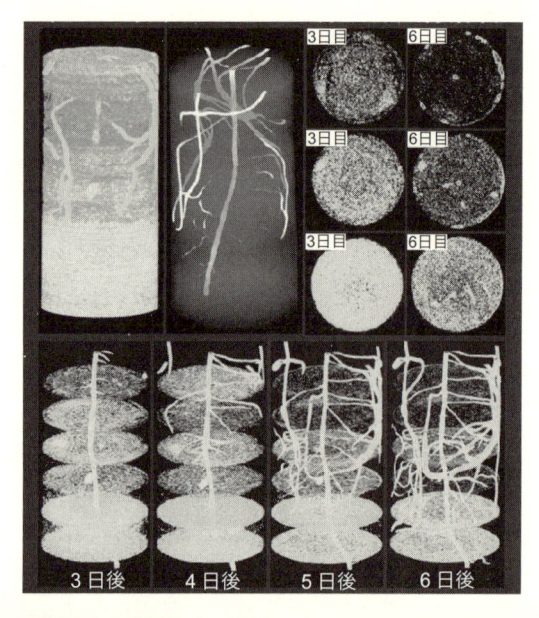

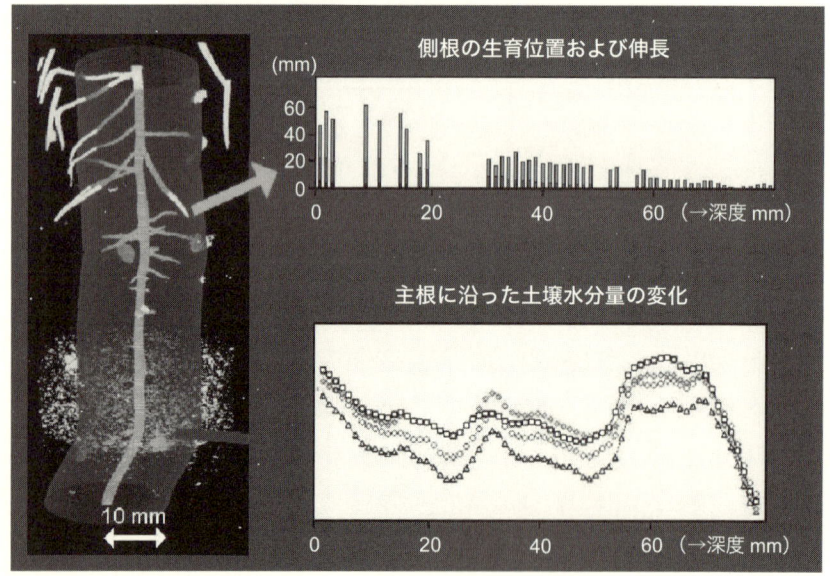

図 4-28 ダイズ根と近傍土壌中の CT 像および得られる情報[7]

4.4 まとめ

　分解能について少し触れておくと，現在最も分解能が高い像が得られる方法は，X線フィルム法である．ただ，中性子ラジオグラフィ用の分解能測定用標準物質の作製が困難であることから，実験的に分解能を調べた例はまだ見当たらない．X線実験用のグリッド状のCuやNiからなる標準物質は，中性子ラジオグラフィでは像を作らないため，H，Cdなどを用いた標準物質の開発が望まれる．

　分解能の高さは，今のところX線フィルムでは銀粒子の大きさに依存している．中性子線用に開発されたイメージングプレートを用いることも可能であるが，像を読み取る装置の分解能が通常 $100\,\mu m$，最高で $25\,\mu m$ であることから，高分解能像を得るためには，現在の時点ではX線フィルム法に頼らざるを得ない．本研究におけるCT装置による像の分解能は約 $100\,\mu m$ と見積もられている．

　植物を用いた像について種々の例を挙げてみたが，現在のところ，国の内外を通して，植物試料を用いた研究を行っているグループは，まだ我々を除いてほとんど見当たらない．最初に述べたように，非破壊手法であることが，生体を研究する上で非常に重要であることから，これからさらに中性子ラジオグラフィ法が生体試料へと応用されていくことが期待される．

　しかし，中性子線による水の可視化では静的な水の分布はわかるものの，リアルタイムの動的な水分動態を調べることができない．そこで我々は現在，放射線医学総合研究所において，ポジトロン放出核種と ^{15}O で標識した水を用いて植物中の水の動きを測定していることを最後に付け加えたい．

4.5 放射化分析 [16-21]

　放射化分析の最大の利点は，非破壊分析が可能なことである．化学処理を必要とする分析法では，対象元素が微量であればあるほど，使用する試薬からのコンタミネーションと試料がどの程度可溶化されるか，揮発しないかなどの問題点を取り除くことはできない．試料をそのまま非破壊分析できることは，元素の絶対量を測定できることであり，試料の溶解が必要なICPや原子吸光手法などでは絶対量を求めることはできない．

　また，多元素同時計測も，放射化により同じ試料中の多元素が放射性核種となり，各々の核種から放出されるガンマ線のエネルギーが異なるため，エネルギー分別したガンマ線を測定すると各元素の量を求めることができる．

　現在，広く利用されている放射化分析法には，即発ガンマ線分析（PGA）と壊変ガンマ線を測定する，いわゆる放射化分析（INAA）の2つがある．図4-29に示すように，即発ガンマ線分析とは，中性子線を照射している間だけ放出される，非常に半減期の短いガンマ線を測定する手法であり，壊変ガンマ線の測定方法は，半減期がある程度長い核種を測定する方法である．

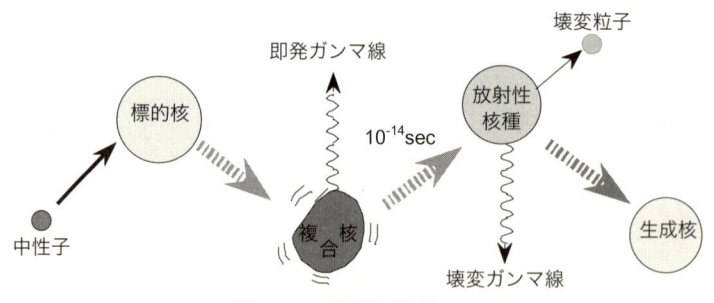

図4-29　放射化分析法

4.6 中性子放射化分析（INAA）

　熱中性子線を試料に照射すると，多くの元素は（n, γ）反応により1つ中性子が多い放射性同位体を生成する．例えばアルミニウムの場合には，^{27}Al（n, γ）^{28}Al 反応により，半減期がわずか2分の ^{28}Al が生成される．反応されやすさは，元素の反応断面積によるものの，半減期が短いものほど放射性核種を生成しやすい傾向がある．

　放射化分析の感度は，アルミニウムのほか，重金属や希土類元素において非常に高い．特に白金族における感度は極めて高く，その高さは，例えば試料調製する際に，金の指輪をしているだけで金の蒸気が試料中へ混入した量が測れることから想像できるだろう．

　検出感度が高いごく微量の元素を測定する場合には，手袋を使用することのみならず，無塵室を利用することが望ましい．表 4-4 に INAA による各元素分析の感度を示した．

表 4-4　INAA における検出感度

検出感度*	
(3-5) ×10^{-13}	Dy, Eu, In
(1-4) ×10^{-12}	Co, Ag, Rh, V
(6-9) ×10^{-12}	Mn, Br, I
(2-5) ×10^{-11}	Th, Pr, Sc, Lu, Nb, Ga, Sm, Cu, Re Ho, U, Al
(6-9) ×10^{-11}	Hf, Kr, Ba, Au, Ar, Cs
(1-3) ×10^{-9}	Se, Er, Cl, W, Zn, As, La, Na, Pd, Pt, Yb, Gd, Ge
(4-7) ×10^{-9}	Os, Te, Nd
(1-3) ×10^{-9}	Tl, Rb, Sb, Sr, Ti, Mo, Xe, Mg, Cr, Hg, Tm, K
(4-7) ×10^{-8}	Ru, Sn, Tb, Ni, Ta, F, Ca

*照射1時間で生成した放射能が 2Bq となる元素の量（g），半減期2分以内のものは 20Bq となる量（g）．（JAEA，研究炉利用ハンドブックより一部抜粋）

4.7 即発ガンマ線分析（PGA）

PGA は，中性子線との核反応後 10^{-14} 秒以内に測定される放射線の分析であり，広く行われてきた INAA と同様，ガンマ線スペクトロメトリによる非破壊多元素同時解析手法である．近年，冷中性子源の利用が可能となったため，検出感度が大きく向上した．

JAEA の冷中性子ビームポートでは，LiF でコリメートされたビーム照射面積は 20 mm × 20 mm，中性子束は 1.1×10^8 n/cm^2/s であり，INAA と比較して検出感度の高い元素が大きく異なる．特にホウ素，カドミウムならびにガドリニウムやサマリウムなどの希土類元素の感度が高く，ppb オーダーが検出できる（図4-30）．

即発ガンマ線分析の場合には，試料はフレームの中心に固定されるように糸で固定する．中性子線を照射している間だけ放出されるガンマ線を Ge 検出器ならびに BGO 検出器で測定する．図4-31 に即発ガンマ線

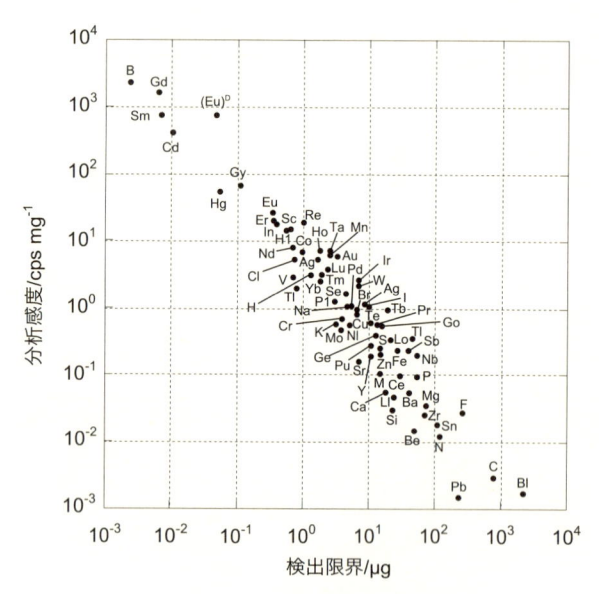

図 4-30　冷中性子線 PGA 元素感度
（JAEA，研究炉利用ハンドブックより）

(4) 中性子線の利用

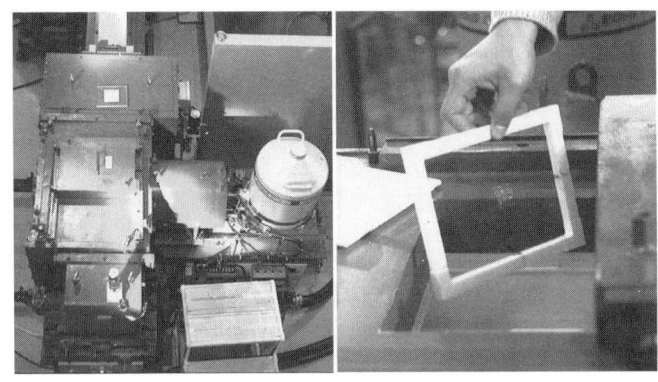

図 4-31 PGA ターゲット

ターゲットを示した．左図は測定系の全体図であり，図の上方から測定箱中に中性子がガイドされている．右図の試料は，フレームの中央となるよう固定して，測定の際には試料箱中に He ガスを導入する．

4.8 ガンマ線スペクトロメトリ

放射化された試料中の元素の測定法は，ガンマ線スペクトロメトリによる．試料中に生成された放射性元素からのガンマ線を波高分析器により分別し，ガンマ線ピーク面積を標準試料と比較することにより元素量を求める．生成される核種により半減期が大きく異なるため，得られるガンマ線スペクトルは時間とともに変化する．

一般に ^{28}Al（ガンマ線エネルギー：1,978 keV，半減期 2 分）が多量に生成され，コンプトン散乱（光子が電子とぶつかって散乱する現象）のため，1,778 keV より約 250 keV 低いエネルギー領域のバックグラウンドが高くなり，この領域にガンマ線スペクトル（光電ピーク）を持つ核種は ^{28}Al が減衰しないと現れてこない．

このように，照射後得られるガンマ線スペクトルは時間とともに変化するため，目的とする核種の測定に一番適したタイミングを検討することが必要である．

半減期が短い核種ほど短時間の放射化で生成されやすく，半減期が長い核種を生成するためには長時間の照射が必要である．金属元素は一般に半減期が長い同位体を生成するため，長時間照射を行い，同時に生成される半減期の短い核種を十分減衰させた後，長時間測定により核種の定量を行う．

　JAEA 原子炉，JRR3M の場合には，短時間照射は PN-3 ポートで約 10 秒照射し，また長時間照射では PN-1 ポートで 20 分照射を行った．

　ダイズ植物体を照射試料として約 200 mg を JRR3M にて 30 秒間照射すると，照射直後は ^{28}A のピークのみが観察されるが，約 6 分後には ^{28}A ピークは 1/16 に減衰し，^{27}Mg のピークが同定できるようになる．植物試料では，5〜100 mg を照射することにより Al, Mg, Na, Cl, K, Ti, V, Ca, Mn, Dy などの元素の測定が可能である．

　木材の場合には，短時間照射により Na, K, Mg, Ca, Al, Mn などが，また長時間照射により Sc, Rb, Sn, La, Br, Cl, Fe, Ru, Co, Zn などを定量することができる．木材は乾燥させチップ状にした後，500℃で 8 時間かけて灰化し，高純度ポリエチレン袋に二重に封入して照射用試料とした．

　また標準試料としては，市販されている各元素の標準溶液を 1 cm^2 程度の濾紙に沁み込ませたものを同時に照射し，ピーク面積を比較することにより試料中の元素の定量を行った．

　PGA の場合には植物試料を乾燥処理後粉末にして，400 mg ほどをペレット状に調製する．2,000 秒測定することにより，サトイモでは H, B, K, Cl が，牛肉では H, C, N, S, K, Cl が測定できたが，マツタケでは H のみが測定可能であった．

4.8.1　中性子放射化分析の例―アサガオ

　アサガオ中の元素濃度変化を中性子放射化分析により求めたので，その例を紹介する．

　アサガオは根から子葉まで 9 部位に切り分け，60℃で 48 時間乾燥後，

(4) 中性子線の利用

粉砕して高純度ポリエチレン袋に二重に封入して照射を行った．照射試料からは10元素以上が同時に測定されたが，MnとCaの例を図4-32に示した．下の数字は発根後の日数を表している．

測定されたAl, Sc, V, Fe, Co, Znなどの金属は根に集積し，ほとんど植物地上部への移行は見られなかった．重金属の中ではMnとCrのみが地上部に多量に移行していることがわかった．Coは地上部への移行量は少ないものの，地上部では葉より茎に多く蓄積されていた．

また，ハロゲン元素，ClやBrなどは，植物体から蒸散とともに失われていくことが示された．Mnの場合には，古い葉に多量に蓄積される傾向があるものの，茎中の濃度は低く保たれていた．

Caの場合には，花芽が形成されるまでは茎と子葉部分に高く蓄積されているが，花芽の形成とともに地上部へと移行し，古い葉に蓄積していた．Mgについても同様な蓄積様式を示した．

植物中の元素移行については，根から地上部への移行に際してバリアーが存在することは知られているが，茎と葉柄間，また葉柄と葉の間

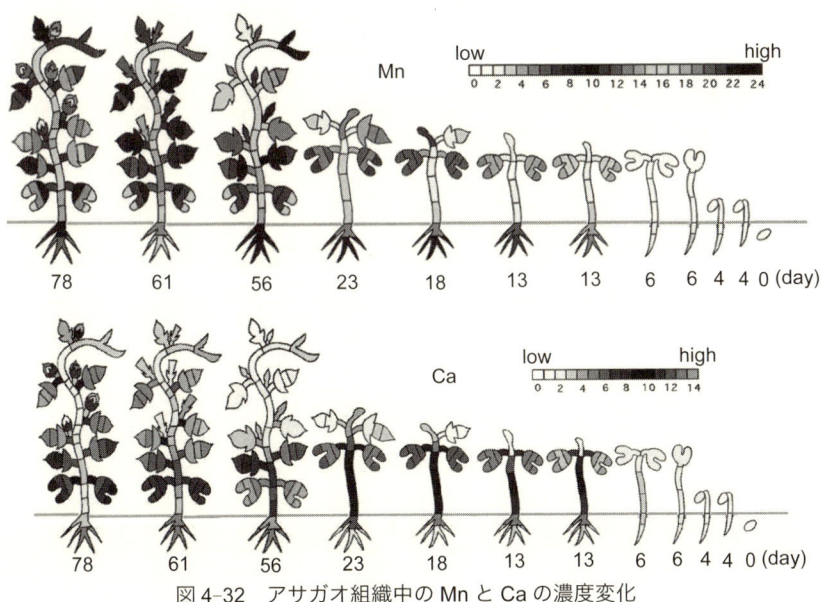

図4-32 アサガオ組織中のMnとCaの濃度変化

など異なる組織間にも関門があり，その傾向は植物の生育段階でほぼ同じであった．また1つの葉や茎中にも元素の濃度勾配が見られた[17-19]．

図4-32は2カ月半ほどの間の植物中の元素分布を示しているが，もう少し短い期間における濃度変化についても放射化分析で求めることができる．発根後4日から6日までのアサガオの幼植物中の元素濃度を調べるため，数時間ごとに植物を採取し，組織別に切り分けて放射化分析で測定した[20,21]．

植物体は，朝7時から夜7時までを明期として育成していたが，根端のAl濃度は明るくなる約2時間前に最大値となり，その後は次第に減少していくというリズムが見られた．

CaとMgについては，芽において日中，濃度が増加し，夜間は減少する傾向がみられた（図4-33）．図に示した茎の最下部，根の最上部では濃度の日周変化は見られなかった．

このアサガオ幼植物の芽におけるMgの濃度変化については，その後頂芽の中心の先端にMg濃度が高い細胞群を見つけることができ，かつ花芽が誘導された時点で急激に減少することが見出された．この結果は，花芽誘導に際してMgの関与が示唆されるものであった[16]．

このように，放射化分析では組織を採取して分析するという非破壊測

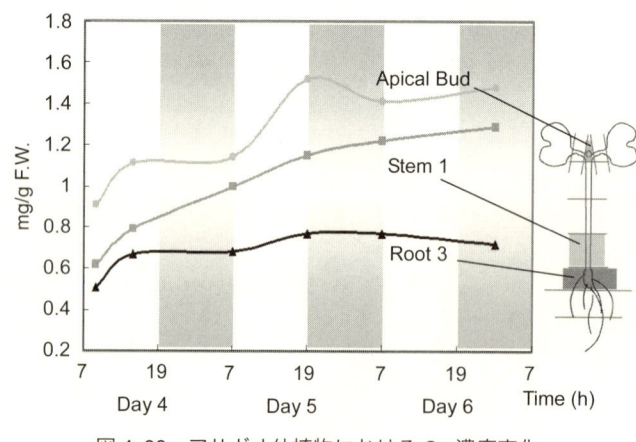

図4-33　アサガオ幼植物におけるCa濃度変化

定で，植物の生育段階に応じた試料を測定することにより，元素の動態を推察することができる．また，多元素を同時に測定できることから，元素相互の関連性についても考察することが可能である．

4.8.2　中性子放射化分析の例―タマネギと牛肉

中性子放射化分析では多元素を同時に測定できることから，この利点を生かした作物の産地判別の例を紹介する．農産物の産地偽装に対しては，同じ種の農産物の場合にはDNA判定はできないため，元素濃度の違いが指標の1つとして着目されている．

土壌中の元素濃度の違いは，生育する作物中の元素プロファイルにも反映され，またその作物により飼育される家畜の元素蓄積にも影響を与えると予想される．そこで，農産物中の元素濃度について，主にICP-AES（高周波誘導結合プラズマ発光分析）を用いた分析が行われてきた．中性子放射化分析の特徴は非破壊かつ多元素分析であるため，本目的に役立つ手法であり，我々はタマネギと牛肉について分析を行った．

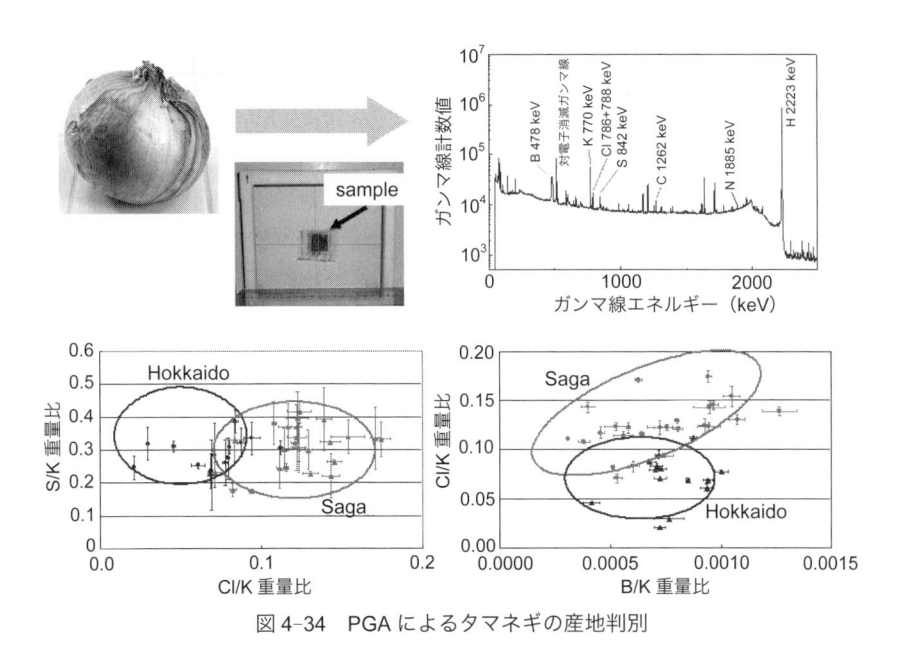

図 4-34　PGAによるタマネギの産地判別

PGA によるタマネギの分析結果を図 4-34 に示した．K の量は北海道産および佐賀産間に差はなかったので，K にノーマライズさせて元素の相関を調べてみた．下の図は S/K と Cl/K の相関であるが，佐賀産のほうが同じ S/K 値に対する Cl/K の値が高くなる傾向が示された．同様に，Cl/K と B/K の相関でも佐賀産と北海道産に特徴が見られた．

Cl は，非破壊分析である PGA だからこそ分析が可能な元素であり，試料を化学処理により溶解する分析手法では，その一部が揮発するためあまり分析されてこなかった元素である．産地グループは互いに少し重なるところはあるものの，PGA により S と Cl，Cl と B との関係からある程度産地を示すに至った．

次に，PGA と INAA を用いた牛肉の産地判別の例を紹介する．

図 4-35 に日本産，米国産，オーストラリア産の牛肉の解析結果を示した．左図は PGA の結果から，中図は INAA の結果から，右は INAA と PGA で求められた元素を総合した分析結果から解析したものである．いずれの場合においても黒毛和牛と米国牛ははっきり区別されることがわかった．

この結果は，牛を飼育する際の飼料中の元素濃度に大きな差があることを示唆している．しかし，ホルスタインの場合には，いずれの解析からも他の牛肉との判別はできなかった．オーストラリア産の場合には，黒毛和牛と重なるところも多く，産地によるグルーピングはほとんど不可能であった．

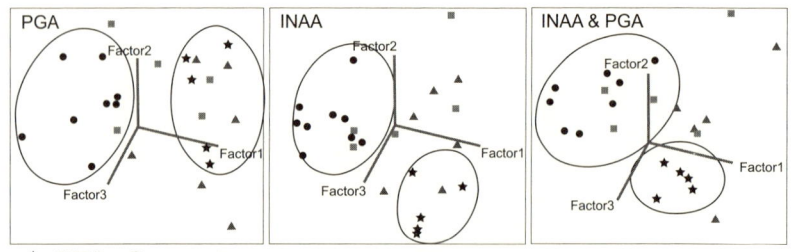

★ 米国牛　● 黒毛和牛　■ ホルスタイン（日本）　▲ ホルスタイン（オーストラリア）

図 4-35　PGA および INAA 法による牛肉の産地特定

4.9 おわりに

2種類の放射化分析法の測定法を紹介した．そのほかにも，ここでは述べなかったが，近年，多重ガンマ線分析法が発展してきている．この手法は時間とともに変化していくガンマ線スペクトルを3次元で解析する手法であり，よりエネルギーの高いガンマ線のピークに隠れた小さなピークを見つけ出すことが可能である．そのため非常に感度が高い分析手法と期待されている．

一般に，ガンマ線スペクトロメトリにおける大きな特徴は，時間とともに変化するガンマ線のピークを，いかに良いタイミングで測定するかにかかっているといっても過言ではない．その最適タイミングは，試料の種類により異なるので，最初の詳細な測定条件検討が非常に大切である．

前述したように，放射化分析は多元素非破壊分析が可能であることから，試料中の元素の絶対量を求めることができる唯一の分析手法である．そのため，米国の NIST (〈米国〉標準技術局) では，標準試料の認証値に放射化分析法を用いている．日本では標準試料は産業総合研究所が提供しているが，原子炉などの放射化分析施設を備えていないため，JAEAで求めた値を推奨値として記述しており，絶対量が得られる放射化分析の重要性を再度強調したい．

また，放射化分析で求められた値がどのくらい正確かについては，世界の主な原子炉施設における分析値の比較も行われている．JAEAでは，ほとんどの元素において標準試料の認定値と10％以下の誤差範囲で一致しており，その精度はNISTとほとんど変わらない．

さらに，各国の原子炉における中性子エネルギースペクトルの測定から，異なる原子炉を用いた測定値間の換算も行われている．

ここに紹介した放射化分析の応用例は非常に限られたものであり，分析法としての放射化分析では，例えばPGAでは，血液を溶液のまま照射してホウ素を測定することも可能であることなど，応用範囲が非常に

広い．

また，特に植物研究においては，植物が無機栄養なので，植物生理学のみならず施肥法などについても，正確な元素量分析結果が多くの知見をもたらすことが予想される．放射化分析がさらに活用されることを期待したい．

文　献

1) T. Yamada, *et al.*：*J. Radioanal. Nucl. Chem.*, **264**, 329 (2005)
2) U. Matsushima, *et al.*：*Nucl. Instrum. and Mrth. in Phys. Res.*, **A542**, 76 (2005)
3) U. Matsushima, *et al.*：*J. Radioanal. Nucl. Chem.*, **264**, 325 (2005)
4) T. M. Nakanishi, *et al.*：*J. Radioanal. Nucl. Chem.*, **255**, 149 (2003)
5) Y. Okuni, *et al.*：*Analytical Sciences*, **17** Supplement i1499 (2001)
6) U. Matsushima, *et al.*：*J. Japanese Soc. Agr. Machinery*, **62** (5), 70 (2000)
7) J. Furukawa, *et al.*：*Nucl. Instr. and Meth. in Phys. Res.*, **A-424**, 116 (1999)
8) J. Furukawa, *et al.*：*Nondestr. Test Eval.*, **16**, 335 (2001)
9) T. M. Nakanishi, *et al.*：*J. Radioanal. Nucl. Chem.*, **242** (2), 353 (1999)
10) T. M. Nakanishi, *et al.*：*Nucl. Instr. and Meth. in Phys. Res.*, **A-424**, 136 (1999)
11) T. M. Nakanishi, *et al.*：*Radioisotopes*, **47** (5), 387 (1998)
12) T. M. Nakanishi, *et al.*：*Holzforschung*, **52**, 673 (1998)
13) T. M. Nakanishi, *et al.*：*Bioimages*, **5**, 45 (1997)
14) K. Saito, *et al.*：*Mokuzai Gakkaishi*, **43** (8), 669 (1997)
15) T. M. Nakanishi, *et al.*：*J. Plant Phys.*, **151**, 442 (1997)
16) N.I. Kobayashi, *et al.*：*Canadian J. Radioanal. Nucl. Chem.*, **271**, 329 (2007)
17) S. Ueoka, *et al.*：*J. Radioanal. Nuel. Chem.*, **249**, 469 (2001)
18) S. Ueoka, *et al.*：*J. Radioanal. Nuel. Chem.*, **249**, 475 (2001)
19) S. Ueoka, *et al.*：*J. Radioanal. Nuel. Chem.*, **249**, 519 (2001)
20) N. Ikeue, *et al.*：*Radioisotopes*, **50**, 275 (2001)
21) N. Ikeue, *et al.*：*Analytical Sciences*, **17** Supplement 1479 (2001)

〔中西友子〕

(5) 放射性トレーサーの利用

5.1 はじめに

　植物や食品の中に何がどのくらい入っていくかを調べるため，放射性同位元素（アイソトープ）が利用されてきた．植物ではアイソトープを吸収させ，組織を切り出して放射能を測定すれば，移動したアイソトープを定量できる．また微生物の場合には，培地にアイソトープを添加した後に微生物を取り出して，放射能を測定する．放射線を頼りに，アイソトープが取り込まれた組織を精製することもできる．

　特にアイソトープの利用は，分子生物学を発展させる上で大きな役割を担ってきた．DNAを電気泳動させたゲル中のバンドから目的とするDNAを見つけ出す際には，アイソトープで標識した相補的なDNAが用いられてきた．そしてそのバンドを見つけ出すだけでなく，その部分を切り出してDNAをさらに詳しく調べることも行われてきた．

　RNAやタンパクの場合にも同様に，アイソトープを利用することにより，研究が大きく進展してきた．

　アイソトープから放出される放射線は，原理的には1原子を検出できる，つまり非常に感度が高い方法である．しかし，アイソトープを利用する場合の規制が厳しいことから，現在はアイソトープよりも蛍光ラベル法が好まれる傾向にある．放射線計測では蛍光測定のようなダイナミックレンジを考える必要がなく，微量，あるいは多量の測定において，常に正確な値を示すことが大きな特徴である．

　トレーサーとしてのアイソトープの利用と併行して，アイソトープによるイメージング手法が広く行われてきており，ここではそのイメージング応用について紹介する．

5.2 オートラジオグラフィ

　アイソトープを吸収させた試料を溶解し，化学分析すれば，アイソトープの分布分析は可能であるが，オートラジオグラフィ法を用いると，試料中のアイソトープの分布をひと目で見ることができる．アイソトープから出される放射線はX線フィルムを感光させるので，アイソトープを吸収した試料をフィルムの上に載せておくと，試料中のアイソトープの分布像がフィルムの上に形成される．

　この方法はかなり前から行われてきたが，その後，X線フィルムよりもはるかに感度が高い像が得られるイメージングプレート（IP）が開発され，現在ではこのIPを用いる方法が広く利用されている．

　X線フィルムは毎回現像して使用するが，IPの場合には，IP中に蓄積された像をレーザー光で読み取った後，IPをまた元の状態に戻して再利用することができる．分解能は読み取り装置に依存するが，最大で25ミクロンほどである．

　図4-36はオートラジオグラフィの概要である．図で示したように，アイソトープを吸収した植物をIP（白い板）の上に置き，カセットを閉じて露光させる．放射線は試料を突き抜けるので，試料の外側に検出するフィルムやIPを置くと像が得られる．露光後に，IPに得られた像をIP読み取り装置にかけると，植物中のアイソトープの分布がわかる．

　IP上に得られた像は白黒像であるが，黒化度をグレースケールに換算してその量を測ることができる．つまり，得られた像からアイソトープがどこにどのくらいの量が分布しているかを定量できることになる．既出の図4-11（第4章（3））はIPにより得られたササゲの画像である．

　また，カドミウムがどのようにダイズに吸収されるかについての^{109}Cdを用いたオートラジオグラフィの画像を図4-37に示した．イタイイタイ病の発生以来，日本では作物中のカドミウム量は1 ppm以下という基準が設けられてきたが，最近，コーデックス委員会がカドミウムの基準について0.2 ppmという値を出したことから大問題となったこと

(5) 放射性トレーサーの利用

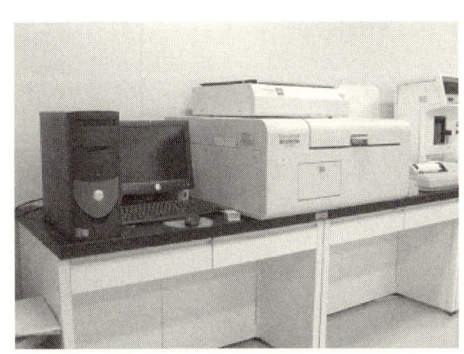

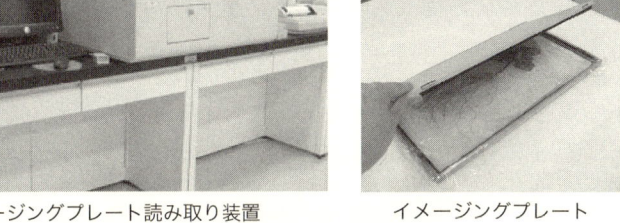

イメージングプレート読み取り装置　　イメージングプレート
図 4-36　オートラジオグラフィ

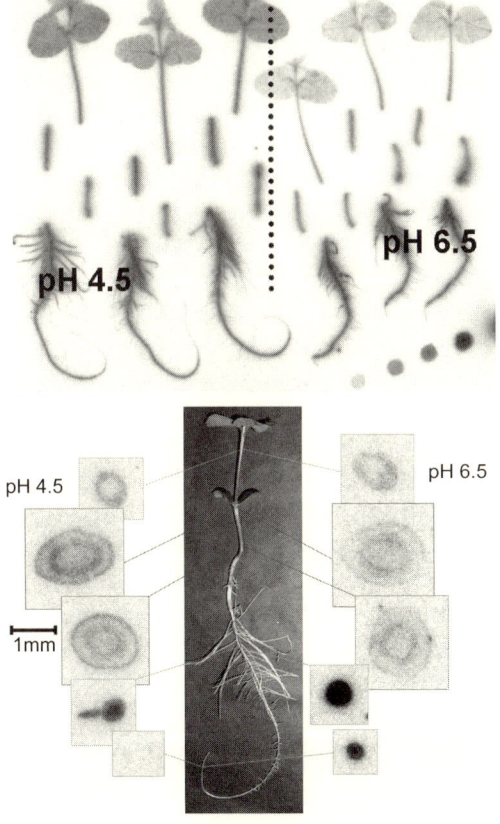

図 4-37　ダイズ中の ^{109}Cd 分布

は記憶に新しい．また日本での植物研究における重金属研究は，カドミウムがその6割を占めていることから，カドミウムがダイズにどのように入っていくかを例として示した．

図4-37は水耕栽培したダイズであるが，pHによってかなりカドミウムの移行状態が異なる．pHが6.5の場合には吸収されたカドミウムはあまり地上部へは移行しないが，pH 4.5の場合には，かなり地上部へ移行する．可食部は地上部に生成される種子なので，地上部へカドミウムが行きにくい品種の選抜や生育条件の検討は，安全な食品確保の上で重要な課題である．

カドミウムを吸収したダイズの根や地上部を輪切りにしてみると，pH 4.5の場合には茎の導管部に多く，またpH 6.5の場合には根に多く存在することが示される．これらはいずれもIPを用いた画像であるが，図4-37上図のpH 6.5とある下の4つの丸い点は^{109}Cd量が異なる標準液をスポット状に置いたものである．植物画像の黒化度をこれらの標準液像と比較することによって，植物各組織中のカドミウム量を測定することができる．

これらの画像でわかるように，IPを用いた実験では組織レベルでのアイソトープの分布を知る研究に用いられているが，細胞レベルの研究には今のところ用いられていない．

植物の場合には，無機イオンと水を吸収して生育するので，リン，カルシウムなどいろいろな元素のアイソトープを利用すると，カドミウムの場合と同様に，IPを用いて吸収された養分の分布を見ることができる．また化合物の動態を調べる場合にも，アイソトープで標識することにより，標識された化合物から出される放射線を利用して，その分布を調べることも行われてきた．

つまり，放射線は試料を突き抜けて外に出るため，放射線を検出するフィルムやIPを試料に接触させることにより像を得ることができるのである．

5.3 リアルタイム計測

アイソトープを用いると試料の外側から放射線を計測できるため，リアルタイムでアイソトープの動きを調べる方法が医学を中心に発展してきた．その代表例は PET（Positron Emission Tomography）と呼ばれる手法で，アイソトープの中でもポジトロン放出核種を用いる．この詳細は第4章（2），（3）の「ポジトロンイメージング」の項を参照していただきたい．

ここではアイソトープを用いたリアルタイム計測の例として，ポジトロン放出核種 ^{48}V のダイズ植物への吸収変化を紹介する．図4-38 の左図の水耕液に ^{48}V を添加し，植物の根から吸収された ^{48}V の植物吸収動態を調べた．リアルタイム計測の箇所は根の上部であり，その部位でガンマ線計測を連続的に行った．

リン欠乏状態では，ダイズはリン酸と化学形態が似ているバナジン酸をリン酸の代わりに吸収する．通常は，バナジウムは吸収されても地上部にはほとんど移行しないが，リン欠乏状態では地上部にも移行させる．

図4-38 右上の図は，IP で撮った植物体中の ^{48}V 分布である．植物の場合では，リアルタイム計測においても IP を用いたラジオグラフィ法の併用が有効である．植物はイオンの吸収速度が比較的遅いので，IP を用いたリアルタイム計測も可能である．その場合には，IP を何枚か用意し，取り替えながら同じ箇所のイメージングを行う．

このように，ポジトロン放出核種を用いると実際のアイソトープの動きを知ることができるが，ポジトロン放出核種を製造するためには加速器が必要なこと，また半減期が短いので，実験はアイソトープ製造場所に近いところで行う必要がある．

ラジオアイソトープを用いるイメージングでは，ポジトロン放出核種を利用する場合を除き，現在，IP を用いる方法がそのほとんどを占め，さらに発展したシステムはあまり研究されていない．ポジトロン放出核種ではなく，汎用のアイソトープを用いてもイメージングは可能なはず

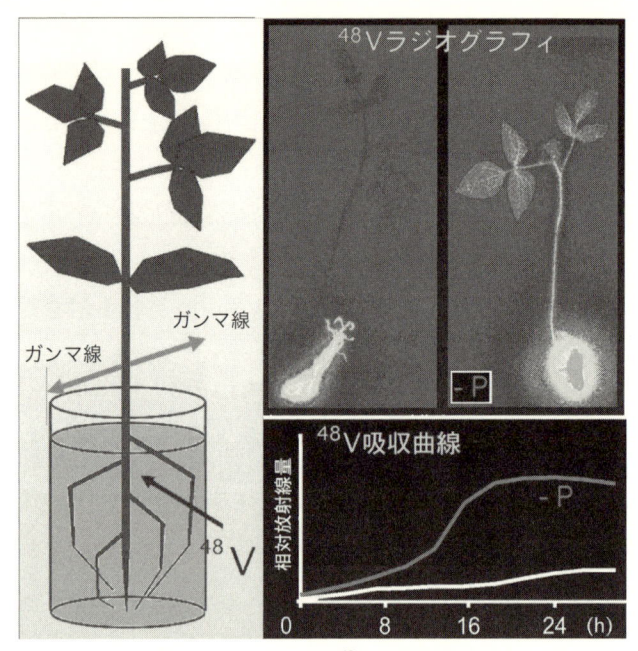

図4-38 ダイズの ^{48}V 吸収動態 [5]

である．そこで，次に我々が開発してきたイメージングシステムについて紹介する．

5.4 リアルタイムマクロイメージング [2-4]

植物試料におけるリアルタイムイメージング系を以下の要領で組み立てたので紹介する．

植物に市販のベータ（β）線放出核種，^{32}P，^{45}Ca，^{35}S などを吸収させ，植物から放出される放射線を板状の CsI シンチレータで光に変換し，フォトンカウンティング用の高感度 CCD カメラ（VIM カメラ）で連続撮影する．ただ，^{3}H だけはベータ線のエネルギーが低いためイメージングはできなかったが，^{14}C からは測定可能であった．

最小検出放射能は，スポット状に調製した ^{32}P 標準液を用いると IP（110 Bq）と比較して約 1/2（44 Bq）まで測定が可能であった．また，

(5) 放射性トレーサーの利用

検出感度は 20 分コンタクトで IP の約 10 倍である．このシステムを用いて，ダイズの葉に吸収された ^{45}Ca の像を図 4-39 に示した[4]．

この図に示されるように，IP で 1 分間コンタクトさせて得られた画像は，VIM カメラシステムで得られた画像よりはるかに感度が低い．ただ，IP で長時間コンタクトした画像と VIM カメラで撮った画像と比較すると，分解能はほぼ等しいことがわかる．

このように，VIM カメラ画像の感度が非常に高いことは，リアルタイム計測において，その蓄積時間を短縮できることを意味する．また，本システムの分解能は現在のところ約 100 ミクロンと見積もられている．

次に，このシステムを用いて ^{32}P がダイズのさやにどのように入っていくかを図 4-40 に示す．時間とともにどのように ^{32}P がさやの中に移行するのかを図 4-40 上図の画像だけでなく，同，下図のように解析することも可能である．さや中には種子が 2 つ形成されているが，根から吸収された ^{32}P は，まずさやの下に蓄積する．その後，両方の種子に均等に移行していくことがわかる[4]．

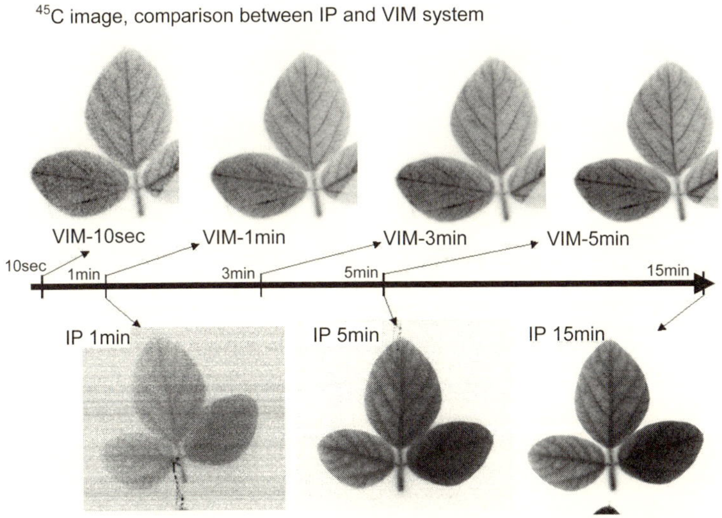

^{45}C image, comparison between IP and VIM system

図 4-39　IP と VIM カメラによるダイズ葉中の ^{45}Ca のイメージング[4]

第4章 放射線を利用した植物の診断

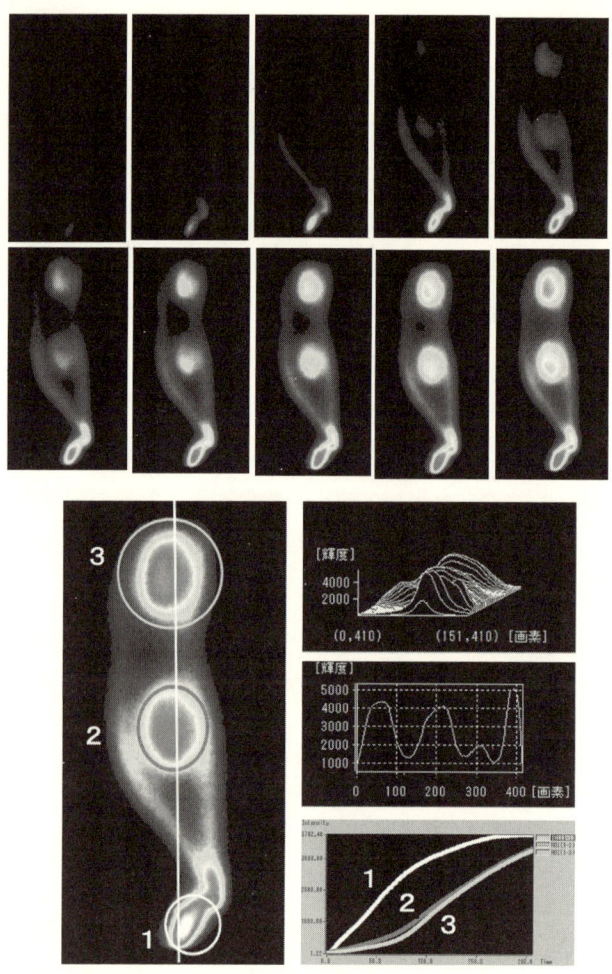

図4-40 ^{32}Pのダイズのさやへの吸収 [4]

　リン酸を根から吸収させた場合には，短時間でリンイオンの形態で移行することが確かめられている．さや下方のイオンバリアーがどのようなものか，またリン酸のトランスポータがどのように関与しているかについては，これからの研究課題である．

5.5 ミクロイメージング[1]

IP を用いるラジオグラフィ，ポジトロン計測，VIM カメライメージングは，いずれも組織レベルにおけるアイソトープの分布や動態を調べるのに適した手法である．しかし，アイソトープを利用すれば，細胞レベルでのイメージングも可能なはずである．

フローサイトメトリ装置が普及するまでは，細胞周期の研究は，トリチウムで標識したチミジンの取り込みに頼っていた．細胞が S 期にチミジンを取り込むことから，ミクロにフィルムの感光剤を塗布することにより，細胞中に取り込まれたチミジンをイメージングさせて解析を行っていた．

しかしこの方法は，細胞を固定し，かつ感光させた後に現像する必要がある．そこで我々は，組織の薄片を顕微鏡下で直接アイソトープが見られる顕微鏡を開発したので，以下に紹介する．

図 4-41 に示されるように，この顕微鏡は通常の顕微鏡像と蛍光像ならびに放射線像が同時に撮れるものである．図 4-41 はダイズの茎中のカルシウムの像であるが，蛍光色素で染色すると茎断面に一様にカルシ

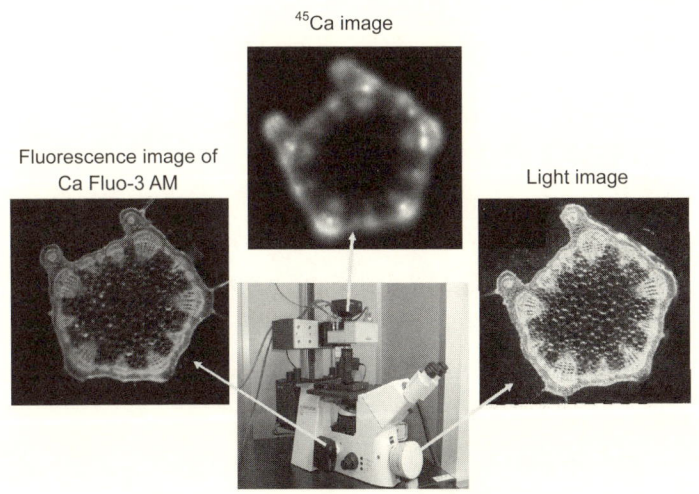

図 4-41　ラジオアイソトープ蛍光顕微鏡[1]

ウムが分布していることがわかる[1].

しかし，同じ断面をアイソトープ像で見ると，吸収されたカルシウムがどこにどのくらい分布しているかが示されるのである．この装置は，他のベータ線放出核種すべてに適応可能であり，広い応用が期待されている．

5.6 おわりに

アイソトープの利用は，現在，イメージング技術が中心の感があるが，昨今の大型施設の開発に伴い，イオンビーム，中性子線などの利用にも発展してきている．しかし放射性トレーサーは身近な実験室で行え，かつ非常に感度が高く，通常，蛍光色素ではできない定量も可能である．放射性トレーサーの有用性がさらに発展していくことを期待したい．

かつて食料増産を図ることが農業の大きな目的の1つであった頃には，どうすればコストを下げて作物を栽培できるかについて，アイソトープを用いた研究が行われていた．特に，肥料をいつ，どのくらい，どのように与えることが効果的かについては，半減期が14日と短い ^{32}P を実際に土壌に与えて，作物がどのように吸収するかについて調べられた．注射器状の針の長い器具で深度と施肥量を変えながら肥料を与え，収穫量と比較しながら効率の良い施肥法を検討していた．

今はこのような研究はほとんど行われていないが，施肥として土壌に撒いた肥料が多いと，吸収されずに残った肥料が環境に流出し，リンの場合には，富栄養化のためアオコの発生や赤潮の原因になったりする．従って，これから環境問題を考える際にも，アイソトープの利用はより重要になってくると予想される．

文　献

1) H. Rai, *et al.*：*Radioisotopes*, **57**, 355 (2008)
2) H. Rai, *et al.*：*Radioisotopes*, **57**, 287 (2008)

3) N. Nihei, *et al*. : *Radioisotopes*, **57**, 361 (2008)
4) S. Kanno, *et al*. : *J. Radioanal. Nucl. Chem*., **272**, 565 (2007)
5) J. Furukawa, *et al*. : *J. Radioanal. Nucl. Chem*., **249**, 495 (2001)

（中西友子）

第5章 社会における放射線利用

(1) 放射線利用と消費者

1.1 はじめに

　放射線利用技術が一般大衆に受け入れられるためには，放射線の性質，人体や物質への作用に対する十分な理解が得られるだけでなく，技術そのものに対する信頼感の醸成が不可欠であると考えられる．食品照射については多くの国で許可品目が増え，実用化が着実に進む一方で，根強い反対運動が存在するのも事実である．

　このような状況を少しでも改善するため，食品照射の実用化が一挙に進んだ1990年代には，欧米を中心に各地で照射食品の試験販売が行われ，放射線に関する専門的知識を持たない消費者に照射食品に関する情報を効率よく伝える努力と方法論が検討されてきた[1]．

　1993年に行われた米国の1,000人以上の消費者を対象とした調査では，回答者の73％が食品照射について聞いたことがあり，24％が食品照射について何らかの知識があったという．さらに，食品照射により得られる利益，食品照射の許認可機関が何であるかを知ったのちには，54％が非照射の食品よりも照射された食品を購入したいと回答している[2]．

　Iowa State UniversityのOlsonらは，手紙によるアンケート調査とサルモネラ菌殺菌のために照射された鶏肉の試験販売を米国カンザス州で行い，アンケートでは回答者の約80％が店頭で照射鶏肉を選択すると答えた．しかし，実際の試験販売ではその比率が約半分に低下し，照射鶏肉の価格が安くなるほど照射鶏肉が選択される傾向が高まることを報告している[3]．

また University of Colifornia (UCLA) の Bruhn は，米国 Purdue University で開発された食品照射教育ビデオや照射食品の試食を通して，「放射線により食中毒菌の殺菌ができる」という正しい情報を消費者に与えることにより，照射食品を受け入れる割合が飛躍的に高まると述べている[4].

一方，食品の安全性について消費者が最も懸念する問題は微生物汚染であり，残留農薬，食品添加物がこれに続き，食品照射に対する関心は数％に過ぎないことも報告されている[5].

わが国においては，1974年に，世界で初めて芽止めを目的としたジャガイモの放射線照射が実用化されたが，その翌年に始まった激しい反対運動の結果，それ以後の許可品目の増加は見られず，2000年12月に全日本スパイス協会より提出された香辛料の放射線殺菌の許可申請についても審議が遅々としている状況にある[6].

わが国の消費者の，食品照射に対する意識や感情については，国際会議やセミナーの場で一部の団体の指導者やマスコミ関係者からの意見，反対派の活動が報道されることはあっても，一般消費者に対する大規模な調査は行われてこなかった[7]．筆者らはこのような状況に着目し，大阪市内の百貨店において20年以上にわたって夏休みに開催されてきた大規模な一般市民向けイベント，「みんなのくらしと放射線展」の来場者に対し，1996年から放射線や食品照射を含む放射線利用についてアンケート調査を実施してきた[8,9]ので，それについて述べる．

1.2 「みんなのくらしと放射線展」来場者の食品照射に対する意識傾向[8,9]

「みんなのくらしと放射線展」の来場者は，入口でクイズラリーシートとアンケート用紙を受け取り，パネル展示，製品展示，俳優による寸劇，実験，工作，骨密度測定など，種々のアトラクションを楽しみ，クイズに答えながら放射線の基礎や放射線利用の要点を学べるように工夫

第5章　社会における放射線利用

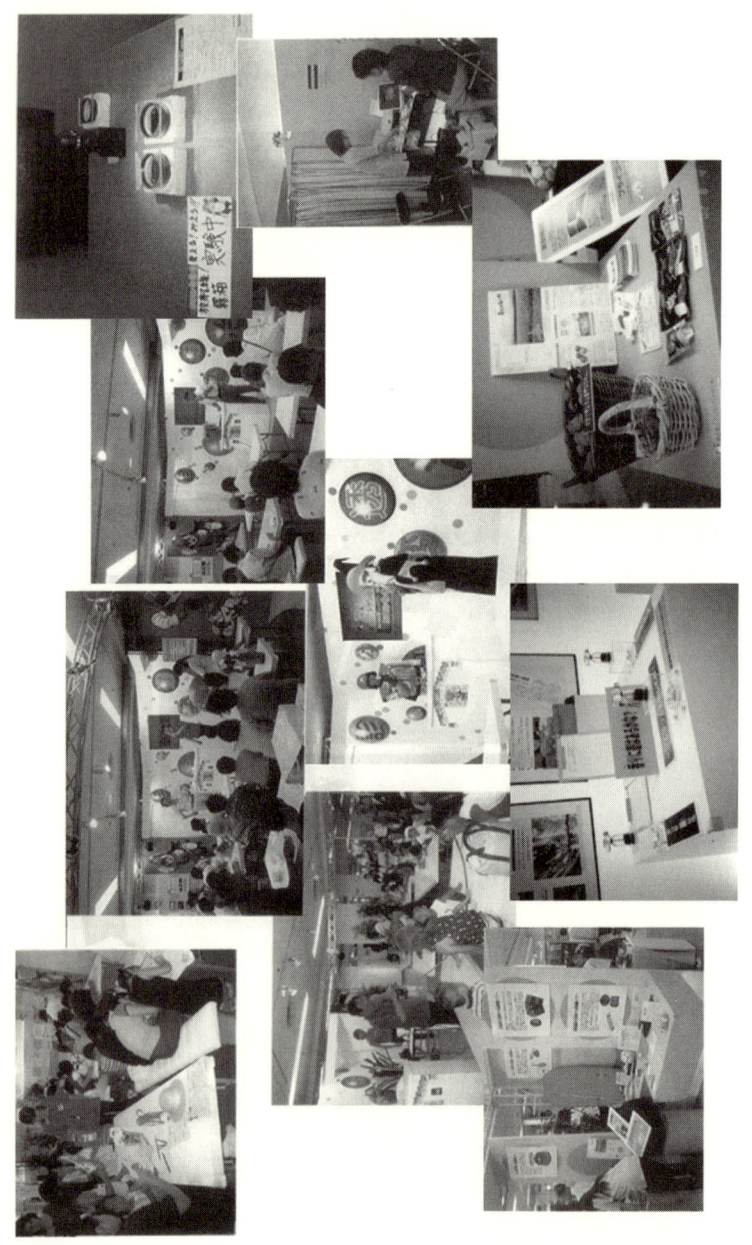

図 5-1　「みんなのくらしと放射線展」のにぎわい
(第19回：2002年8月2〜7日，於近鉄百貨店上本町店)

(1) 放射線利用と消費者

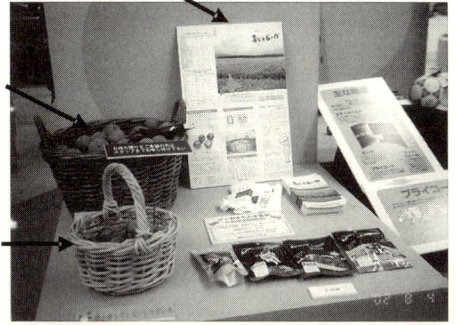

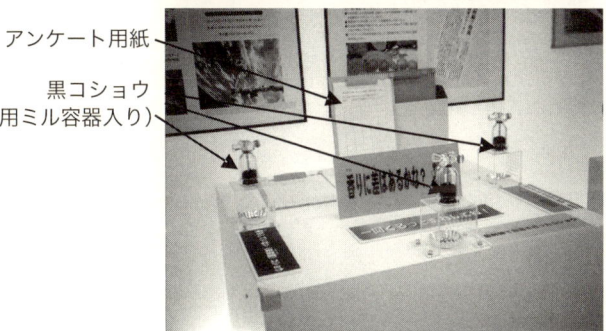

図5-2 放射線展における芽止めジャガイモと香辛料（黒コショウ）の展示

されている（図5-1）．

　食品照射については，説明パネルの展示と持ち帰り自由と表示した芽止めジャガイモの展示を行うとともに，世界中で最も普及している照射食品の例として，放射線殺菌を施した香辛料を，現在国内で用いられている過熱水蒸気殺菌，無処理の香辛料とともに展示している（図5-2）．展示された芽止めジャガイモ（200 kg）は，毎年すべて来場者により持ち帰られている．

　アンケートは，小・中学生以下と高校生以上に対象が分けられ，食品照射に関する設問は高校生以上対象のアンケートに記されている．出口において回収される高校生以上対象のアンケート用紙は，年度によって多少のばらつきはあるものの，平均900通前後の回答が得られ，食品照射に対する消費者の意識は毎年ほぼ同じ傾向を示している．

　芽止めジャガイモの知名度に関しては，本格的な調査を開始した

245

第5章　社会における放射線利用

1996年度には60％以上の参加者が"知らなかった"と回答し，1997年に東京，大阪，広島（「青少年のための科学の祭典」の来場者対象」）で行った調査においても同様の傾向を示した[10].

しかし年々知名度は上がり，2000年代に入ってからは"知らなかった"は40％未満に減少した．展示された芽止めジャガイモを"店頭で買う"と答えた回答者は約20％であったのに対し，"説明は理解できたが，不安"という回答も約30％であった．これに反して，芽止めジャガイモを明確に否定する回答は2％程度にとどまった（図5-3）．

一方，"食品に対して日頃気になることは"，と問うと，"食品添加物""新鮮さ"が毎年回答の上位を占め，"農薬""賞味期限""食中毒菌"は10％程度にとどまった．これは，米国の調査における同じ設問で食中毒菌が上位（30％）であるのとは対照的である．

一方，"食の安全について信頼できる情報源"に関しては，マスコミ，消費者団体，生協，食の専門家が圧倒的に支持され（それぞれ全回答者の30％程度（複数回答可）），食品会社，大学教員に対する信頼度は低

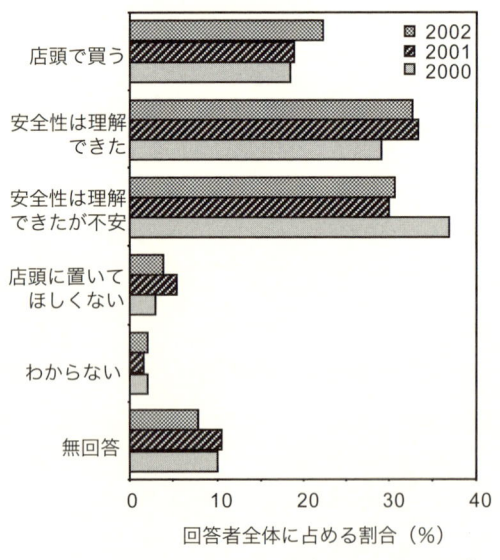

図5-3　芽止めジャガイモに対する印象
（2000，2001，2002年度の集計）

表 5-1 「みんなのくらしと放射線展」の参加者と専門家による黒コショウの官能検査比較

殺菌法	品質を第1位に選んだ人数（割合：%）	
	「放射線展」参加者	専門家
ガンマ線照射品	103 (53%)	8 (57%)
過熱水蒸気殺菌品	43 (22%)	1 (7%)
未処理品	48 (25%)	5 (36%)

い（それぞれ全回答者の5%以下）ことが明らかとなった．マスコミ報道（「1998年度の米国の牛肉照射許可」）に関する記憶について，60%以上が"知らなかった"と答え，"知っている"と答えた人の情報源は"テレビ，ラジオ"が圧倒的に多かった．

香辛料の展示に関しては，黒コショウ，バジル，ターメリックなどを対象とし，照射方法の違いによる香味の変化を放射線展の来場者が自由に体感できるようにし，品質の順位を聞き取り調査した．その結果，放射線殺菌品を1位に挙げた回答者が最も多く，あらかじめ行っていた専門家による官能試験と同等であった（表5-1）．これは，香味の保持における放射線処理の優位性が一般の消費者にも十分に実感できることを示している．

1.3　今後の課題

従来，放射線や原子力に対するイメージ形成にはマスコミ報道が大きく関わっていると言われてきた．筆者らの調査においても，食品に関する信頼できる情報源としてマスコミが消費者に支持される傾向が示されている．しかし，食品照射関連の情報がマスコミから発信された場合でも，それが一過性のものであれば，消費者の記憶に残りにくいことも示唆されている．

さらに筆者らの調査の範囲では，食品照射に対して明確な拒否反応を示す消費者はごく少数であり，積極的に受け入れる消費者層を除く大多数の消費者は，食品照射に対して漠然とした不安を抱いていることも見

出されている.従って,今後の食品照射の公聴活動においては,このような不安を抱える消費者層に対する,より効果的な情報提供技術の開発が望まれる.

これについては米国の研究が先行しているが,先に述べたようにわが国においては,米国ほど"食品の微生物汚染"に対する関心度が高くないので,「食品照射は,食中毒菌を安全に殺菌できる技術である」という米国で効果的とされた伝え方[4]をそのままわが国に導入することは早計であり,わが国の実情にあった方法論の開発が望まれる.

1998年に食の教育推進協議会会員に対して行われたアンケート(20代から70代の男女208名,食の専門家が多く含まれる)[11]からは,回答者の80％以上が食品照射に関して一定の知識を持っていたのにもかかわらず,食品照射を推進すべきでないとする割合(28％)が,積極的に推進すべきとする割合(15％)を上回り,筆者らの調査とは異なる結果が得られている.

一般消費者が食品の安全性に関してマスコミとともに食の専門家の意見を信頼する,という調査結果も得られている以上,食品照射の更なる推進のためには,食品に対して専門的な知識を有する指導的立場にある消費者層の食品照射の受け入れ促進が重要な課題であり,そのための公聴活動と技術開発が早急に望まれる.

食品照射に対してはいまだに根強い反対運動が存在し,相変わらず過去の誤った研究報告を根拠に食品照射の危険性を煽る,という宣伝が行われている.このような誤りは追試によりすべて否定されてはいるが,その議論の過程や追試の詳細がわかりやすく一般の消費者に伝えられているとは言い難い.

筆者らの調査結果から,食品照射に対して明確に反対の意思表示をしているのはごくわずかで,大半の消費者が食品照射に対しては明確な意見を持っていないことが示唆されている.従って,このような消費者層に対し,食品照射の反対運動がよりどころとしている誤った知識ではなく,食品照射についてわかりやすく,正しい知識を伝達していくことが

重要であると考える．

　このような目的のために，筆者らは「食品照射のなるほど！　安心ガイド」と題する簡単なパンフレット（http://www.jaif.or.jp/ja/news/2006/food-irradiation_pamph.pdf）を作成したが，食品に対する知識が比較的豊富な消費者にとっては，専門的知識を盛り込んだよりレベルの高い教材と公聴技術を開発する必要性を感じる．

　さらに，それぞれの追試の重要な部分を実感できるデモンストレーションや，香辛料の殺菌における香味比較など，放射線照射の有効性を消費者が実感できる手法も，食品照射の受け入れ促進に役立つものと期待される．

謝　辞

　本調査を行うにあたり貴重なご意見を賜った「みんなのくらしと放射線展」知識普及実行委員会専門部会のメンバーに感謝いたします．また，アンケートの内容について吟味していただいた京都ノートルダム女子大学住田幸次郎教授に感謝いたします．

引用文献

1) ICGFI：Consumer Attitudes and Market Response to Irradiated Food, International Consultative Group on Food Irradiation Policy, Document, Vienna, 1999
2) American Meat Institute Foundation：Consumer awarenes, knowledge, and acceptance of food irradiation, Arlington, Virgiria (1993)
3) J. A. Fox and D. G. Olson：Market trials of irradiated chicke, *Radiat. Phys. Chem.*, **52** (1-6), 63 (1998)
4) C. M. Bruhn：Consumer acceptance of irradiated food：Theory and reality, *Radiat. Phys. Chem.*, **52** (1-6), 129-133 (1998)
5) A. V. A. Resurreccion, F. C. F. Galvez, S. M. Fletcher and S. K. J. Misra：Consumer attitude toward irradiated food：Results of a new study, *Food Protect.*, **53**(2), 193-196 (1995)
6) 林　徹：食品照射をめぐる社会的動向　馬鈴薯発芽防止，許可後の推移，エネルギーレビュー，No.304, 15-18 (2006)
7) 碧海酉葵：消費者の立場から見た食品照射，放射線と産業，**68**, 35-37 (1995)

8) 古田雅一：「みんなのくらしと放射線展」を通してみた照射食品に対する消費者意識, ESI-NEWS, **22**(7), 320-324 (2004)
9) M. Furuta : Current status of information transfer activity on Food irradiation and Consumer attitudes in Japan, *Radiat. Phys. Chem.*, **71**, 501-504 (2004)
10) M. Furuta, T. Hayashi, Y. Hosokawa, T. Kakefu and H. Nishihara : Public status toward radiation and irradiated potatoes at "Youngster's Science Festival" in several cities including Tokyo, Osaka, Hiroshima, Japan, *Radiat. Phys. Chem.*, **57** (3-6), 325-328 (2000)
11) 第5回食の教育推進協議会シンポジウム：『食品照射って，なんだろう』―食卓から考える―, JAPIニュースレター, **2** (1) 7-8 (1999)

（古田雅一）

(2) 放射線利用の社会的な影響

2.1 わが国における放射線利用の経済規模

　放射線は，レントゲン写真をはじめ身近なところで利用されているにもかかわらず，一般の人には十分理解されていない．このような放射線利用の実態を把握するため，平成9（1997）年度に放射線利用の経済規模調査が実施された[1]．その後，データのアップデートが求められていたが，最近内閣府の委託事業として平成17（2005）年度のデータがまとめられた[2]．

　工業，農業，医療の3分野における放射線利用全体の経済規模は約4兆1,100億円である．工業利用分野が約2兆3,000億円（56％），医学・医療分野が約1兆5,400億円（37％），そして農業利用分野が約2,800億円（7％）である（図5-4）．平成9年度の結果に比べると，医学・医療分野の伸びが大きい．

　工業分野では製品の売上高で示されているが，半導体およびラジアル

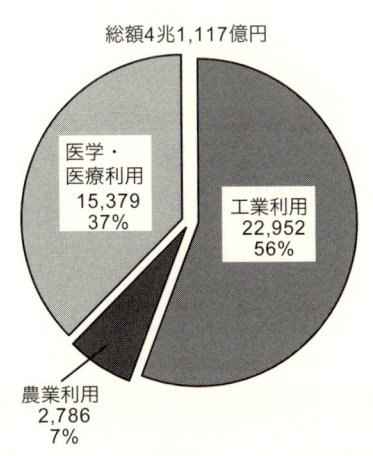

図5-4　工業，農業，医学・医療分野における放射線利用経済規模[2]（億円）

タイヤについては，放射線寄与率25％と4％をそれぞれの出荷額に乗じて求めており，半導体加工が全体の約60％に相当する1兆3,500億円，照射設備が4,600億円，放射線滅菌が1,700億円，非破壊検査が1,100億円，放射線計測機器等が1,000億円，そして高分子加工が1,000億円となっている．

医学・医療分野の経済規模は，保険診療における検査，画像診断，放射線治療の3項目について求めており，医科および歯科合わせて約1兆5,400億円（このうち歯科は医科の約9％程度）である．保険外診療については，PETによるがん検診，CTによる肺がん検診，マンモグラフィによる乳がん検診，陽子線治療および重粒子線治療などで320億円である．

農業分野の経済規模は，突然変異育種や照射利用などで生み出された農産物の売上高で算出している．イネが大部分を占めている突然変異育種が2,540億円，食品照射や不妊虫放飼法などの照射利用が100億円，アイソトープ・放射能分析が150億円である（表5-2）．

次に，その各区分についての詳細を紹介する．

表 5-2　農業利用分野の経済規模[2]

分　　野	調査対象		経済規模 （億円）
1. 照射利用			102
(1) 食品照射	馬鈴薯照射，検知分析	9	
(2) 害虫駆除(SIT)	ミバエ根絶	67	
(3) 滅菌	動物飼料・食品包装材	26	
2. 突然変異育種			2,539
	イ　ネ	2,453	
	その他	86	
3. アイソトープ利用・放射能分析			145
(1) RIを用いる研究		4	
(2) 放射能分析		140	
(3) C-14年代測定		1	
合　　計			2,786

(2) 放射線利用の社会的な影響

2.2 農業分野における放射線利用の経済規模

2.2.1 突然変異育種

経済規模の大部分をイネが占めており2,453億円，その他の規模は86億円，全体で2,539億円となっている．

放射線によるイネの突然変異品種は，直接利用が14品種，間接利用が186品種あり，実際に栽培されている突然変異品種数は年々増加している．2005年は，99品種（直接利用2品種，間接利用97品種）に達し，栽培面積は全栽培面積の12.3％を占めている．この栽培面積に，米生産費の10a当たりの粗収益（玄米の販売価格）を乗じて求めた経済規模は2,453億円である．

その他の作物には，ダイズ，コムギ，オオムギ，エノキダケ，ナシ，モモ，カーネーション，キク，シバなどが含まれる．ダイズは，直接利用が16品種，間接利用が8品種あり，経済規模は56億円である．コムギは1品種で約6億円であり，オオムギ4品種約1億円と合わせて7億円である．ナシとモモは27億円，カーネーションは2品種で5億円，キクは3品種で5億円である．このほか，エノキダケ3,000万円，シバ1,700万円などである．

放射線突然変異育種による新品種は増加しているが，農家の栽培面積は年々減少しており，経済規模も減少傾向にある．イネの経済規模は，1997年度の2,930億円から毎年減少し，2003年度2,760億円，2005年度2,450億円と減少している．

一方，イオンビーム照射によるカーネーション，キク，ペチュニア，バーベナなど花卉育種への利用が拡大傾向にある．イオンビームで開発された無側枝キク「新神（アラジン）」4.6億円は，キクの大部分を占めている．

253

2.2.2　照射利用

1）食品照射

食品への照射は，日本では馬鈴薯の発芽防止による利用だけが許可されており，実用照射は北海道士幌農協のみで実施されている．年間処理量8,096トン，出荷額109.5円/kg から求められた経済規模は8.9億円である．士幌農協では，昭和48（1974）年度から35年間にわたり照射事業が行われている．当初の処理量は年間15,000トン程度であり，多い年には22,000トン程度処理された年もあった．平成10（1998）年度までは，10,000トンから15,000トンの間で推移している．平成11（1999）年度から現在にかけての処理量は約8,000トンで安定しており，経済規模も9億円前後で大きな変化はない．なお，馬鈴薯の照射処理量8,000トンは，全国出荷量224万トンのわずか0.4％である．

馬鈴薯に次ぐ食品照射品目として実用化が期待されている香辛料は，2005年の通関統計では6.5万トン，166億円の規模である．

2）不妊虫放飼法（Sterile Insect Technique；SIT）

不妊虫放飼法は，放射線照射によって不妊化したオスを野外に放つことにより次世代の虫の数を徐々に減らし，最終的に根絶させる方法である．すでに，沖縄や奄美群島におけるウリミバエの根絶や，小笠原諸島におけるミカンコミバエの根絶が達成されている．

沖縄県や鹿児島県奄美群島におけるウリミバエ根絶による経済規模は，寄主植物の移動禁止解除による県外への出荷分，移動禁止解除による検査・燻蒸処理費用の軽減分，県内出荷の直接的被害軽減分の合計として，各々60億円および7億円である（平成17年度（2005），以下同年）．

また，小笠原諸島におけるミカンコミバエ根絶による経済規模は約2,400万円であり，わが国全体での不妊虫放飼法の経済規模は67億円である．農家数や耕地面積が年々減少しているが，マンゴーの生産が拡大し，経済規模は相殺された形で横ばいとなっている．

3) 滅　菌

　農業分野における滅菌としては，実験動物用飼料と食品包装材について実施されている．実験動物用には無菌の飼料が必要であり，高圧蒸気滅菌法が主に用いられている．放射線滅菌は，栄養成分の変化が少ない，褐変や臭いの発生が少なく動物の嗜好性に悪影響を及ぼさない，飼料が固くならない等の長所を有しており，わが国では30年以上の実績がある．しかし，放射線滅菌は総需要量2,500トンの約15％を占めているだけであり，経済規模は2億円である．

　放射線は，食品用の包装材や容器の滅菌工程にも利用されている．放射線のうち，とくにガンマ線は，バリア性の高いフィルムやアルミ箔を含んだ積層フィルムをも透過するため，バッグインボックス（BIB，薄肉プラスチックあるいはラミネートフィルムによる内袋と，外形を維持する紙箱を組み合わせた液状食品輸送容器）など厚みのある製品の滅菌に適している．

　このほか，ロール状フィルム原反や複雑な形状の成型品など，薬剤やガスと接触できない製品の滅菌に用いられている．

　また，ペットボトルやドリンク剤用のキャップ類，食品・乳製品用容器などのプラスチック製品の滅菌も伸びており，全体の処理量は年々順調に伸びている．これら食品包装材のうち，BIBが放射線滅菌の主要な製品であり，放射線滅菌の経済規模は24億円である．

2.2.3　アイソトープ利用

　農生物分野における研究用ラジオアイソトープ（RI）（P-32，H-3，C-14，I-125など）は約4億円，RI廃棄物は1億円である．放射線・放射能分析や作業環境測定などの依頼事業が140億円，考古学や地質調査におけるAMS（Accelerator Mass Spectrometry；加速器質量分析法）によるC-14年代測定が1億円であり，アイソトープ利用全体では145億円である．

　農生物分野の非密封ラジオアイソトープの利用は，代替技術に比べて

許認可手続きの煩雑さ，RI廃棄物を含めた取扱経費が高額となるなどの理由により，今後も減少傾向が続くものと予想される．一方，AMSなどの機器を用いた計測事業の急速な発展が予測される．

引 用 文 献

1) 原子力システム研究懇話会：「原子力利用の経済規模」，NSA/COMMENTARIES: NO. 9, 芝サン陽印刷（株），平成13年6月
2) 内閣府委託事業，平成19年度放射線利用の経済規模に関する調査報告書，平成19年12月

（久米民和）

索　引

和　文

[あ　行]

RNA 干渉　143
亜鉛　186
亜鉛（^{62}Zn）　187
アサガオ中の元素濃度変化　224
アフラトキシン　47, 102
亜慢性毒性試験　23
アメリカ地域　117
アルキル試薬　46
アルコール類　40
アルデヒド類　40
アンケート調査　242
安全性　17, 243
アントシアニン　164
アンモニウムイオン（NH_4^+）　182

ESR（電子スピン共鳴）法　39
EC 指令 1992/2EC　71
イネ科植物　187
イオン化放射線　1
イオンビーム　129, 150, 151, 155
イオンビーム育種　169
イオンビーム育種研究会　167
イオンビーム照射　253
医学・医療分野　251
異臭　83, 107
イタイイタイ病　191
遺伝子　163
遺伝子（DNA）　29
遺伝子座　155
遺伝子資源　127, 166
遺伝毒性試験　24

イネ　129, 141
イメージングプレート　196, 205, 232
医療用具　11
陰電子　20

ウイルス　47
ウイルス耐性　166
ウインターカーペット　147
ウインターフィールド　147
ウエルシュ菌　94
ウクライナ　122
受け入れ　249
宇宙食開発　121
ウリミバエ　11, 254

エームス試験法　29
衛生基準　102
栄養学的評価　35
栄養細胞型細菌　90
栄養適性　17
栄養繁殖性　138
栄養バランス　25
SPS 協定　52
エチルメタンスルフォン酸（EMS）　156
X 線　1, 4, 129
X 線処理　118
X 線のフィルム法　219
X 線フィルム　205, 232
^{18}F-水吸収動態　196
FAO/IAEA/WHO 合同専門家委員会　18
LAL/GNB 法　71
エルジーシー活　143
エルジーシー潤　143

索　引

LGCソフト　143
LGC-1　142
エロモナス菌　97

O157：H7　93
OHラジカル　8
オーキシン　165
オートラジオグラフィ　232
^{15}O標識水　197
欧州標準化委員会　56
欧州連合食品科学委員会　19
黄色ブドウ球菌　93
オオムギ　123, 132, 181
オクラトキシン　102
おさゴールド　137
親品種　159

[か　行]

カーネーションの中性子線像　210
開閉　186
花卉　158
花卉類　138
過酸化水素　39
可視化　192
果実の照射　118
過剰照射　16
過剰投与　24
家族だんらん　142
活性酸素　13, 46, 78
カドミウム　191, 222
過熱水蒸気気流法　100
過熱水蒸気殺菌　245
加熱調理　44
加熱分解生成物　44
カビ毒　106
カビ（糸状菌または真菌）類　102
花弁　164
枯草菌　100

環境汚染物質の核種　176
環境浄化　169
環境耐性　169
緩照射　133, 139
関心領域（region of interest；ROI）　180
間接利用品種　128
完全殺菌（滅菌）　90, 103
缶詰食品　12
官能試験　247
カンピロバクター　93
害虫　87
外来雑草種子　106
画像診断　252
画像の定量性　195
ガドリニウムコンバータ　207
芽胞形成細菌　82
ガ類　88
ガンマーグリーンハウス　134
ガンマーフィールド　127, 133
ガンマールーム　134
ガンマ（γ）線　1
ガンマ線　2, 3, 126, 155, 156
ガンマ線源　108
ガンマ線スペクトロメトリ　223

キク　139
気孔　186
希釈率　203
寄生虫　89
キトサン　191
キヌヒカリ　130
機能解析　179
揮発性物質　83
キメラ性　138
吸収線量　6, 11, 21
急照射　134
許可品目　115

索　引

金属元素　186
逆位　158
牛肉の産地特定　228
牛肉の産地判別　228
魚介類　97
魚粉　105

空間分解能　175
繰り返し照射　47
Gy（グレイ）　21
グレイ（Gy）　6

蛍光コンバータ　208
頸肋　34
欠失　158, 168
欠損変異　46
血液検査　24
欠乏　186
ケトン類　40
検疫処理　118
健全性　14
健全性評価　115
元素の絶対量　220

コーデックス委員会　52, 191
交換流量　203
工業利用分野　251
光合成　180
光合成産物の移行計測　175
光合成産物輸送　181
交雑不親和性　166
香辛料　19, 99
香辛料の照射　117
厚生労働省　72
高線量　25
公聴活動　248
高濃度炭酸ガス　181
高分子加工　252

小型球形ウイルス（ノロウイルス）　94
国際規格委員会（コーデックス）　18
国際原子力機関（IAEA）　17
穀類　77
国連食糧農業機関（FAO）　17
ココア粉末　121
コスズ　144
骨粉　105
寿新水　137
コバルト-60　2, 3
コムギ　123, 132, 180
コレラ菌　97
根茎野菜　77
コンパートメントモデル法　179
コンプトン散乱　223
根粒菌　165
ゴールド二十世紀　135

［さ　行］

催奇形性　24
催奇形性試験　24
サイクロトロン　151
再照射　18
最新葉　190
最大飛程　195
細胞内カルシウムイオン濃度　186
作物増産　163
作物の産地判別　227
ササゲ　191
　──の乾燥耐性　209
　──の中性子線像　210
殺虫線量　87
サルモネラ　93
CEN 標準分析法　56
CsI シンチレータ　236
C-14 年代測定　255
CT イメージング　207

259

索　引

^{11}C で標識した二酸化炭素（$^{11}CO_2$）　180
シーベルト（Sv）　7
^{11}C-メチオニン　177, 181
飼育試験　24
紫外線　163
紫外線耐性　162, 163
色素　164
色調　84
試験販売　242
自然突然変異　126
シバ　146
指標菌　103
脂肪酸類　40
臭化メチル燻蒸　87
修復酵素系　80
種子の水分吸収過程　215
腫瘍（癌）　24
雌雄異株　167
小核試験　29
商業用照射施設　108
硝酸イオン（NO_3^-）　182
照射鶏肉　26
照射効果　76
照射臭　83
照射食品　11, 83
　　　——に関する一般規格　53
照射分解物　191
消毒殺菌　90
消毒殺菌（部分殺菌）　12
消費者　242
消滅ガンマ線　174
食事試験　25
食中毒性細菌　93
食品医薬品局（FDA）　19
食品衛生法　191
食品照射　11, 242
食品照射許可国　115

食品照射用施設　117
食品添加物　17
食品の放射線処理に関する国際規範　53
植物試料の中性子線イメージング　208
植物体中の ^{48}V 分布　235
植物の機能解析　178
植物ポジトロンイメージング技術　179
食味　83
脂溶性ビタミン　38
飼料　105
シロイヌナズナ　162
シンチレータ　175
実験動物用飼料　255
実験用無菌動物　28
実効線量　7
自動酸化反応　39
重イオンビーム　4
熟度調整　85
樹木　162
蒸気処理　188
蒸気滅菌　18
蒸熱処理　87
人為突然変異　126

篩管　187
水酸基ラジカル　13, 39, 78, 79
水素ラジカル　39
水溶性ビタミン　38
水和電子　8, 39

青少年のための科学の祭典　246
生殖器　88
生殖細胞　29
生鮮果実　77
生存曲線　90

索 引

制動放射 X 線　110
生物効果　153
生物効果比（RBE）　153
成分育種　162
成分改良　169
世界全体での処理量　123
世界保健機関（WHO）　17
世代試験　24
セレウス菌　93, 100
線エネルギー付与　151
染色体異常　29, 154
線量管理　111
線量均一度　111

即発ガンマ線分析　222
疎水性ペプチド　83
ソラニン　76
損傷乗り越え複製（TLS）機構　163
造血器　88
像の分解能　219
ゾウムシ類　88

[た 行]

体重増　24, 32
耐熱性　100
耐病性　161, 169
多元素同時計測　220
多重ガンマ線分析法　229
多重の損傷　158
多点計測　202
炭化水素化合物　40
炭化水素法　68
単子葉植物　181
短時間照射　224
炭素イオン　157
炭素栄養　180
ダイズ　130, 144, 182
ダイズ茎　198

――のファントム　199
ダイズ中の ^{109}Cd 分布　233
ダイズの水吸収曲線　200
ダイズ葉中の ^{45}Ca のイメージング　237
大腸菌　79
脱気包装　97
脱水素反応　39
脱炭酸反応　39
ダニ類　88
WTO（世界貿易機関）　52

蓄積　191
畜肉類　95
致死　153
窒素ガス（N_2）　182
中国　120
中性子　22
中性子線　205
中性子線イメージング　206
中性子放射化分析　221
腸炎ビブリオ菌　93
腸管出血性大腸菌　48, 93
長時間照射　224
調理済み食品　103
直接利用品種　128

通知法　72
積みおろされる比率　181
積み替え　187

TL 発光強度の減衰　63
TL 比　61
低アレルゲン米　141
低温性細菌類　96
低温肥大性　162
定量的な解析技術　178
テクスチャー　84

261

索引

鉄　186
鉄欠乏　189
展開葉　190
転座　158
点様突然変異　157
DEFT/APC 法　71
DNA　78
　——の損傷　46
DNA 含量　81
DNA コメットアッセイ　68
DNA 鎖切断　78
DNA 鎖の切断　80
DNA 修復　163
DNA 損傷　29, 81, 163
D_{10} 値　9, 90
電子加速器　108, 120
電子スピン磁気共鳴（ESR）法　59
電子線　2, 3, 4
電子対消滅　195
電磁波放射線　20
伝達関数法　179
電離（イオン化）放射線　12
電離放射線　1, 2

等価線量　7
トウモロコシ　187
突然変異　29, 150
突然変異育種　128, 252
突然変異発生率　81
突然変異率　154
トマト　184
豊浦の標準砂　215
トランスポゾン　167
トリチウム（^{3}H）　197
トレーサー　179
トレーサー動態　177
導管　187
　——からの漏水　201

　——の体積　200
導管流出水の交換量　203
動物試験　17
毒性学　19, 23
毒性試験　23
毒性物質　16

[な　行]

ナシ　135
軟 X 線　156

2-アルキルシクロブタノン法　68
2-アルキルシクロブタノン類　42
二酸化窒素　162
ニトロソアミン　96
尿検査　26
ニンニク　120

根近傍の土壌水分変化　217
根周辺の水分動態　215
熱帯果実の検疫処理　124
熱中性子　22
熱中性子線　221
熱ルミネッセンス（TL）法　61
根の水分吸収活性　217

農業利用分野　251
濃度基準　191
濃度の日周変化　226

[は　行]

胚死亡　29
波高分析器　223
ハチミツのウイルス不活性化　123
発酵ソーセージ　121
発芽防止　85
発芽防止剤　86
発癌性物質　16

索　引

葉焼け　163
半減期　177, 224
繁殖性試験　24
半導体　251
半粒法　142
半矮性遺伝子　130
バッグインボックス　255
バナジウム（V）　189
バラ　141
馬鈴薯照射　123
馬鈴薯の発芽防止　254
パネル展示　243

光環境　180
光励起ルミネッセンス（PSL）法　65
必須アミノ酸　38
必須金属元素　186
人食い細菌　98
非破壊検査　252
非破壊手法　219
非破壊分析　220
標識化合物　176
表示　54
標準試料　224
標準分析法　54
日和見菌　104
品種改良　150, 159
品種登録　159
BGO検出器　198
BGOシンチレーター　197
微生物　169
微生物汚染　99
微生物学的安全性　46
微生物相　90
ビタミンB_1　36
ビタミンC　36
ビタミンE　36
ビタミン類　36

病原性細菌　82
病原性大腸菌O157の殺菌　118
病人食　104
病理学的検査　24

ファイトレメデーション　191
不妊化　11
不妊化線量　87
不妊虫放飼法　254
腐敗性カビ類　106
腐敗性酵母菌　91, 96
フラワーホープ　142
フリーラジカル　11, 13, 78
フリル遺伝子　164
糞便性大腸菌群　91
VIMカメラ　237
ブラジル　119
分析法の妥当性を確認　58
プリオン　81
プロジェクション像　211

平均線量　110
変異原　156
変異原性試験　24, 29
変異スペクトル　155, 168
変異率　168
ベータ（β）線放出核種　176
ベクレル　22
ベクレル（Bq）　7
ベトナム　121
ベントネック　210

放育印度　137, 138
放射化　23
放射化分析　220
放射化分析の感度　221
放射性トレーサー　231
放射性同位元素　20

263

索　引

放射線分解生成物　24
放射線育種場　133
放射線育種法　126
放射線計測　179
放射線殺菌　245
放射線治療　220
放射線抵抗性菌　47, 82
放射線特有の分解生成物　42
放射線の透過度　205
放射線分解生成物　38
放射線滅菌　18, 252
放射線利用　243
放射能　7, 11
ホウ素　222
包装材や容器の滅菌工程　255
骨の異常　34
ボツリヌス菌　48, 94, 103
ポジトロンイメージング　195
ポジトロンイメージング技術　173
ポジトロンの抜け　195
ポジトロン放出核種　174
ポリプロイド　30
ポリ燐酸塩　84
ポルヒリン環　85

[ま　行]

マウス　17
マンガン　186
マンガン（^{52}Mn）　187
慢性毒性試験　24

ミオグロビン　85
ミクロイメージング　239
水　184
水動態の可視化　206
水の移行速度　202
水の像　206
水漏出量　200

南アフリカ共和国　122
ミヤコグサ　165

無菌食品　104
無菌病人食　104
無菌包装材　106
ムギネ酸　181
無側枝キク　253

メイラード反応　85
メチオニン　181
メチルブロマイド　124
滅菌（完全殺菌）　11
芽止めジャガイモ　245
免疫化学的　35
免疫不全患者　104

モニタリング検査　73
盛放ふ3A　137

[や　行]

薬剤耐性菌　95, 105
野菜　162

有害汚染物質　189
有機酸類　40
優性致死試験　29
誘導放射能　12, 20
遊離糖　86
輸送速度　181

陽電子　5, 20
陽電子線　1

[ら　行]

ライコウ　144
ライデン　144
ラジオアイソトープ蛍光顕微鏡　239

ラット　17
卵巣重量　30

リアルタイムイメージング　175
リアルタイム計測　235
リアルタイムマクロイメージング　236
リステリア菌　96
リン欠乏　235
リンゴ　137

冷中性子　222
冷凍エビ　121
冷凍カエルの脚　120
冷凍照射牛挽肉　118
レイメイ　130

漏出速度　201

[わ 行]

ワセスズナリ　144
ワンポイント変異　168

欧　文

AMS　255
BGO　175
Ca　225
^{107}Cd　191
$^{11}CO_2$　175
EU　119
European Commission　119
FAO/IAEA　117
^{18}FDG　186
^{53}Fe　187
$H_2^{15}O$　184
ICGFI　117
JRR3M　207
LET　151, 153
Mg　225
$^{13}NO_3^-$　182
$^{13}NH_4^+$　182
^{15}O　184
PETIS　173
PET　173, 186
PET4核種　177
^{48}V　191

■ 編者略歴

林　徹　（はやし・とおる）

1973 年	京都大学農学部農芸化学科卒業
1973 年	ライオン油脂㈱（現・ライオン㈱）入社
1975 年	農林省食品総合研究所放射線利用研究室研究員
1985 年	農学博士（京都大学）
1986 年	農林水産省農林水産技術会議事務局研究調査官
1989 年	農林水産省食品総合研究所放射線利用研究室長
1997 年	農林水産省食品総合研究所企画科長
1999 年	農林水産省農林水産技術会議事務局研究管理官
2001 年	独立行政法人国際農林水産業研究センター食料利用部長
2004 年	独立行政法人食品総合研究所企画調整部長
2006 年	独立行政法人農業・食品産業技術総合研究機構理事　食品総合研究所所長，現在に至る

2002 年度日本食品科学工学会　技術賞受賞

■ 主な著書

「Food Irradiation」分担執筆，Elsevier Science Publishers LTD （1991）
「食品衛生ハンドブック」分担執筆，南江堂（1992）
「電磁波と食品」分担執筆，光琳（1993）
「Detection Methods for Irradiated Foods」分担執筆，The Royal Society of Chemistry UK (1996)
「現代食品衛生事情」分担執筆，幸書房（1998）
「低エネルギー電子線照射の応用技術」分担執筆，シーエムシー出版（2000）
「Irradiation for Food Safety and Quality」分担執筆，Technomic Publishing Co.,Inc. (2001)
「食品大百科事典」編著，朝倉書店（2001）
「変わりゆく食環境と食の安全性」分担執筆，ぎょうせい（2001）
「食品の非破壊計測ハンドブック」分担執筆，サイエンスフォーラム（2003）
「食の安全と企業戦略」分担執筆，幸書房（2004）
「食品技術総合事典」編著，朝倉書店（2008）

食品・農業分野の放射線利用

2008年11月15日　初版第1刷　発刊

編著者　林　徹
発行人　桑野知章
発行所　株式会社 幸書房
〒101-0051　東京都千代田区神田神保町3−17
TEL03-3512-0165　FAX03-3512-0166
URL　http://www.saiwaishobo.co.jp
組　版　デジプロ
印刷／製本　平文社

Printed in Japan.　Copyright　Toru HAYASHI　2008
無断転載を禁ずる。
ISBN978-4-7821-0322-7　C3058